Bodyweight Training

ANATOMIE

Erstmals erschienen 2014
unter dem Titel „Bodyweight strength training anatomy"
bei Human Kinetics
www.humankinetics.com

Copress Verlag in der
Stiebner Verlag GmbH
Nymphenburger Straße 86
D-80636 München
www.copress.de

Übersetzung aus dem Englischen: Torsten Walter
Redaktion: Niehaus & Stirl, Berlin
Satz: Dirk Brauns, Berlin

Bibliografische Information der Deutschen Nationalbibliothek
Die Deutsche Nationalbibliothek verzeichnet diese Publikation in der Deutschen Nationalbibliografie; detaillierte bibliografische Daten sind im Internet über http://dnb.d-nb.de abrufbar.

ISBN 978-3-7679-1178-9

Printed in Germany

Grafikdesign: Fred Starbird
Grafikerin: Kim McFarland
Umschlaggestaltung: Pierre Sick
Art Manager: Kelly Hendren
Illustrator: Jen Gibas (Umschlag und Innenteil)

BRET CONTRERAS

Bodyweight Training

ANATOMIE

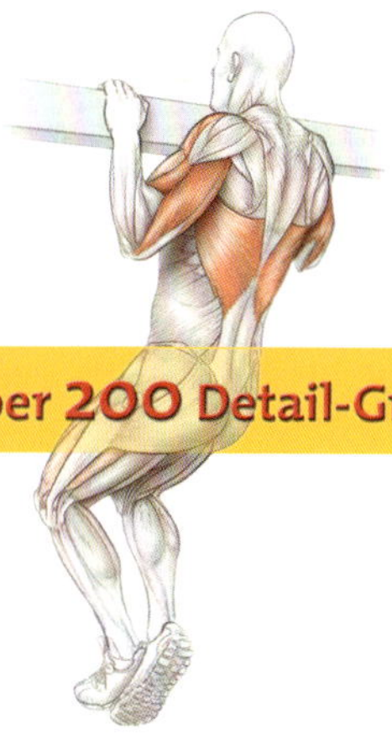

Über 200 Detail-Grafiken

Der vollständig illustrierte Ratgeber für mehr Kraft, Leistung und Muskelaufbau

COPRESS SPORT

INHALT

Vorwort vii

Dank x

KAPITEL 1 HERAUSFORDERUNG BODYWEIGHT-TRAINING 1

KAPITEL 2 ARME 5

KAPITEL 3 NACKEN UND SCHULTERN 19

KAPITEL 4 BRUST 35

KAPITEL 5 CORE 55

KAPITEL 6 RÜCKEN 87

KAPITEL 7 OBERSCHENKEL 105

KAPITEL 8 GESÄSS 143

KAPITEL 9 WADEN 157

KAPITEL 10 GANZKÖRPER-TRAINING 167

KAPITEL 11 TRAININGSPLAN ERSTELLEN 187

Der Autor 212

VORWORT

Die Tatsache, dass Sie dieses Buch zur Hand nehmen, bedeutet, Sie haben Interesse an den Methoden des Bodyweight-Trainings (kurz: BWT), mit denen Sie Kraft und Fitness durch Krafttraining ohne Gewichte und spezielle Geräte steigern können. Prima! Dann sind Sie hier genau richtig.

In den vergangenen zwanzig Jahren habe ich nie länger als ein paar Tage auf effektives Krafttraining verzichtet. Ich habe zwar in Hunderten von tollen Fitnessstudios und Krafträumen in aller Welt trainiert, doch in vielen Fällen musste ich mit dem vorliebnehmen, was ich in meinem Haus, Appartement oder Hotelzimmer gerade vorfand. Als ich mit fünfzehn Jahren das erste Mal mit Gewichten trainierte, wusste ich noch nicht, was ich tat, fühlte mich bei vielen Übungen ungeschickt und unkoordiniert. Ja, ich ließ sogar die meisten Grundübungen (Mehrmuskel- oder Verbundübungen) aus, weil ich das Gefühl hatte, sie nicht so korrekt ausführen zu können wie die Isolationsübungen für einzelne Muskeln. Rückblickend war ich ein schwächlicher Hänfling mit extrem schlecht entwickelter Core-Muskulatur (ich konnte kaum stabil auf einem Bein stehen) und minimalen motorischen Fähigkeiten. Ich irrte ziel- und planlos zwischen den Übungen umher. Zu Beginn konnte ich noch nicht einmal Liegestütze. Zugegebenermaßen konnte ich auch keine Chin-ups, Dips oder Inverted Rows. Ich fürchte heute, schon bei dem Versuch von Full Squats hätte ich damals einen Rundrücken gemacht und meine Knie hätten nachgegeben (*Melting-candle syndrome*), da meine Gesäßmuskulatur so unglaublich schwach war und ich keine Ahnung von formgerechter Ausführung hatte. Es dauerte fünf Jahre, bis ich korrekte Chin-ups und Dips ausführen konnte.

In den vergangenen zwanzig Jahren habe ich mir so viel Wissen wie möglich über den menschlichen Körper und effektives Kraft- und Fitnesstraining angeeignet. Hätte ich damals gewusst, was ich heute weiß, hätte ich meine Trainingsergebnisse mehrere Jahre früher erreichen können, indem ich mich an ein konsequent progressives Trainingsprogramm gehalten hätte. Ich wage sogar zu behaupten, ich hätte Chin-ups und Dips schon im ersten Trainingsjahr korrekt ausführen können, wenn ich grundlegende Kenntnisse über Ausführungsform, Übungsabfolge und Trainingspläne gehabt hätte. Heute versetze ich mich in diese frühen Jahre zurück, um jungen, unerfahren Athleten auf die Sprünge zu helfen.

Ich selbst fühle mich fit, meine Gelenkigkeit und Kraftwerte sowie motorischen Fähigkeiten sind sämtlich überdurchschnittlich. Auf meinem jetzigen Stand bin ich zu außergewöhnlichen Trainingseinheiten fähig, einfach durch die Tatsache, dass ich mein eigenes Körpergewicht beherrsche; dabei arbeite ich nur mit gewöhnlichen Möbelstücken. Ich hänge mich z. B. an Tische oder Stühle, um meinen Rücken und meine Beine zu stärken, meine Bauchmuskeln trainiere ich auf der Couch, für Brust-, Schulter-, Bein- und Core-Muskulatur reicht mir der Fußboden.

Jedes Krafttraining sollte zuerst auf der Beherrschung des eigenen Körpergewichts, also einem Training ohne Gewichte beruhen, bevor man zu Freihantelübungen und anderen Trainingsformen übergeht. BWT legt die Grundlagen für Trainingserfolge in späteren Jahren, denn eine effektive Leistungsentfaltung erfordert eine ideale Mischung von Beweglichkeit, Stabilität und motorischer Kontrolle. Mit zunehmender Kraft gehen Sie dann kontinuierlich zu anspruchsvolleren Übungen über, um Ihre Muskulatur zunehmend mehr zu fordern und Ihre Fitness zu steigern. Doch um das zu erreichen, müssen Sie zuerst die einzelnen Grundübungen erlernen und einer Art „Roadmap" folgen.

Bodyweight-Training – Anatomie habe ich für mehrere Kategorien von Sportlern geschrieben:

- Einsteiger, die zuerst die BWT-Basics erlernen müssen. Jeder kennt Sit-ups und Kniebeugen, doch beileibe nicht jeder kennt sich mit Hip Thrusts, RKC-Planks und Inverted Rows aus. Diese Übungen sollten jedoch Dreh- und Angelpunkt jedes Krafttrainings sein.
- Leute, die ihren Körper in Form bringen wollen, aber Krafträume meiden. Sollte das auf Sie zutreffen, kann ich Ihnen versichern, dass Sie mit der BWT-Methode jederzeit und überall effektive Trainingseinheiten absolvieren können!
- Menschen, die regelmäßig trainieren, aber viel reisen. Zweifellos ist es wunderbar, Zugang zu Trainingsequipment zu haben, das Hunderttausende wert ist, aber wer viel unterwegs ist, weiß, dass diese Option nicht immer zur Verfügung steht.
- Krafttrainingsenthusiasten: Ganz gleich ob Wochenendkrieger, Leistungssportler, Gewichtheber, Trainer oder Physiotherapeut – wenn Fitness zu Ihrem Business gehört, müssen Sie mit den Grundlagen der BWT-Methode vertraut sein. Kraftenthusiasten mögen verschiedene, ganz individuelle Fitnessziele haben (z.B. Verbesserung der funktionalen Kraft, Aufbau von Muskelmasse, Senkung des Körperfettgehalts, bessere Körperhaltung), doch BWT wird jedem dieser Menschen beim Erreichen seiner Ziele helfen.

Ich habe dieses Buch wie folgt strukturiert: Kap. 1 dient der Einführung in die Materie. In Kap. 2–9 diskutiere ich die funktionale Anatomie eines Sportlers und ihre Rolle für sportliche Leistung und Ästhetik und schildere die besten Bodyweight-Übungen für die Muskelgruppen Arme, Nacken und Schultern, Brust, Core-Muskulatur, Rücken, Oberschenkel, Gesäßmuskeln und schließlich Waden. In Kap. 10 beschäftige ich mich mit den Grundübungen und erläutere ihren Sinn und Zweck. In Kap. 11 schließlich, dem wichtigsten Kapitel von allen, bringe ich Ihnen die Grundlagen der Trainingsplanung nahe und liefere einige Beispielpläne, an denen Sie sich orientieren können. Insgesamt dient *Bodyweight-Training – Anatomie* mit etwa 150 Übungen als aussagefähige Referenz. Mit zunehmender Kraft werden Sie von den einfacheren Übungen zu den anspruchsvolleren übergehen können; ein integriertes Bewertungssystem hilft Ihnen bei der Einschätzung des jeweiligen Schwierigkeitsgrads.

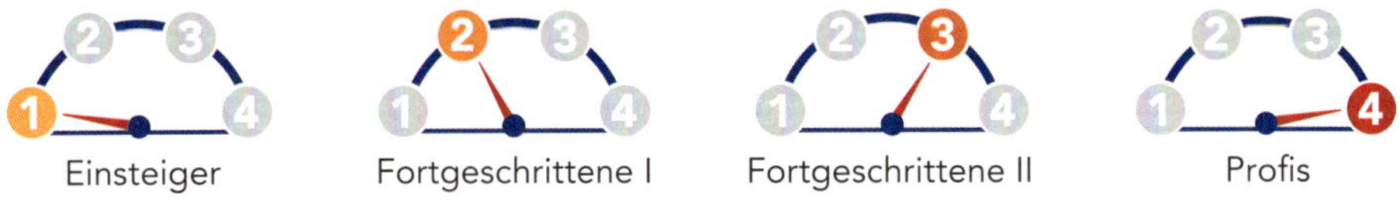

Einzigartig an diesem Buch sind die detailreichen Illustrationen. Hier werden für Sie die einzelnen Muskelgruppen und -partien, die durch die jeweilige Übung belastet werden, visuell nachvollziehbar dargestellt. Untersuchungen haben ergeben, dass man einzelne Muskelpartien im Training gezielt ansprechen kann; dazu ist jedoch eine genaue Kenntnis der Muskeln nötig. Die während der Übungen *primär* und *sekundär* angesprochenen Muskeln sind in den begleitenden Abbildungen unterschiedlich eingefärbt, um die Verbindung zwischen „Kopfsteuerung" und Muskel (*mind-muscle connection*) zu verdeutlichen.

Primäre Muskeln   Sekundäre Muskeln

Nach der Lektüre werden Sie über profunde Kenntnisse der menschlichen Muskulatur verfügen und eine Menge Übungen kennen, mit denen einzelne Bewegungsmuster und Muskeln trainiert werden können. Sie werden wissen, wie man als zukünftig Fortgeschrittener die entscheidenden Übungen ausführt. Sie werden Ihre Roadmap kennen, um Ihre Beweglichkeit und Kraft kontinuierlich weiterzuentwickeln; Sie werden die Bedeutung von Core-Stabilität und kräftiger Gesäßmuskulatur für fundamentale Bewegungsabläufe begreifen; sie werden effektive Trainingsprogramme entwickeln können, die auf Ihren individuellen Kompetenzen und Präferenzen beruhen; und schließlich werden Sie die BWT-Methode, die unkomplizierteste und angenehmste Krafttrainingsform, optimal nutzen können mit erstaunlichen Resultaten.

DANK

Danken möchte ich meinem guten Freund Brad Schoenfeld. Er empfahl mich nicht nur als Autor bei Human Kinetics, sondern half mir auch mit viel dringend benötigter Expertise bei meiner ersten Buchveröffentlichung. Meiner Familie danke ich für ihre stete Unterstützung.

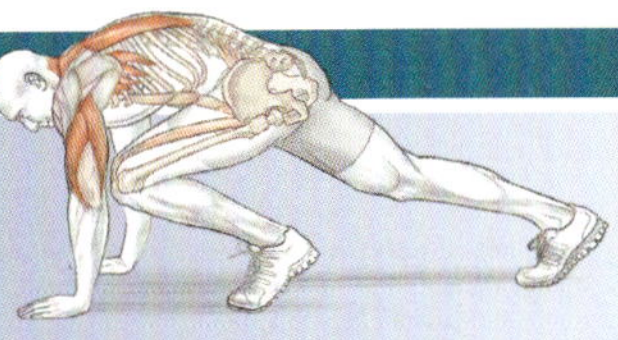

KAPITEL 1

HERAUSFORDERUNG BODYWEIGHT-TRAINING

Über Bodyweight-Training (BWT) sind schon zahlreiche Bücher geschrieben worden, meist Kompendien von Übungen unter Nutzung des eigenen Körpergewichts. Doch ein Sammelsurium an Übungen ist nur ein Teil des Pakets: Die erreichbaren Ergebnisse hängen von einer ganzen Reihe von Faktoren ab, und es ist wichtig, dass der Athlet einen idealen Mix von Übungen nach einer ausgewogenen Routine trainiert.

Seit zwanzig Jahren beschäftige ich mich mit schon mit Widerstandstraining, in den letzten zehn Jahren habe ich mich intensiv mit den weltbesten Trainern, Biomechanikern, Physiotherapeuten und Sportwissenschaftlern auseinandergesetzt. Also kann ich aus Erfahrung sagen: Wenn man schon lange genug im Spiel ist, braucht man ein Trainingsprogramm nur ansehen und weiß sofort, ob es effizient ist und optimale Resultate bringen wird. Beim Entwurf eines Programms verlasse ich mich am liebsten auf kompetente Trainer: Sie haben nicht nur ein persönliches Interesse an der Optimierung ihrer Athleten in Kraft, Leistung und spezifischer Fitness, sie müssen auch die entscheidenden Faktoren Gesundheit und Langlebigkeit berücksichtigen. Ihre Programme müssen kontinuierliche Fortschritte ermöglichen und gleichzeitig ungewünschte Dysbalancen vermeiden.

ZUG- UND DRUCKÜBUNGEN

Grundsätzlich weist BWT eine starke Tendenz zu Druckbewegungen und gegen Zugbewegungen auf. Denn dank der Schwerkraft müssen Sie für eine effektive Trainingseinheit lediglich Ihr Körpergewicht absenken und dann wieder nach oben drücken. Beispiele sind Kniebeugen, Ausfallschritte, Liegestütze (für Profis im Handstand). Diese Druckbewegungen müssen Sie unbedingt in Ihr Programm integrieren. Was aber ist mit den Zugbewegungen? Für solche Übungen benötigen Sie eine Klimmzugstange, einen Zugseilmechanismus – oder äußerst stabile Möbel. Man kann seinen Körper dann um die Möbel herumziehen, um die Zugmuskeln zu trainieren, die ebenfalls wichtig für das strukturelle Gleichgewicht Ihres Körpers sind und um einseitigen Anpassungserscheinungen Ihrer Körperhaltung durch die trainierten Druckbewegungen entgegenzuwirken.

Fast alle BWT-Programme tendieren zu Druckbewegungen. Trotz deren hoher Effektivität muss Zugübungen dieselbe Bedeutung in Sachen Anzahl, Wiederholungen und Sätzen eingeräumt werden, sonst kann es zu strukturellen

Klimmzugstangen und Zugseilsysteme

Vielleicht finden Sie es angenehmer, Klimmzüge und Ruderzüge an einer Stange bzw. mit einem Zugseil statt an einem Deckenbalken oder am Tisch zu trainieren. Sie können sich selbst eine Klimmzugstange oder eine Trainingsstation für hängende Ruderzüge herrichten oder eines der zahlreichen Modelle kaufen, die im Türrahmen zu installieren sind. So können Sie die Übungen mit verschiedenen Griffpositionen ausführen, um der natürlichen Bewegungsform möglichst nahezukommen.

Dysbalancen kommen: Übermäßige Ausbildung des Quadrizeps, Kniebeschwerden, Schulterschmerzen sowie Vorkippen des Beckens und Schmerzen im Lendenwirbelbereich sind nur einige der negativen Effekte, die durch ein schlecht aufgebautes Trainingsprogramm verursacht werden können.

Aus zwei Gründen habe ich die Herausforderung, dieses Buch zu schreiben, angenommen: Erstens braucht die Branche dringend ein hochwertiges BWT-Fachbuch, das sich auf die richtige Auswahl der Übungen und eine ausgewogene Trainingsgestaltung konzentriert. Zweitens liegt mir das BWT sehr am Herzen. Ich glaube kaum, dass sonst jemand sich so intensiv den Übungen für die Rückenmuskulatur gewidmet hat wie ich. Es ist relativ einfach, die Muskeln an der Vorderseite des Körpers zu trainieren, da es sich hier um Muskeln für Druckbewegungen handelt. Ein sportlich fitter Mensch benötigt jedoch auch eine starke Muskulatur an der Körperrückseite; BWT-Zugübungen, um speziell diese Muskeln anzusprechen, sind keineswegs so offensichtlich. Hier ist Kreativität gefragt.

VORSPRUNG DURCH EFFEKTIVITÄT

Viele Sportler mögen die Idee, effizient und bequem zu Hause trainieren zu können. Die meisten Fitnessfans haben eine Fitnessclub-Mitgliedschaft und sind daher bereits hochgradig „abhängig" von Fitnessgeräten und Freihanteln etc. Ich bin zugegebenermaßen ein großer Befürworter jeglicher Art von Widerstandstraining, doch BWT ist zweifellos die praktischste und damit angenehmste Trainingsmethode. Alles, was Sie benötigen, ist Ihr eigener Körper, Sie haben also immer und überall alles dabei und brauchen auch keinen Spotter, der Sie sichert. Mit anderen Worten: Wenn Sie Ihren eigenen Körper als „Hantel" benutzen, dann haben Sie jederzeit Gelegenheit zu einem tollen Workout. Progressives BWT kann Ihnen zu enormen Zugewinnen an funktionaler Fitness in Sachen Kraft, Leistung, Gleichgewichtssinn und Ausdauer verhelfen. Und neueste Forschungsergebnisse zeigen, dass Sie Ihre Beweglichkeit ebenso gut oder sogar besser durch BWT als durch Stretching steigern können.

Ich sehe gern Athleten verschiedenster Sportarten beim Training zu. Als Trainer habe ich natürlich schon Tausende von Athleten Gewichte stemmen sehen. Dabei sind mir immer zwei Sportarten aufgefallen, die alle anderen in puncto

Muskelbeherrschung in den Schatten stellen: Turnen und Bodybuilding. Voller Respekt beobachte ich, mit welcher Präzision Turner an den Ringen und am Pferd ihren Körper beherrschen, mit welcher totalen Konzentration sie ihre Muskeln gegen den Widerstand kontrahieren. Wenn man mit dem eigenen Körpergewicht arbeitet, sollte man sich möglichst viel von diesen Athleten abgucken, um eine auch nur annähernd so gute *mind-muscle connection* zu erlangen; denn dann kann man wirklich an jedem beliebigen Ort ein effektives Training absolvieren.

In diesem Buch lernen Sie die besten Bodyweight-Übungen und den effektivsten Weg zu einem homogenen Trainingsplan, der sich nach Ihren individuellen Fitnesszielen richtet; wie man von den einfachsten Bodyweight-Übungen zu den kompliziertesten und fortschrittlichsten gelangt; und wie Sie mit Ihren Bauch- und Gesäßmuskeln Ihren Rumpf in einer stützenden Stellung quasi verriegeln können, während Sie Arme und Beine bewegen. Durch das Training wird Ihr Körper schlank, biegsam und athletisch werden. Liegestütze und Klimmzüge werden Sie nicht mehr einschüchtern. Das Selbstvertrauen, das dieses Programm Ihnen verschafft, wird sich in jedem Aspekt des Lebens widerspiegeln – von einem knackigen Hintern ganz abgesehen.

Nie mehr werden Sie fürchten müssen, z. B. im Urlaub Ihr Training vernachlässigen zu müssen, denn effektive Trainingseinheiten sind auch ganz bequem in Ihrem Hotelzimmer möglich. Ihnen wird klar werden, dass man weder Lang- oder Kurzhanteln noch Zugseile braucht. Ausgerüstet mit den fundamentalen biomechanischen Kenntnissen des BWT, können Sie mit genauso hoher Muskelbelastung trainieren wie in einem harten technischen Widerstandstraining.

Noch besser: Sie sparen Tausende an Fitnessclubgebühren – ohne Beeinträchtigung der Qualität Ihres Trainings. Das eingesparte Geld investieren Sie besser in gesunde Ernährung, um Ihre Trainingserfolge noch zu steigern. Und all das ganz bequem zu Hause!

Sicherheit geht vor!

Ich werde Ihnen zwar viele Übungen mit ganz normalen Möbeln zeigen; ich will aber auf keinen Fall, dass Sie sich durch einen wegrutschenden Stuhl oder eine Tür, die aus den Angeln bricht, verletzen. Standard-Fitnessequipment wie Klimmzugstangen und Langhantelbänke bleiben stets bedenkenswerte Optionen. Beim Training an Möbeln müssen Sie unbedingt auf sichere, stabile und widerstandsfähige Stücke achten. Schieben Sie die Möbel möglichst gegen eine feste Wand oder stellen Sie sie auf eine rutschfeste Unterlage. Mit einem Keil können Sie eine geöffnete Tür zusätzlich stabilisieren. Falls trotzdem ein Rutsch- oder Sturzrisiko besteht, wählen Sie eine weiche Unterfläche wie Teppich oder Rasen. Testen Sie die Sicherheit Ihres Übungsaufbaus mit ein oder zwei Wiederholungen, bevor Sie richtig und mit voller Intensität zu Werke gehen. Sollte sich ein Setup als wirklich instabil und gefährlich erweisen, übergehen Sie die Übung und suchen Sie eine sichere Alternative.

Kürzlich wurde ich gefragt, ob ich meine Fitness und meinen durchtrainierten Körper allein durch BWT beibehalten könnte. Ich antwortete ohne Zögern mit „Ja". Zudem sorgt der Übergang zu schwierigeren Übungen und gesteigerten Wiederholungszahlen für eine kontinuierliche Forderung Ihres neuromuskulären Systems. Ihr Körper reagiert auf diese Herausforderung durch eine erhöhte Protein-Synthetisierung und Bildung von mehr Muskelgewebe, das nennen wir „Adaption" (Anpassung). Neueste Studien haben gezeigt, dass hohe Wiederholungszahlen einen stärkeren muskelbildenden Stimulus bewirken, als die meisten Fachleute bisher dachten. Ich freue mich, dass Sie sich entschieden haben, die BWT-Herausforderung anzunehmen und zu lernen, wie Sie Ihren Körper positiv manipulieren können, um Trainingseinheiten auf Weltklasseniveau zu absolvieren. Nun sind Sie nicht mehr länger Sklave eines Fitnessclubs, sondern die ganze Welt ist Ihr Fitnessclub, und Ihr eigenes Körpergewicht ersetzt alle Fitnessgeräte und Kraftmaschinen!

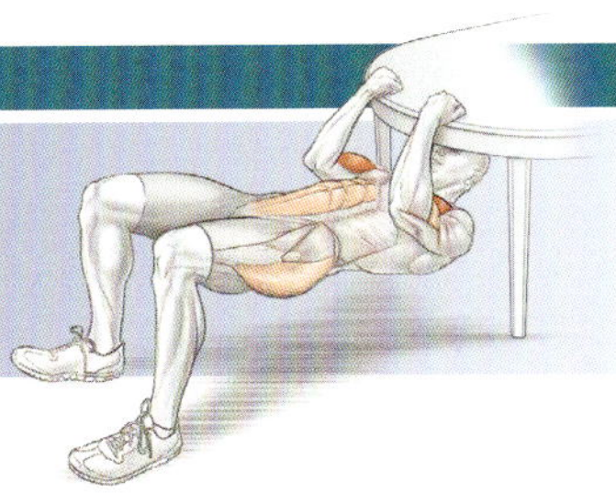

KAPITEL 2

ARME

Teenagern, die mit dem Krafttraining beginnen, wird stets das Armtraining das wichtigste Anliegen sein. Unter Männern scheinen gut entwickelte Bizepse und Trizepse die begehrtesten Muskeln des gesamten Körpers zu sein, wahrscheinlich weil dies gewöhnlich die sichtbarsten sind. Normalerweise verhüllen T-Shirts, Hosen und Socken den größten Teil von Rumpf und Beinen, die Arme sind aber meist gut sichtbar für jedermann.

Welcher Muskel wird wohl am häufigsten vor den Badezimmerspiegeln dieser Welt demonstrativ gebeugt und angespannt? Zu jeder beliebigen Weltzeit posieren wahrscheinlich Tausende vor dem Spiegel und lassen ihre Bizepse spielen. Und sehr viele mit Bohnenstangenarmen würden alles tun, um ihre lose schlackernden T-Shirt-Ärmel mit einem Paar Schwarzenegger-Muskeln zu füllen. Auch wenn der Bizeps den ganzen Ruhm abzubekommen scheint: Für einen wohlgeformten Arm ist der Trizeps auf der Armrückseite genauso wichtig und muss ebenso trainiert werden.

Doch Armübungen sind nicht etwas nur für Männer. Auch für Frauen sind sie von Bedeutung. Die amerikanische First Lady Michelle Obama löste mit ihren muskulösen Armen einen wahren Medienrummel aus. Und fragen Sie nur einmal eine zukünftige Braut, die zur Trauung ein trägerloses Kleid tragen will, wie sehr sie sich eine definierte Armmuskulatur wünscht. Besonders Frauen scheinen dabei sehr viel Wert auf das Aussehen ihrer Trizepse zu legen und konzentrieren sich beim Krafttraining auf entsprechende Übungen.

DIE ARMMUSKELN

Für ein gezieltes Ansprechen der Armmuskulatur müssen wir zuerst in die Grundlagen der Anatomie eintauchen. Auf der Oberarmvorderseite befinden sich die Ellenbogenbeuger. Durch die Beugung der Ellenbogen wird das Handgelenk in Richtung Schulter bewegt. Die primären Ellenbogenbeuger sind die beiden Köpfe des Bizeps: der lange und der kurze Kopf (Abb. 2.1). Die anderen Ellenbogenbeuger, die wir kennen sollten, sind Oberarmmuskel und Oberarmspeichenmuskel. Diese Muskeln tragen in variierendem Ausmaß zur Bewegung bei. Der Bizeps wird meist im Untergriff trainiert (mit zugewandten Handflächen), der Oberarmspeichenmuskel im Hammergriff (Handflächen einander zugewandt), der Oberarmmuskel im Obergriff (abgewandte Handflächen). Das hängt mit der Hebelwirkung jedes Muskels in verschiedenen Stellungen und Bewegungsspektren zusammen.

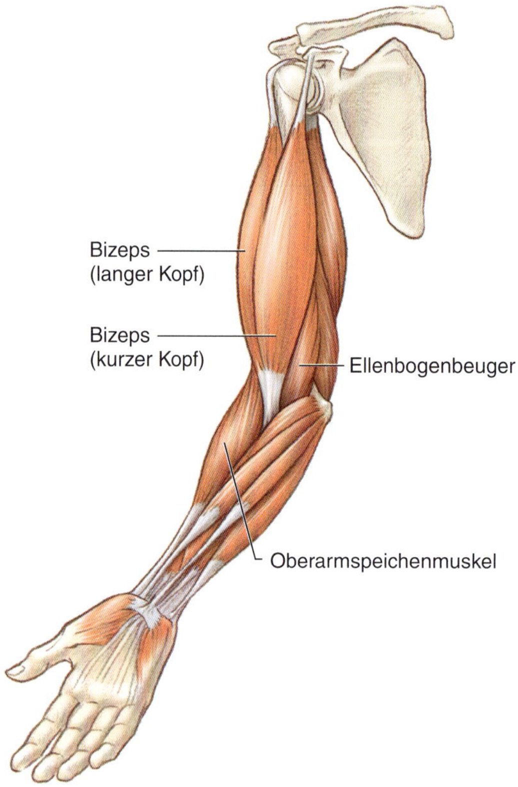

Abb. 2.1 Bizeps, Ellenbogenbeuger und Oberarmspeichenmuskel

Zugbewegungen

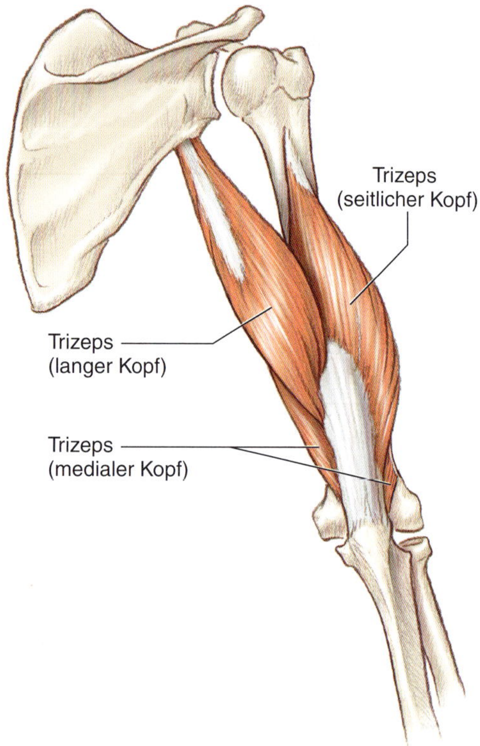

Abb. 2.2 Trizeps

Druckbewegungen

An der Oberarmrückseite liegen die Ellenbogenstrecker. Durch die Ellenbogenstreckung wird das Handgelenk von der Schulter weg bewegt, sodass eine stabile gerade Linie von der Schulter bis zum Handgelenk entsteht. Die primären Ellenbogenstrecker sind die drei separaten Köpfe des Trizeps – der lange, mediale und laterale Kopf (Abb. 2.2).

Die Arme sind von wesentlicher Bedeutung für die verschiedensten Sportarten. Die Ellenbogenstrecker kontrahieren kräftig, wenn wir einen Baseball- oder Golfschläger schwingen oder die Arme versteifen, um einen Gegner wegzustoßen, wie im American Football; ebenso beim Hechtbagger im Volleyball und beim Überkopfwurf im Baseball und American Football. Wichtig sind diese Muskeln auch beim Brustpass im Basketball sowie beim Jab und rechten Cross im Boxen sowie beim Kugelstoßen in der Leichtathletik.

Die Ellenbogenbeuger übertragen hingegen die Energie, wenn wir einen Tennisschläger schwingen oder beim Boxen einen Haken schlagen. Auf diese Muskeln müssen wir uns im Clinch verlassen können, wenn wir bei Vollkontaktsportarten Griffe des Gegners verhindern wollen; ebenso beim Tackling eines

Gegners im American Football und beim Hochziehen während des Kletterns. Außerdem brauchen wir unsere Ellenbogenstrecker beim Tragen schwerer Gegenstände vor dem Körper, z. B. bei Strongman-Events und natürlich beim Rudern.

ARMÜBUNGEN

Die Armmuskeln werden bei Oberkörperübungen mit zwei oder mehreren Gelenken gleichzeitig stark beansprucht. Bei allen Arten von Zugübungen und Ruderbewegungen werden die Ellenbogenbeuger trainiert, bei sämtlichen Arten von Liegestützen und Dip-Bewegungen die Ellenbogenstrecker. Deshalb gilt: Wann immer Sie Ihre Brust-, Schulter- und Rückenmuskeln trainieren, tun Sie automatisch auch etwas für die Arme.

Besonders wichtig aus der BWT-Perspektive ist die Beteiligung der Armmuskulatur bei mehrgelenkigen Verbundbewegungen. Bei der Arbeit mit freien Gewichten und Seilzügen ist es einfach, die Armmuskeln isoliert anzusprechen: Man nehme einfach ein Gewicht oder greife einen belasteten Seilzug und beuge oder strecke die Ellenbogen. Komplizierter wird es jedoch, wenn man versucht, den gesamten Körper quasi als Hantelstange einzusetzen. Es ist ziemlich schwierig, den Körper um die Ellenbogen herum zu bewegen. Das soll nicht heißen, es sei keine gute Idee, zu versuchen, die Arme mit Einzelgelenksbewegungen anzusprechen. Wichtig ist jedoch, zu verstehen, dass Mehrgelenksbewegungen in Sachen Gesamtmuskelbelastung am produktivsten sind.

Einer der wichtigsten Faktoren bei Armübungen ist es, sich auf die Kontraktion der Zielmuskeln zu konzentrieren und nicht andere Muskeln die Arbeit verrichten zu lassen. Bevor er Tausende von Wiederholungen für die Ellenbogenbeuger absolvierte, visualisierte Arnold Schwarzenegger, wie seine Bizepse zu Bergen heranwuchsen. *Fühlen* Sie die Kontraktion der Armmuskeln, die für die gewünschte Bewegung erforderlich ist. Bodybuilder nennen das *mind-muscle connection*, und es braucht einige Zeit, um diese neuromuskulären Leitungen zwischen Geist und Muskeln ausreichend auszubilden. Beim funktionalen Training geht es mehr um das Trainieren von Bewegungen, beim Training zu ästhetischen Zwecken mehr um das Trainieren von Muskeln. Deshalb: Denken Sie beim Armmuskeltraining an die Kontraktion Ihrer Muskeln gegen einen Widerstand – das wird Ihnen helfen, die Zielmuskeln maximal zu belasten.

Auch wenn die Unterarme anatomisch Teil der Arme sind, werden sie bei den Greifbewegungen (einschließlich Klimmzügen und Ruderbewegungen) im Kapitel über das Rückenmuskeltraining behandelt (Kap. 6).

ZNS → Bewegung + Muskeln
Arme: Druck-, Zug-, Greifbewegungen

TRIZEPSSTRECKUNG

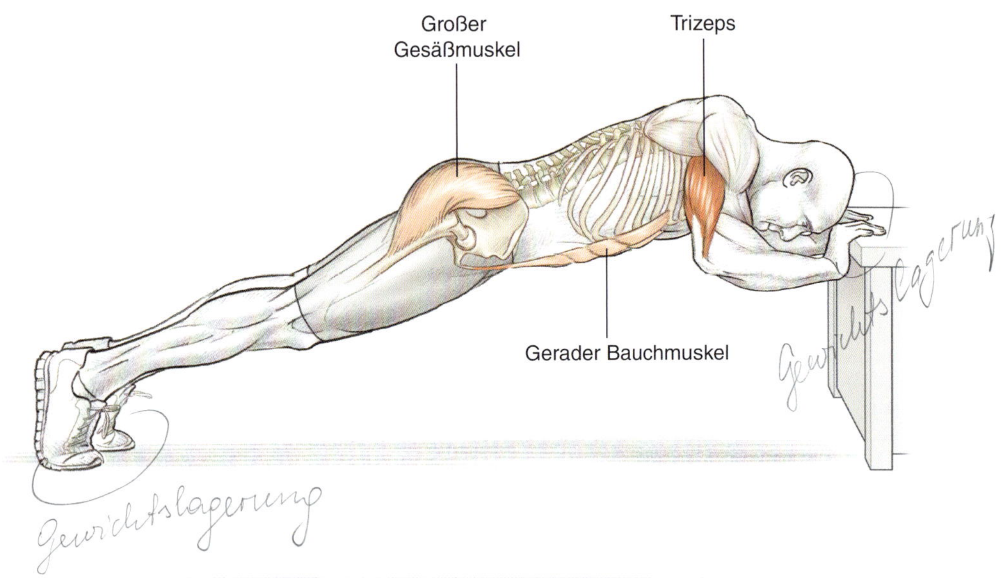

Sicherheitshinweis Wählen Sie einen stabilen, belastbaren Tisch oder Stuhl.

Ausführung

1. Platzieren Sie Ihre Hände mit gestreckten Armen auf einer Tisch- oder Stuhlkante; dann laufen Sie mit den Füßen nach hinten, bis Sie eine gestreckte Haltung erreichen
2. Nun senken Sie den Körper durch Beugung der Ellenbogen. Achten Sie dabei auf einen geraden Rücken und gestreckte Beine. Das Gewicht lastet nun auf den Fußspitzen und Händen, Bauch- und Gesäßmuskeln sind angespannt.
3. Heben Sie den Körper durch Streckung der Ellenbogen wieder an.

Trainierte Muskelgruppen

Primär: Trizeps

Sekundär: Gerader Bauchmuskel, Großer Gesäßmuskel

Hinweise zur Übung

Die Trizepsstreckung ist eine der seltenen Übungen, die die Trizepsmuskulatur wirklich voll beansprucht, da der Körper um die Ellenbogengelenke rotiert und die Trizepse auf der gesamten Strecke zwischen gebeugter und gestreckter Position belastet werden. Dafür muss der Körper während der gesamten Übung durch Spannung in den Gesäß- und Bauchmuskeln von Kopf bis zu den Knien perfekt gestreckt bleiben, ein Absinken der Hüften verringert nicht nur den Nutzen der Übung, sondern ist auch potenziell schädlich für den Lendenwirbelbereich. Vermeiden Sie so weit wie möglich eine Bewegung der Schultergelenke. Arbeiten Sie möglichst ausschließlich mit den Trizepsmuskeln, um Ihren Körper zu heben und zu senken.

Der Schwierigkeitsgrad der Übung lässt sich durch verschiedene Tisch- bzw. Stuhlhöhen variieren: Eine größere Höhe bedeutet einen geringeren Schwierigkeitsgrad, eine kleinere Höhe steigert den Schwierigkeitsgrad.

VARIANTE

Trizepsstreckung mit verkürztem Hebel

Sportler, denen dieser Bewegungsablauf anfangs noch Schwierigkeiten bereitet, können den Hebel verkürzen, indem sie die Übung kniend ausführen; dadurch verringert sich der Prozentsatz des Körpergewichts, der angehoben werden muss. Diese Übungsvariante ist nur mit einem Stuhl oder einem Couchtisch möglich, ein normaler Tisch ist zu hoch.

leichter; kniend, eine größere Höhe

RUDERZUG HÄNGEND MIT VERKÜRZTEM HEBEL

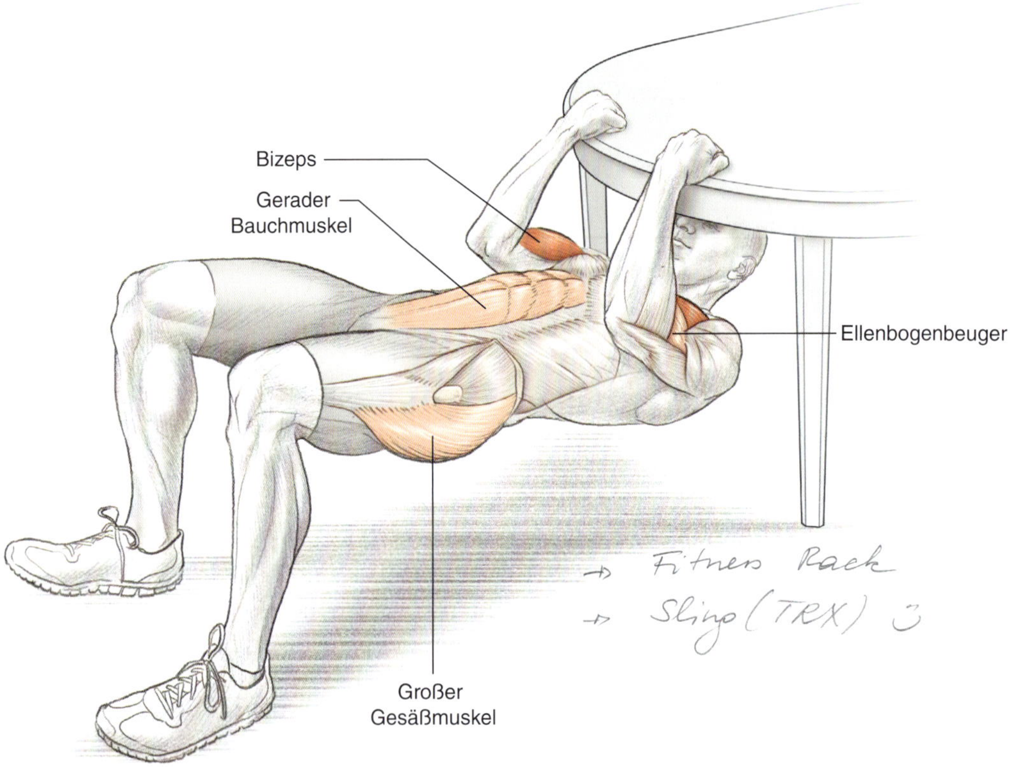

Sicherheitshinweis Wählen Sie für diese Übung einen stabilen Tisch oder Stuhl und einen weichen Untergrund, z. B. einen Teppich.

Ausführung

1. Ausgangsstellung ist die Rückenlage mit dem Kopf unter einem stabilen Tisch oder Stuhl geeigneter Höhe; Ihre Hände greifen die Außenkante über Ihnen, die Handflächen sind Ihnen zugewandt.
2. Nun heben Sie Ihren Körper durch Beugung der Ellenbogen an; Rumpf und Oberschenkel bilden dabei eine gerade Linie, der Hals befindet sich in neutraler Stellung, die Knie sind 90° gebeugt, das Gewicht lastet auf den Fersen, Bauch- und Gesäßmuskeln sind angespannt. (Kopf und Hals bleiben während der gesamten Übung in neutraler Stellung, d. h. sie werden nicht auf und ab bewegt.)

3. Senken Sie Ihren Körper langsam und kontrolliert wieder in die Ausgangstellung mit fast durchgestreckten Armen ab. Die Bewegung sollte fast nur in den Ellenbogen, nicht in den Schultern stattfinden.

Trainierte Muskelgruppen

Primär: Bizeps

Sekundär: Ellenbogenbeuger, Gerader Bauchmuskel, Großer Gesäßmuskel

Hinweise zur Übung

Der Ruderzug hängend mit verkürztem Hebel gehört zu den wenigen Übungen, die sich primär nur auf den Bizeps konzentrieren. Die meisten anderen Bizepsbewegungen beanspruchen gleichzeitig auch in großem Maße die Rückenmuskulatur. Achten Sie auf stabile Spannung in Ihrer Core-Muskulatur einschließlich der Gesäßmuskeln, um Ihren Rumpf und die Oberschenkel in einer geraden Linie zu halten, während der Körper um die Ellenbogengelenke rotiert.

Der Schwierigkeitsgrad der Übung lässt sich durch verschiedene Tisch- bzw. Stuhlhöhen variieren: Eine größere Höhe bedeutet einen geringeren Schwierigkeitsgrad, eine kleinere Höhe steigert den Schwierigkeitsgrad. Je nach Art des Tischs oder Stuhls können Sie nicht das gesamte Bewegungsspektrum durchlaufen, weil Ihr Kopf an die Unterseite des Möbelstücks stößt. In solchen Fällen bauen Sie einfach eine Haltephase ein, indem Sie am höchsten Punkt einen Moment innehalten, um die verringerte Amplitude der Bewegung zu kompensieren. Anhänger des Rückwärtigen Curls mit langem Hebel, denen diese Übung zu leicht erscheint, können den Hebel leicht verlängern, indem sie die Beine gestreckt auf einen zusätzlichen Stuhl oder Ähnliches legen, wodurch sich der Prozentsatz an zu hebendem Körpergewicht erhöht.

VARIANTE 1 2 3 4

Ruderzug hängend mit langem Hebel

Athleten, denen der Ruderzug hängend mit verkürztem Hebel zu leicht ist, können den Hebel verlängern, indem sie die Übung mit gestreckten Beinen auf einem weiteren Stuhl oder einer Bank ausführen. Dadurch steigt der Prozentsatz des Körpergewichts, das gehoben wird.

schwieriger: geringere Höhe, gestreckte Beine auf dem Stuhl, Gymnastikball, Bank, TRX

KLIMMZÜGE IM UNTERGRIFF

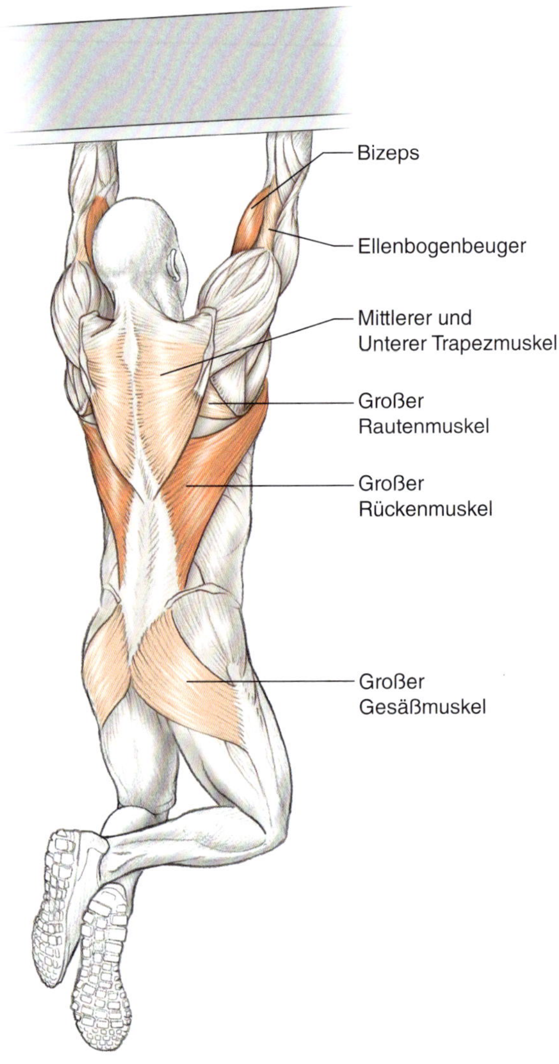

Sicherheitshinweis Wählen Sie für diese Übung einen sicheren Balken/eine sichere Klimmzugstange.

Ausführung

1. In der Ausgangsstellung hängen Sie komplett gestreckt ohne Bodenkontakt. Die Handflächen sind Ihnen zugewandt (Untergriff). Wenn Sie es als angenehmer empfinden, können Sie die Knie anwinkeln.
2. Nun ziehen Sie Ihren Körper nach oben, bis Ihr Kinn sich oberhalb des Balkens/der Stange befindet (Brustbeinhöhe); dabei wird die Core-Muskulatur angespannt.
3. Anschließend senken Sie Ihren Körper langsam und kontrolliert wieder ab, bis der Körper wieder voll gestreckt ist.

Trainierte Muskelgruppen

Primär: Bizeps, Großer Rückenmuskel

Sekundär: Ellenbogenbeuger, Unterer und Mittlerer Trapezmuskel, Rautenmuskeln, Gerader Bauchmuskel, Großer Gesäßmuskel

Hinweise zur Übung

Der Klimmzug gehört zum klassischen BWT für Bizeps- und Rückenmuskeln. Im Untergriff (mit Ihnen zugewandten Handflächen) können die Bizepse am besten trainiert werden, weshalb diese Übung im Kapitel „Arme" aufgeführt ist. Für diese Übungen benötigen Sie einen sicheren freiliegenden Balken, eine Klimmzug- oder Reckstange, an den/die Sie sich im Untergriff hängen können.

Häufige Fehler bei dieser Übung: zu geringe Bewegungsstrecke vom obersten bis zum untersten „Totpunkt", „Zappeln" mit den Beinen, um Schwung zu holen, übermäßige Hohlkreuzbildung und Hochziehen der Schultern am oberen Bewegungsende. Achten Sie durchgehend auf angespannte Core- und Gesäßmuskulatur und einen komplett gestreckten Körper von den Schultern bis zu den Knien. Tipp: Stellen Sie sich am oberen Bewegungsende jeweils vor, Sie wollten die Schulterblätter in die hinteren Hosentaschen stecken (Schulterblätter zusammen- und nach unten drücken). Nutzen Sie die gesamte Bewegungsstrecke vom unteren „Hängepunkt", bis Sie mit dem Brustbein an die Stange/den Balken stoßen. Bei korrekter Ausführungsform stellen diese Chin-ups zusätzlich ein sehr effektives Core-Muskeltraining und ein anstrengendes Oberkörpertraining dar.

LIEGESTÜTZ IM ENGEN ARMSTAND

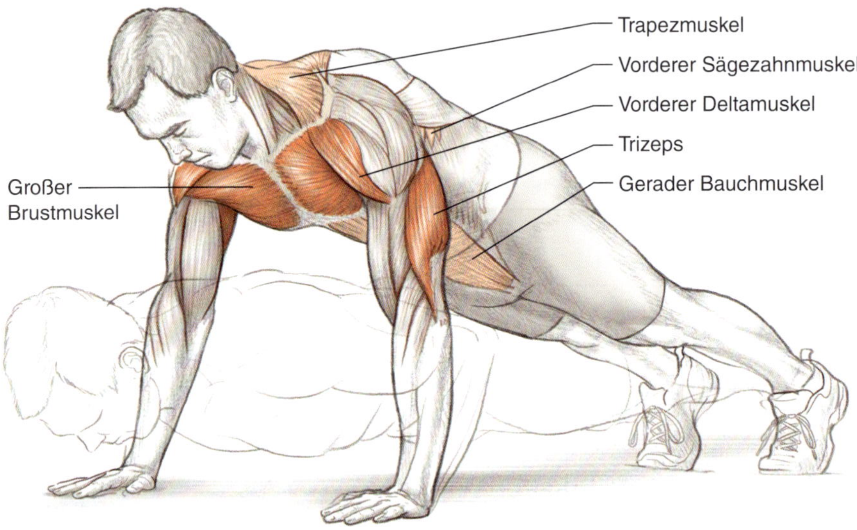

Ausführung

1. Ausgangstellung ist die Bauchlage, die Hände sind schulterbreit auf dem Boden aufgesetzt, die Ellenbogen liegen dicht am Körper an.
2. Nun drücken Sie Ihren Körper nach oben, die Füße bleiben in Position. Die Core-Muskulatur ist angespannt, der gesamte Körper gerade gestreckt.
3. Anschließend senken Sie den Körper, bis die Brust den Boden berührt.

Trainierte Muskelgruppen

Primär: Trizeps, Großer Brustmuskel, Vorderer Deltamuskel

Sekundär: Oberer und Unterer Trapezmuskel, Vorderer Sägezahnmuskel, Gerader Bauchmuskel, Großer Gesäßmuskel

Hinweise zur Übung

Der Liegestütz im engen Armstand ist eine klassische Übung für die Trizeps- und Brustmuskulatur. Zweifellos ist sie extrem effektiv; doch bei den meisten Sportlern hapert es an der Ausführungsform: Absinken der Hüften (Hohlkreuz), Anheben des Kopfes, Überstreckung des Nackens, zu kurze Bewegungsstrecke und Fehlstellung der Ellenbogen (sie müssen über den Handgelenken zentriert sein) sind häufig zu beobachtende Fehler. Während der gesamten Übung müssen der Rücken und die Beine eine gerade Linie bilden und ein Absinken der Hüfte muss vermieden werden. Der tiefste Punkt der Übung ist erst erreicht, wenn die Brust den Boden berührt.

Während der gesamten Übung ist der Blick nach unten gerichtet und die Ellenbogen bleiben über den Handgelenken zentriert. Die Core-Muskulatur sowie Bauch- und Gesäßmuskeln stabilisieren die Körpermitte – diese Bereiche werden also auch effektiv angesprochen, zusätzlich zu dem wirksamen Oberkörpertraining.

VARIANTE

Liegestütz forciert

Diese Variante wird dadurch erschwert, dass die Hände einander berühren und Daumen und Zeigefinger eine Raute bilden, dadurch werden die Trizepsmuskeln stärker belastet.

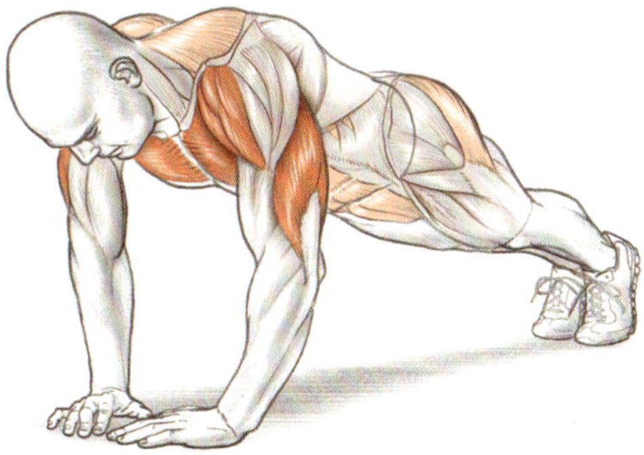

VARIANTE

Vereinfachter Liegestütz

Für Sportler mit Schwierigkeiten beim regulären engen Liegestütz bietet es sich an, den Hebel der Bewegung zu verkürzen, indem die Übung aus dem Kniestand absolviert wird. Dadurch verringert sich der Prozentsatz an zu hebendem Körpergewicht, und der Sportler kann sich mehr auf die formgerechte Ausführung der Übung konzentrieren.

leichter: kniend

BANKDIPS

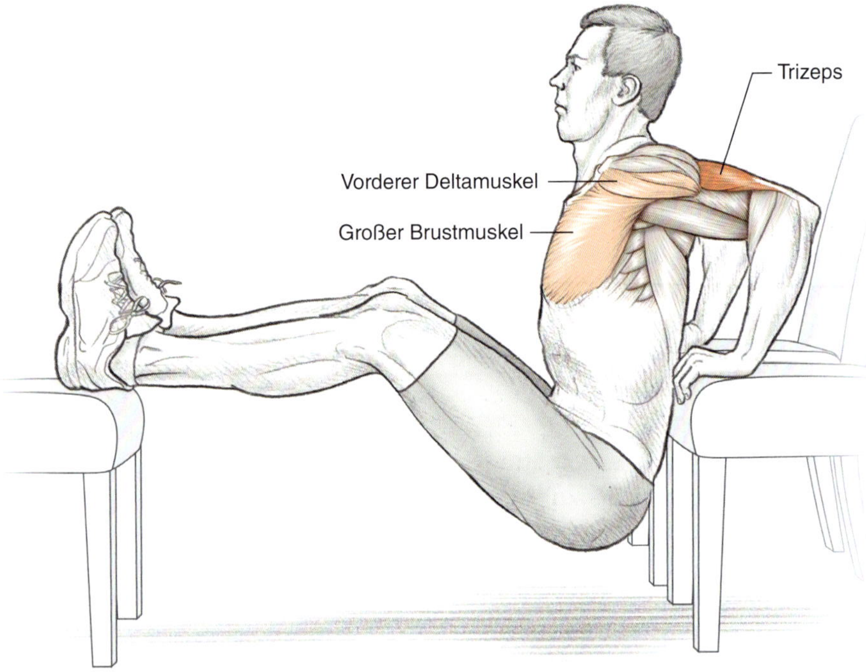

Sicherheitshinweis Wählen Sie stabile, belastbare Stühle bzw. Bänke.

Ausführung

1. Ordnen Sie drei Stühle so an, dass in der Ausgangsstellung die Füße auf einem und je eine Hand auf dem zweiten und dritten stehen. (Der Übungsaufbau ist auch mit zwei Hantelbänken möglich, die parallel zueinander platziert werden. Der Körper bildet dann die rechtwinklige Verbindung zwischen den Bänken.)
2. Die Fingerspitzen weisen in Richtung der Füße, die Beine und Arme sind gestreckt, der Oberkörper aufgerichtet. Nun senken Sie den Körper langsam und kontrolliert ab, bis Sie eine ausreichende Dehnung in den Armen erreichen. Vermeiden Sie ein zu weites Absenken wegen des damit verbundenen Sturz-/Verletzungsrisikos. Eine Parallelstellung der Oberarme zum Boden reicht völlig aus.
3. Anschließend drücken Sie sich wieder nach oben zurück in die Ausgangsstellung.

Trainierte Muskelgruppen

Primär: Trizeps

Sekundär: Großer Brustmuskel, Vorderer Deltamuskel

Hinweise zur Übung

Der Bankdip wird weltweit in Fitnessstudios und Krafträumen praktiziert. Die Übung fördert effektiv den Trizepsmuskelaufbau und lässt sich leicht individuell an die Stärke des Athleten anpassen. Zur Verringerung der Belastungsintensität können Sie die Füße flach auf den Boden stellen und die Knie beugen, wodurch sich der Prozentsatz an zu hebendem Körpergewicht verringert. Senken Sie den Körper weit genug ab, um eine gute Dehnung zu erreichen, jedoch nicht zu tief, um Verletzungen zu vermeiden. Wenn Sie den Körper zu oft zu tief absenken, riskieren Sie Verletzungen im Gewebe rund um die Schultergelenke. Die beschriebene Übung birgt ein gewisses Risiko, wenn sie nicht korrekt ausgeführt wird. Während der Bewegung sollte Sie stets auf eine aufrechte Haltung des Oberkörpers achten und einen Rundrücken unbedingt vermeiden. Die Aufwärtsbewegung sollte immer bis zur kompletten Armstreckung ausgeführt werden.

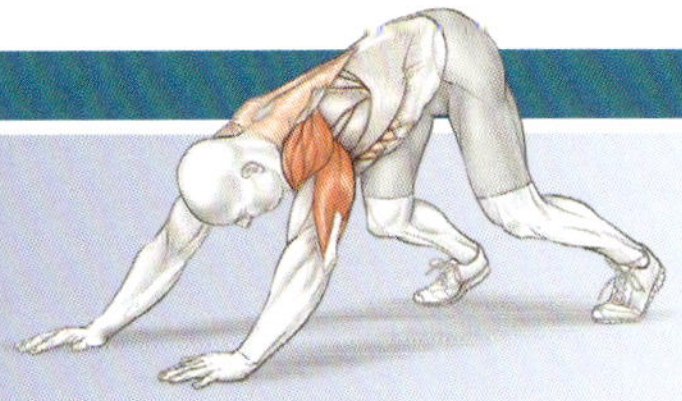

KAPITEL 3

NACKEN UND SCHULTERN

Einen kräftigen Sportler stellt man sich mit starken, breiten Schultern und einem muskulösen Nacken vor. Breite Schultern erwecken zudem den Eindruck einer schlanken Taille – die begehrte V-Form. Auch wenn eigentlich der Große Rückenmuskel entscheidend für diesen X-Faktor ist, beginnt das von Männern so sehr angestrebte X mit den Deltamuskeln. Dafür braucht man eine starke Oberkörpermuskulatur, eine schlanke Mitte und muskulöse Hüften und Oberschenkel. Das V, also der obere Teil des X, reicht von den Deltamuskeln bis zur Taille und ist charakteristisch für einen fitten und athletischen Mann.

Frauen streben oft nach definierten Deltamuskeln, die für einen durch hartes Training gestählten Oberkörper stehen. Bei vielen Menschen sprechen aber gerade die Schultern kaum auf Training an und erfordern besondere Zuwendung. Um diesen Bereich effektiv zu trainieren, müssen Sie die zahlreichen Funktionen dieser Muskeln kennen.

DER NACKEN

Der Nacken ist für viele Sportarten wichtig. Für Kollisionssportarten braucht man einen starken Nacken, um Schläge und Zusammenstöße ohne Gehirnerschütterung oder Halsverletzung wegzustecken. Auch beim Ringen, brasilianischen Jiu-Jitsu etc. hilft ein starker Nacken, dem Gegner zu widerstehen.

Der Hals kann zwar alle möglichen Bewegungen vollführen: Beugen, Strecken, seitliche Beugung, Drehung, Vorstrecken und Zurückziehen. Wir werden uns aber primär auf die isometrische (gleichbleibende) Stärkung der Nackenmuskulatur bei der Vorwärtsbewegung (Beugung) und Rückwärtsbewegung (Streckung) konzentrieren, um einen stabilen Nacken zu entwickeln – einen oft übersehenen Aspekt der Wirbelsäulenstabilität. Die beiden genannten Bewegungen decken auch Trapezmuskel und Großen Kopfwender, Treppenmuskeln und Schulterblattheber ab, also die wichtigen, für Drehung, seitliche Beugung etc. verantwortlichen Muskeln.

Weit verbreitet – aber falsch – ist die Meinung, man könne die Oberen Trapezmuskeln (Abb. 3.1) nur durch Übungen trainieren, bei denen die Schulterblätter angehoben werden. Diese Muskeln sind jedoch auch stark am Aufwärtsdrehen der Schulterblätter beteiligt und werden deshalb beim Liegestütz im Handstand stark beansprucht. Dasselbe gilt für die Unteren Trapezmuskeln. In der Tat können Sie durch ein ausgewogenes Verhältnis zwischen den in diesem Buch geschilderten horizontalen und vertikalen Druck- und Zugbewegungen auch die Trapezmuskeln ausreichend trainieren.

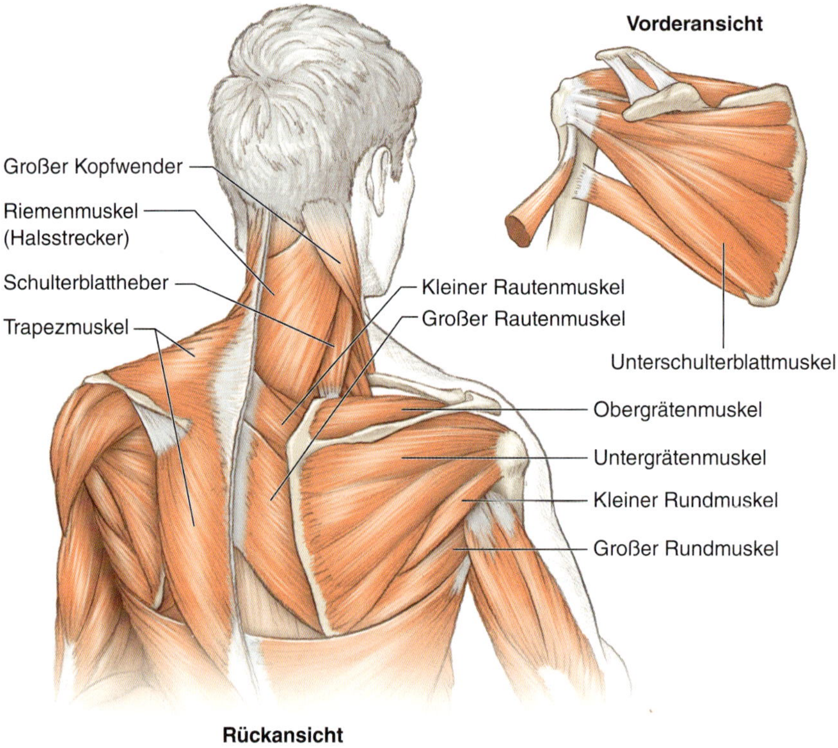

Abb. 3.1 Nacken- und obere Rückenmuskeln

Überkopf-Druckbewegungen sind biomechanisch sehr komplex. Korrekt ausgeführt, erfordern sie ausreichende Kraft und Beweglichkeit der Schultern, des Brustwirbelbereichs und der Oberarme. Durch lange Schreibtischarbeit und schlechte Sitzposition am Computer geht unsere gesunde Körperhaltung verloren. Dadurch leiden auch die Hebemechanismen des Körpers. Deshalb sollten Einsteiger mit Oberkörper-Stretching beginnen und sich dann progressiv durch die Kraftübungen arbeiten, um eine parallele Entwicklung der Schultermobilität und -stabilität sicherzustellen. Besonders wichtig ist eine ausreichende Streckung und Drehung der oberen Wirbelsäule und Beweglichkeit der Schultern in alle Richtungen. Durch ein ausgeglichenes Verhältnis zwischen Kraft und Beweglichkeit aller Oberkörpergelenke bleiben die Schultern ein ganzes Leben lang gesund und voll funktionsfähig.

SCHULTERN

Die Deltamuskeln (Abb. 3.2) sind wichtige Stabilisatoren für das Schultergelenk, sie müssen stark ausgebildet sein und koordiniert arbeiten, um schnelle Bewegungen zu ermöglichen und ein Auskugeln zu verhindern. Die Deltamuskeln besitzen drei Köpfe mit unterschiedlicher Funktion. Im durchtrainierten Zustand sind sie bei Kontraktion zu erkennen.

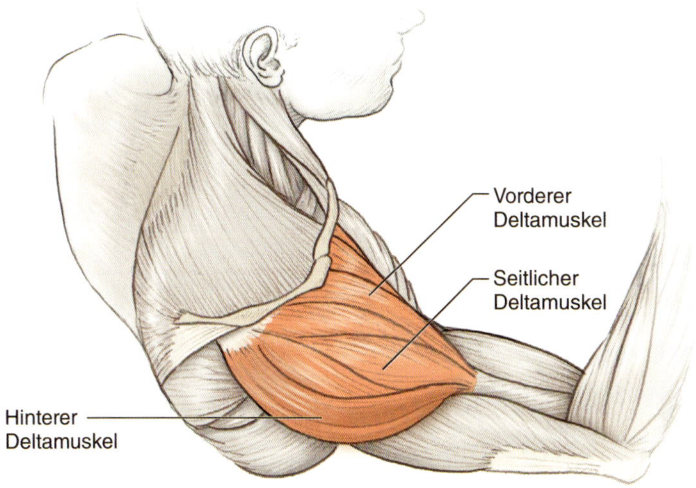

Abb. 3.2 Deltamuskeln

Ein gut entwickelter Mittlerer Kopf ist verantwortlich für den bereits erwähnten X-Faktor. Der Vordere Kopf wird als starker Schulterbeuger und Queradduktor bei den verschiedenen Liegestütz-Varianten gefordert. Den Hinteren Kopf sprechen Sie mit den verschiedenen Ruderbewegungen und Klimmzügen an, weil er als Schulterstrecker und Querabduktor fungiert. Dieser Kopf ist jedoch häufig unterentwickelt. Daher müssen die Hinteren Deltamuskeln durch horizontale Abduktionsbewegungen trainiert werden. Bei Liegestützen im Handstand sind alle drei Köpfe aktiv, die vorderen und seitlichen am stärksten. Der Hintere Kopf dient vorrangig der Schulterstabilisierung und trägt nur nachrangig zur Gesamtbewegung bei.

Selbst bei Vernachlässigung der Deltamuskeln entwickeln sie sich relativ gut als Nebenprodukt von Liegestützen und Inverted Rows. Für die nächsthöhere Leistungsstufe müssen Sie sie jedoch ganz spezifisch ansprechen. Vor vielen Jahren, als das Überkopf-Drücken noch populärer war als die heutigen horizontalen Druckübungen, scheint es weniger Schulterverletzungen gegeben zu haben, wohl weil die damalige Übungspraxis eine stabilere Schultermuskulatur und ausgeglichenere Kräfteverteilung bewirkte.

Kein Wunder, dass die Deltamuskeln zu den wichtigsten im Sport gehören: bei Jab- und Cross-Schlägen im Boxen, bei Brustpässen im Basketball und bei vielen aggressiven Spielzügen im American Football. Im Grunde genommen sind die Schultern an allen Wurf-, Schwung- und Schlagbewegungen, wie man sie u.a. beim Baseball, Tennis, Schwimmen, Volleyball und in verschiedenen Kampfsportarten findet, wesentlich beteiligt. Der Hintere Deltamuskel ist überaus wichtig für die Rückhand im Tennis, für Rückhandschläge im Kampfsport, natürlich beim Rudern und sogar beim Frisbeewurf. Beim Tragen schwerer Lasten seitlich vom Körper sind die Deltamuskeln stark angespannt, um die Lasten vom Körper fernzuhalten und zu verhindern, dass der Oberarmknochen aus der Gelenkpfanne gezogen wird.

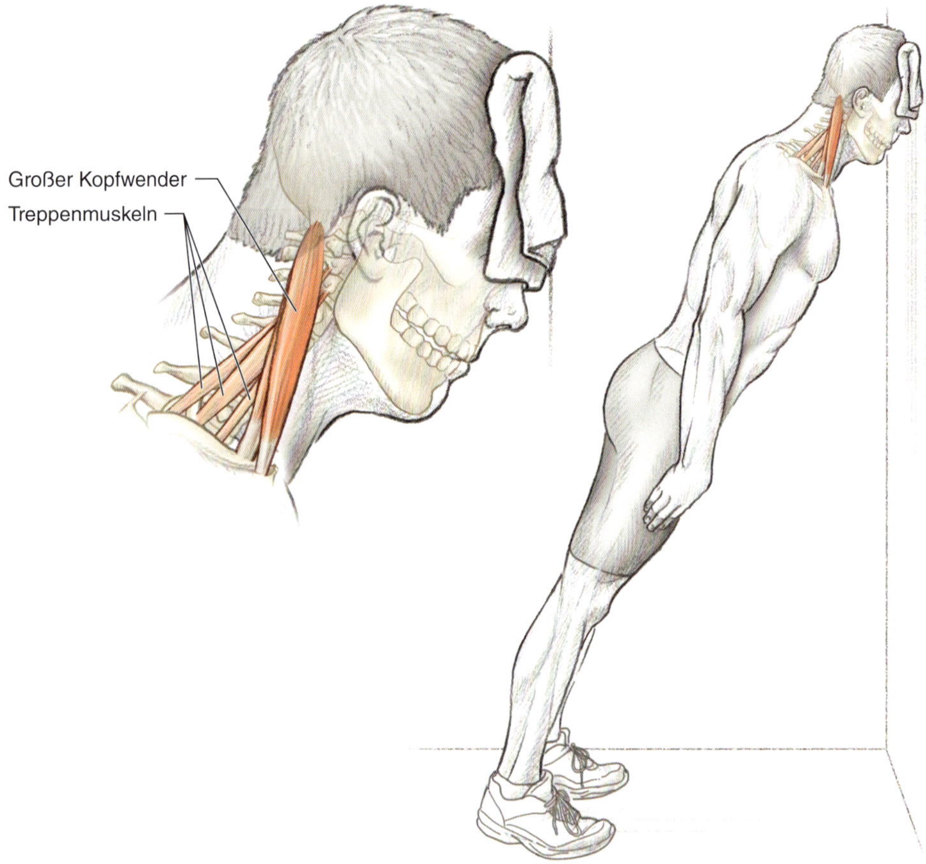

Ausführung

1. In der Ausgangsstellung stehen Sie mit der Stirn an eine Wand gelehnt (ein Handtuch dient als Polsterung). Die Arme sind seitlich angelegt, der Körper ist komplett gestreckt.
2. Halten Sie die gestreckte Haltung möglichst lang bei. Je weiter die Füße von der Wand entfernt sind, umso stärker die Belastung der trainierten Muskeln.

Trainierte Muskeln

Primär: Großer Kopfwender

Sekundär: Treppenmuskeln

Hinweise zur Übung

Diese Stabilitätsübung ist wichtig für eine starke Nackenmuskulatur, die Sie besonders in Kampf- und Kollisionssportarten benötigen, denn sie verhindern eine Überstreckung des Halses und das damit verbundene Verletzungsrisiko.

Der Schwierigkeitsgrad der Übung kann über den Anlehnwinkel zur Wand gesteigert oder gesenkt werden. Je größer der Abstand der Füße zur Wand, um so schwieriger und anstrengender die Übung und umgekehrt. Ich persönlich neige zu 30-sekündigen Haltephasen, das kann jedoch jeder Athlet individuell nach Fitnesszustand, Tagesform und Zielsetzung entscheiden.

Für diese Übung empfiehlt sich ein dickes zusammengefaltetes Handtuch als Polsterung für die Stirn. Achten Sie unbedingt auf einen geraden, gestreckten Körper mit angespannter Core- und Gesäßmuskulatur.

VARIANTE

1 2 3 4

Halsstabilität rückwärtig

Die rückwärtige Variante dieser Übung verschiebt die Belastung von der Vorderen auf die Hintere Halsmuskulatur. Die stabile Nackenstreckung wird durch die Trapezmuskeln und die Halsstrecker bewerkstelligt. Die Übung dient einer ausgewogenen Entwicklung der Halsmuskulatur.

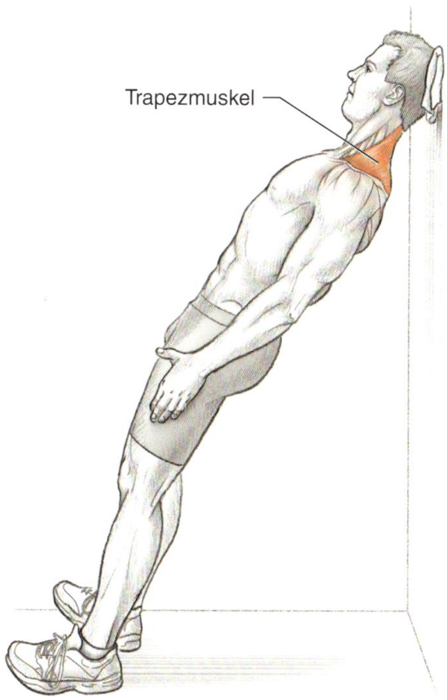

HALSSTABILITÄT MANUELL

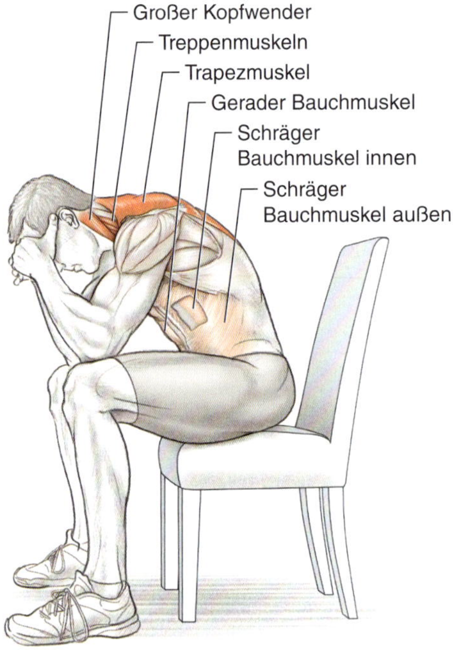

Stirn

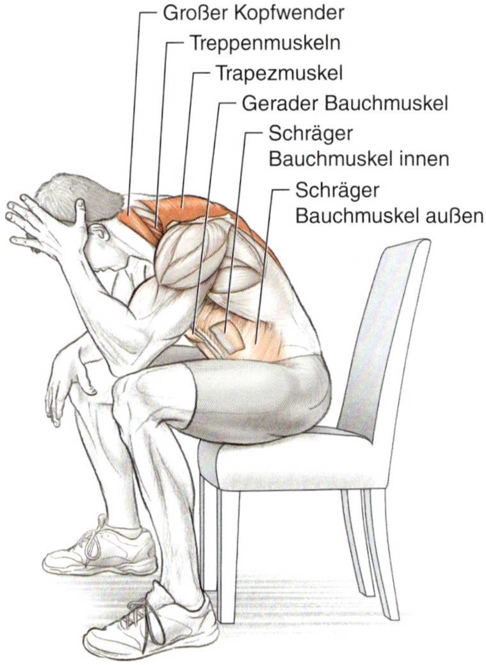

Seite

Ausführung

1. Drücken Sie in sitzender Position die Hände gegen Ihre Stirn; die Ellenbogen sind dabei auf die Oberschenkel gestützt. Bauen Sie isometrischen (gleichbleibenden) Druck auf und halten Sie ihn 10 Sekunden lang.
2. Dann legen Sie die Hände hinter den Kopf, bauen wieder Widerstand auf und halten ihn weitere 10 Sekunden. Bei relativ kurzen Armen fällt es eventuell schwer, die Ellenbogen auf die Oberschenkel zu stützen.
3. Abschließend bauen Sie erst mit der einen, dann mit der anderen Hand seitlichen Druck gegen den Kopf auf und halten ihn jeweils 10 Sekunden.

Trainierte Muskeln

Primär: Großer Kopfwender, Treppenmuskeln, Trapezmuskel, Halsstrecker

Sekundär: Gerader Bauchmuskel, Schräge Bauchmuskeln innen und außen, Wirbelsäulenaufrichter (Dornfortsatzmuskel, Längster Rückenmuskel, Iliocostalmuskel)

Hinweise zur Übung

Manuelle Übungen für die Nackenmuskeln eignen sich hervorragend zur Stärkung dieses Bereichs. Untersuchungen zeigen, dass die Nackenmuskeln zur Stärkung direkt angesprochen werden müssen. Sie können nur durch spezifische Nackenübungen ihr maximales Potenzial entwickeln. Die gute Nachricht: Der Nacken lässt sich sehr leicht durch isometrische Halteübungen trainieren.

Halten Sie den Hals während dieser Übungen in neutraler Stellung, d. h. weder verdreht noch gebeugt oder überstreckt. Es werden vier Haltepositionen trainiert: Beugung, Streckung, seitliche Beugung rechts und seitliche Beugung links.

Eine starke Nackenmuskulatur ist wichtig, weil sie die Verbindung zwischen Kopf und Rumpf stabilisiert, wodurch sich das Risiko einer Gehirnerschütterung verringert.

PUSH-BACK

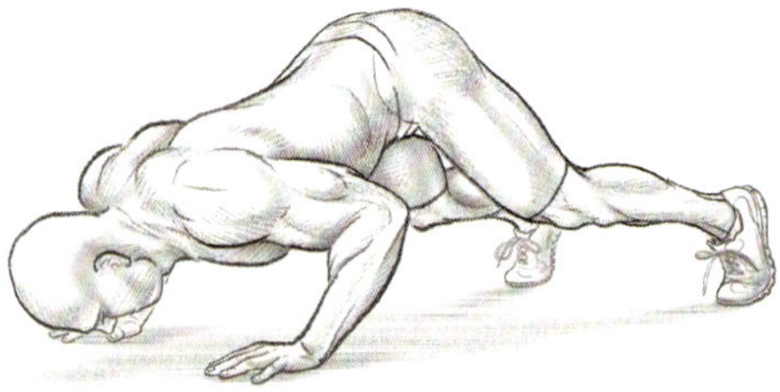

Ausgangsstellung

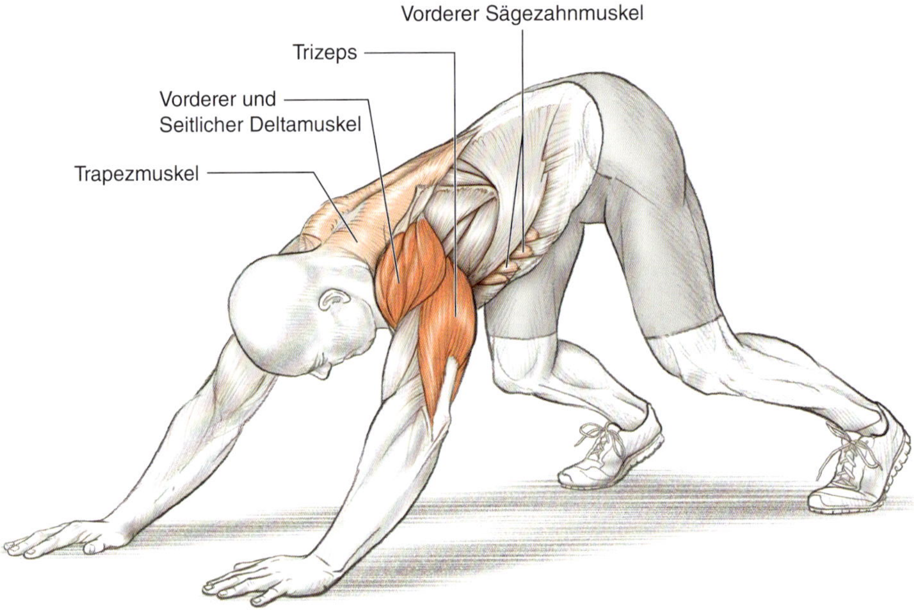

Ausführung

1. Ausgangsstellung ist der tiefe Vierfüßlerstand mit gebeugten Ellenbogen, Ihre Füße stehen mehr als hüftbreit auseinander, Hüften und Gesäß sind nach oben gestreckt.
2. Drücken Sie sich nach hinten oben und beugen Sie die Hüften; Hüften und Gesäß sind während der gesamten Übung der höchste Punkt. Auf geraden Rücken achten.
3. Kehren Sie in die Ausgangsstellung zurück. Die exzentrische Komponente der Bewegung, die Hebung (die Muskeln verkürzen sich), sollte das genaue Gegenstück der konzentrischen Komponente, der Senkung (die Muskeln dehnen sich), darstellen.

Trainierte Muskeln

Primär: Vorderer Deltamuskel, Seitlicher Deltamuskel, Oberer großer Brustmuskel, Trizeps

Sekundär: Oberer und Unterer Trapezmuskel, Vorderer Sägezahnmuskel, Mittlerer und Unterer großer Brustmuskel

Hinweise zur Übung

Die beschriebene Übung ist eine Mischung aus Liegestütz und zurückgelehnter Sprintstartstellung. Ziel ist es, dass sich die Liegestütze anfühlen, als ob man sie im Handstand absolvieren würde, indem man die Kraftrichtung in den Boden leitet. Durch das Zurückdrücken des Körpers durch Ellenbogenstreckung liegt der Fokus stärker auf der Schulter- als auf der Brustmuskulatur.

Halten Sie die Hüften während der gesamten Übung hoch, und spüren Sie, wie die Deltamuskeln arbeiten. Der Blick ist auf den Boden gerichtet, eine Überstreckung des Nackens ist zu vermeiden.

ARMBEUGESTÜTZ MIT FUSSERHÖHUNG

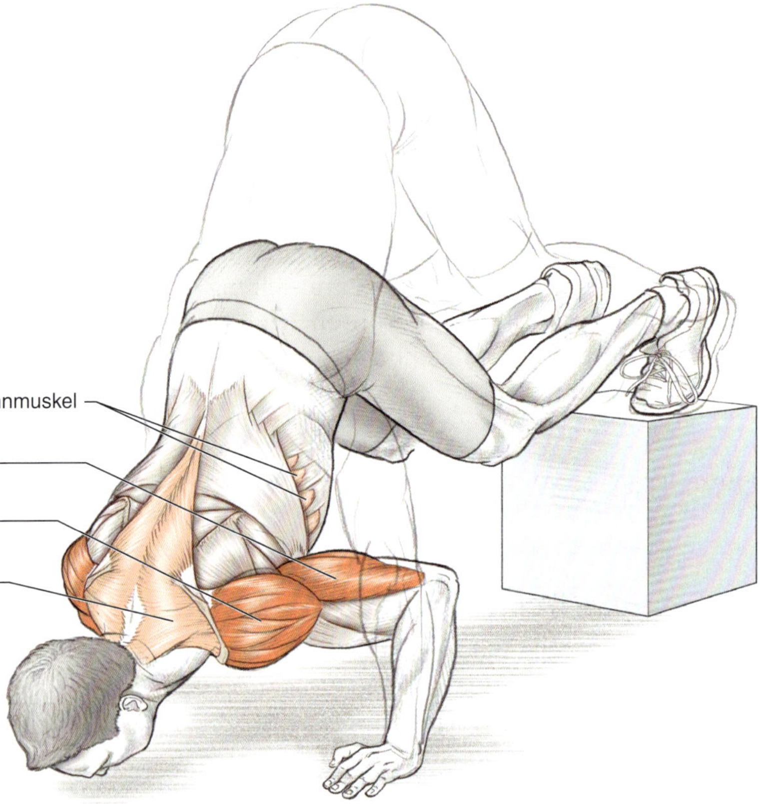

Sicherheitshinweis Unbedingt auf eine sehr stabile Unterlage für die Füße achten!

Ausführung

1. Setzen Sie die Hände etwas mehr als schulterbreit auf den Boden und die Füße erhöht auf einen Stuhl, einen Kasten oder eine stabile Bank auf.
2. Nun nehmen Sie eine L-Stellung ein, indem Sie mit gestreckten Armen mit den Händen in Richtung des Kastens wandern, die Hüften werden dabei gebeugt und das Gesäß angehoben.
3. Dann senken Sie Ihren Körper durch Beugen der Ellenbogen in Richtung des Bodens ab, bis Sie mit der Stirn den Boden berühren. Anschließend kehren Sie die Bewegung durch Strecken der Ellenbogen um und drücken den Körper wieder nach oben.

Trainierte Muskeln

Primär: Deltamuskeln, Trizeps

Sekundär: Unterer und Oberer Trapezmuskel, Vorderer Sägezahnmuskel

Hinweise zur Übung

Die beschriebene Übung dient dem effektiven Muskelaufbau im Schulterbereich. Für Liegestütze im Handstand fehlt vielen Sportlern die nötige Kraft, diese Übung ist eine ausgezeichnete Zwischenübung auf dem Weg zu den größeren Herausforderungen.

Eine Überstreckung des Nackens, um einen tieferen Bewegungsendpunkt zu erreichen, ist nicht notwendig, da die Übung nur eine Teilbewegung darstellt. Halten Sie Kopf und Nacken in Neutralstellung und senken Sie den Körper, bis Sie mit der Stirn den Boden berühren. Während der gesamten Bewegung verbleibt der Körper in der L-Stellung.

VARIANTE 1 2 3 4

Armbeugestütz forciert

Wenn Sie die oben beschriebene Übung besser beherrschen, können Sie das Bewegungsspektrum erweitern, indem Sie sie auf drei stabilen, rutschfesten Stühlen oder Kästen absolvieren. Dadurch ist eine größere Dip-Tiefe möglich, was die Schultermuskulatur stärker belastet und die Effektivität der Übung steigert. Der hintere Stuhl sollte höher als die beiden vorderen sein.

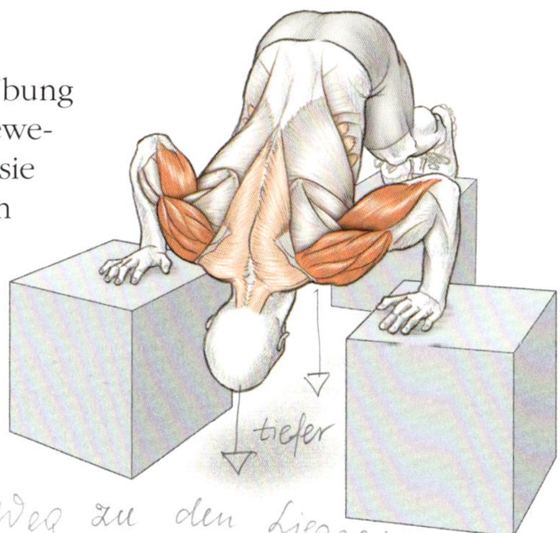

Zwischenübung auf dem Weg zu den Liegestützen

SURFER

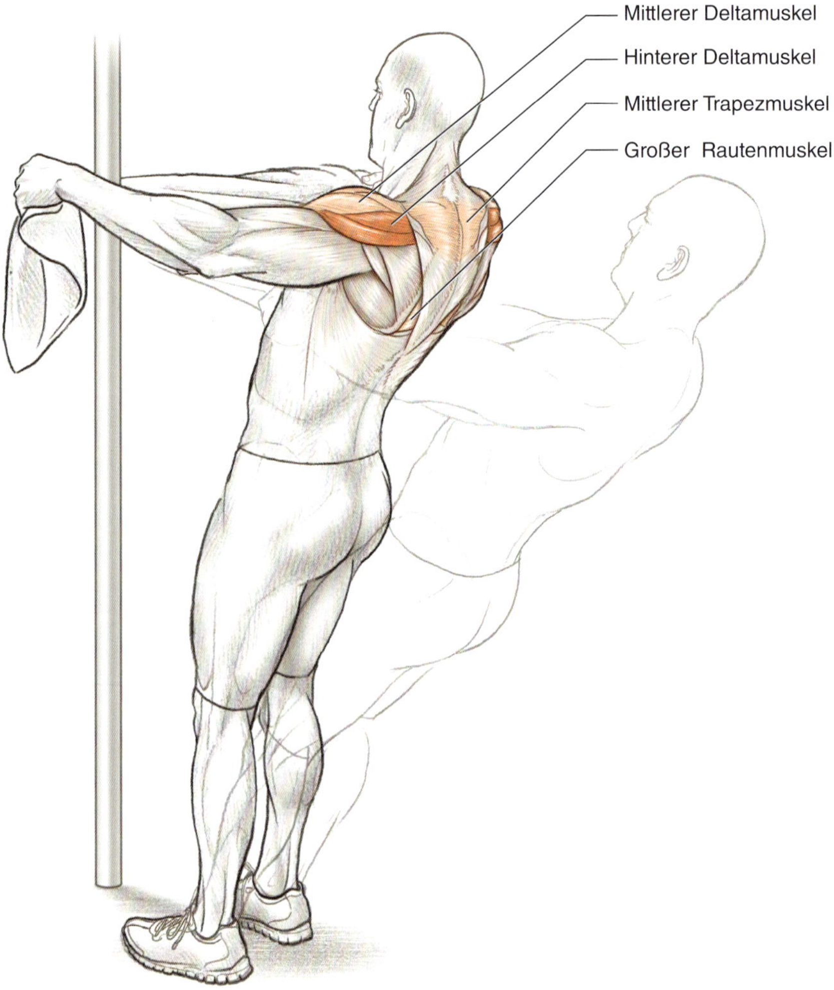

Ausführung

1. In der Ausgangsstellung stehen Sie vor einer festen senkrechten Stange, um die Sie ein Handtuch schlingen, das Sie fest an den Enden packen.
2. Lehnen Sie sich mit gerade gestrecktem Körper zurück, bis die Arme gestreckt sind.
3. Dann langsam wieder in die Ausgangsstellung zurück, indem die Ellenbogen gebeugt und die Arme nach außen bewegt werden.

Trainierte Muskeln

Primär: Hinterer Deltamuskel

Sekundär: Seitlicher Deltamuskel, Mittlerer Trapezmuskel, Großer Rautenmuskel

Hinweise zur Übung

Diese Übung verdankt ihren Namen der ähnlichen Position und Belastung beim Halten des Gabelbaums auf dem Surfbrett. Am einfachsten lässt sie sich mit einem großen Handtuch an einer feststehenden Stange ausführen. Es gibt jedoch Alternativen: Sie können das Handtuch auch oben in einer geschlossenen stabilen Tür einklemmen. Wenn das Handtuch zu schmal ist, können Sie zwei Handtücher verwenden. Wichtig ist der gerade gestreckte Körper während der gesamten Übung und die gezielte Arbeit mit den Hinteren Deltamuskeln und den Schulterzugmuskeln (Mittlerer Trapezmuskel und Rautenmuskeln). Der Schwierigkeitsgrad kann durch den Winkel zwischen gestrecktem Körper und Stange variiert werden: Je tiefer Sie den Körper senken, umso größer der Trainingseffekt.

Auch wenn die Übung nur ein kleines Bewegungsspektrum abdeckt, ist sie wichtig für die ausgeglichene Entwicklung der Schultermuskulatur. Konzentrieren Sie sich darauf, die Spannung in den Hinteren Deltamuskeln zu halten, da diese Muskeln oft vernachlässigt werden und unterentwickelt sind.

→ TRX

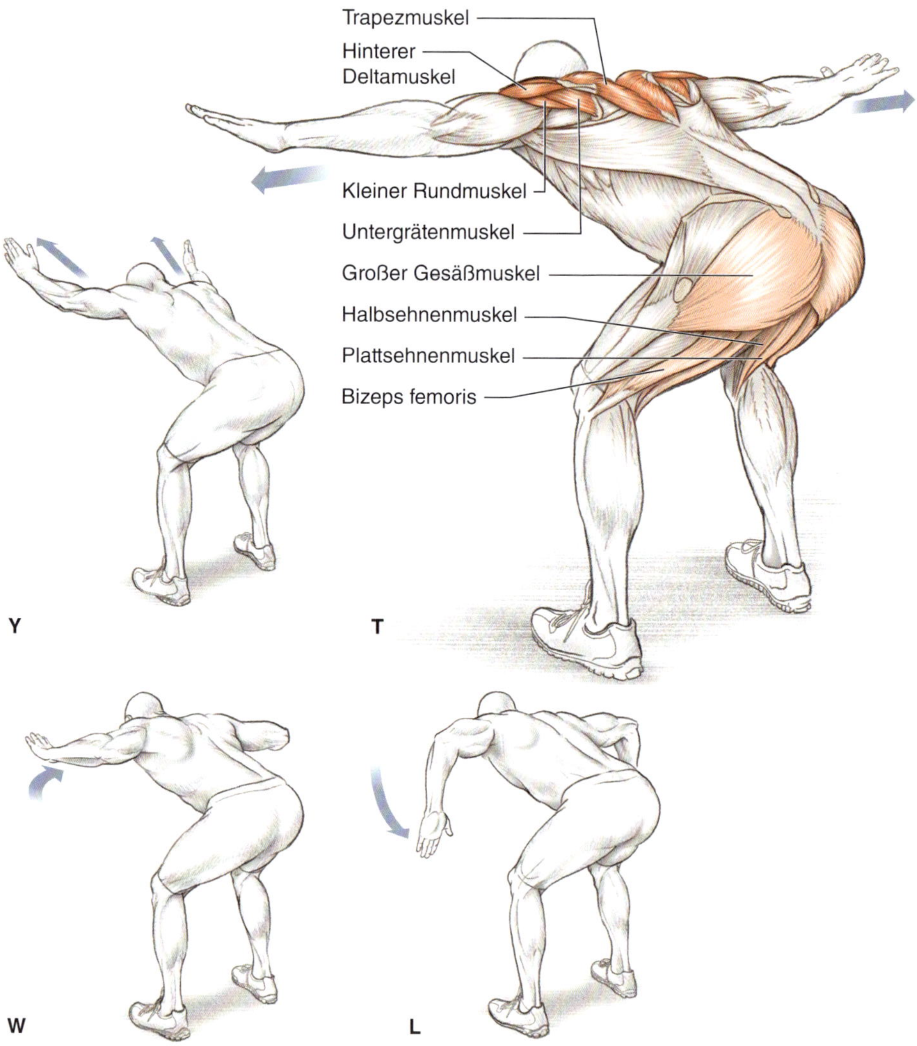

Y-Stellung, T-Stellung, W-Stellung und L-Stellung

Ausführung

1. Beugen Sie die Hüften aus dem aufrechten Stand um mehr als 45°; die Wirbelsäule bleibt dabei gerade gestreckt, das Gesäß wird nach hinten gestreckt (Streckung der Oberschenkelrückseite), die Arme bilden die beiden oberen Enden des Y ab.
2. Nehmen Sie 10-mal im dynamischen Wechsel diese Y-Stellung ein, zwischendurch kehren Sie immer in die Ausgangsstellung zurück. Dann folgen 10 T-Stellungen und 10 W-Stellungen.
3. Zum Übergang zu den 10 L-Stellungen halten Sie die Arme erst mit um 90° gebeugten Ellenbogen waagerecht und klappen dann die Unterarme durch Schulterrotation nach unten. Rückkehr in die Ausgangsstellung in entgegengesetzter Reihenfolge.

Trainierte Muskeln

Primär: Unterer Trapezmuskel, Mittlerer Trapezmuskel, Rotatorenmanschetten-Muskulatur (Untergrätenmuskel, Kleiner Rundmuskel), Hinterer Deltamuskel

Sekundär: Oberschenkelrückseite (Bizeps femoris, Halbsehnenmuskel, Plattsehnenmuskel), Großer Gesäßmuskel

Hinweise zur Übung

YTWL ist eine hervorragende Übung, da viele kleine, aber wichtige Muskeln rund um das Schultergelenk angesprochen werden, die für Stabilität und Stützung von komplexen Mehrgelenksbewegungen zuständig sind. Diese Muskeln werden bei täglichen Verrichtungen kaum aktiviert, sodass regelmäßige YTWL-Übungen sie vor Verletzungen oder Dysbalancen schützen und sie gesund und funktionsfähig halten.

Während des Satzes werden Sie merken, wie anstrengend das Training allein mit Ihrem Körpergewicht sein kann. Achten Sie auf eine korrekte Haltung (Rundrücken vermeiden!).

LIEGESTÜTZ IM HANDSTAND AN DER WAND

Ausführung

1. In der Ausgangsstellung auf Händen und Knien platzieren Sie die Füße gegen eine Wand und laufen mit ihnen bis in den Handstand die Wand hinauf, sodass nur Ihre Zehen die Wand berühren; der Körper steht fast senkrecht und ist gerade gestreckt, das Gesicht ist der Wand zugewandt.
2. Senken Sie den Körper langsam durch Beugung der Ellenbogen, bis Ihr Kopf den Boden berührt.
3. Drücken sich wieder zurück in die Ausgangsstellung mit gestreckten Armen. Nach Abschluss laufen Sie mit Ihren Füßen die Wand hinab, bis die Knie wieder auf dem Boden ruhen.

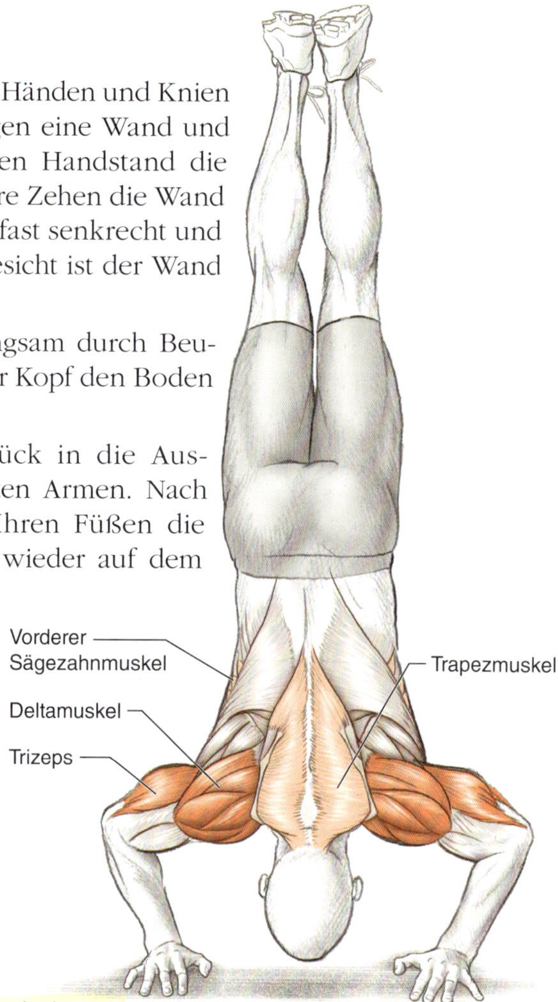

Trainierte Muskeln

Primär: Deltamuskeln, Trizeps

Sekundär: Oberer und Unterer Trapezmuskel, Vorderer Sägezahnmuskel

Hinweise zur Übung

Liegestütz im Handstand ist die schwierigste Überkopf-Druckbewegung und aus zwei Gründen viel schwerer als normale Liegestütze. Erstens sind Druckbewegungen in der Horizontalen einfacher als in der Vertikalen. Zweitens muss im Handstand das gesamte Körpergewicht gestemmt werden, wohingegen es bei vertikalen Liegestützen mit vier Bodenberührungspunkten nur etwa 70 Prozent sind.

Für diese Übung existieren mehrere Ausführungsformen: bäuchlings und rücklings mit den Füßen gegen eine Wand, mit einem Partner, der die Beine hält, oder freistehend für Profis, letztere Form ist natürlich wegen der Gleichgewichtsanforderungen die schwierigste Ausführungsform überhaupt.

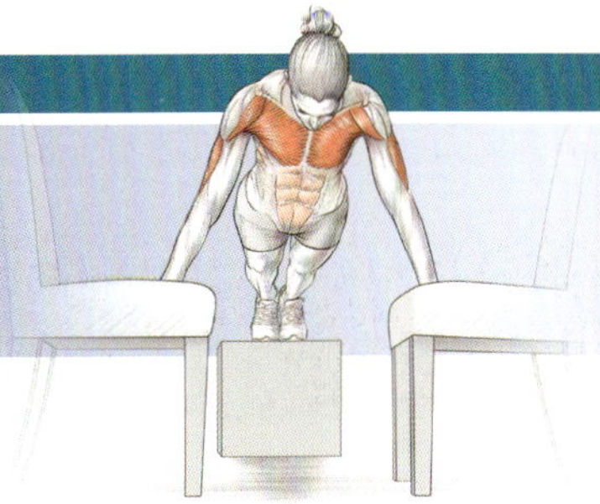

KAPITEL 4

BRUST

Montag ist internationaler Bench Press Day: Gewichtestemmer rund um den Globus beginnen die Woche mit Bankdrücken, um ihre Brustmuskulatur zu trainieren. Während die meisten Männer sich auf die Potenziale im oberen, mittleren und unteren Brustbereich konzentrieren, machen sich Frauen tendenziell weniger Gedanken um ihre Brustmuskulatur. Doch auch bei weiblichen Sportlern können leichte, quer über das Brustbein verlaufende Muskelkonturen durchaus attraktiv sein. Und da Verbundübungen im Brustbereich sich auch großartig als Trizepstraining eignen, macht es auch für Sportlerinnen Sinn, Brustmuskelübungen in ihre Trainingspläne einzubauen.

Die BWT-Methode eignet sich hervorragend für Brustmuskeltraining. Wichtig ist, dass Sie die Brustmuskeln während der Mehrgelenks-Druckbewegungen arbeiten spüren, denn sonst übernehmen Trizeps- und Vordere Deltamuskeln die Arbeit und die Brustmuskeln sind von der neuronalen Entwicklung abgekoppelt. Bodybuilder sprechen, wie bereits erwähnt, von der Entwicklung einer *mind-muscle connection*, einer der wichtigsten Techniken zur Förderung der Muskelbildung.

BRUSTMUSKELN

Der Große Brustmuskel (Abb. 4.1) ist funktional in drei Abschnitte unterteilt: Der obere wird als sternoclavicularer Abschnitt bezeichnet, weil er zwischen Brustbein (*sternum*) und Schlüsselbein (*clavicula*) verläuft, als *sternocostaler* Abschnitt der mittlere und untere Abschnitt wegen der Lage zwischen Brustbein und Rippen (*costae*). Noch präzisere Untersuchung zeigen, dass die Brustmuskeln in Wahrheit sogar aus sechs funktionalen Abschnitten bestehen, wobei die Einteilung ausschließlich nach ihrer Zugrichtung erfolgt. Der Große Brustmuskel dient als (Quer-)Adduktor der Schulter (z. B. beim seitlichen Wurf eines Balls bzw. Überkreuz-Seilzugtraining) und als Innenrotator der Schulter (z. B. beim Armdrücken).

Der Kleine Brustmuskel sitzt unterhalb des Großen Brustmuskels und schiebt das Schulterblatt nach vorn bzw. dreht oder drückt es nach unten. Effektiv trainiert wird er in seiner stabilisierenden Funktion bei Übungen wie den Dips. Der Kleine Brustmuskel ist oft verspannt, was die Funktionsfähigkeit der Schulter bei Überkopf-Druckbewegungen und die Körperhaltung beeinträchtigen kann. Deshalb empfehlen sich regelmäßige Dehnübungen der Brustmuskeln.

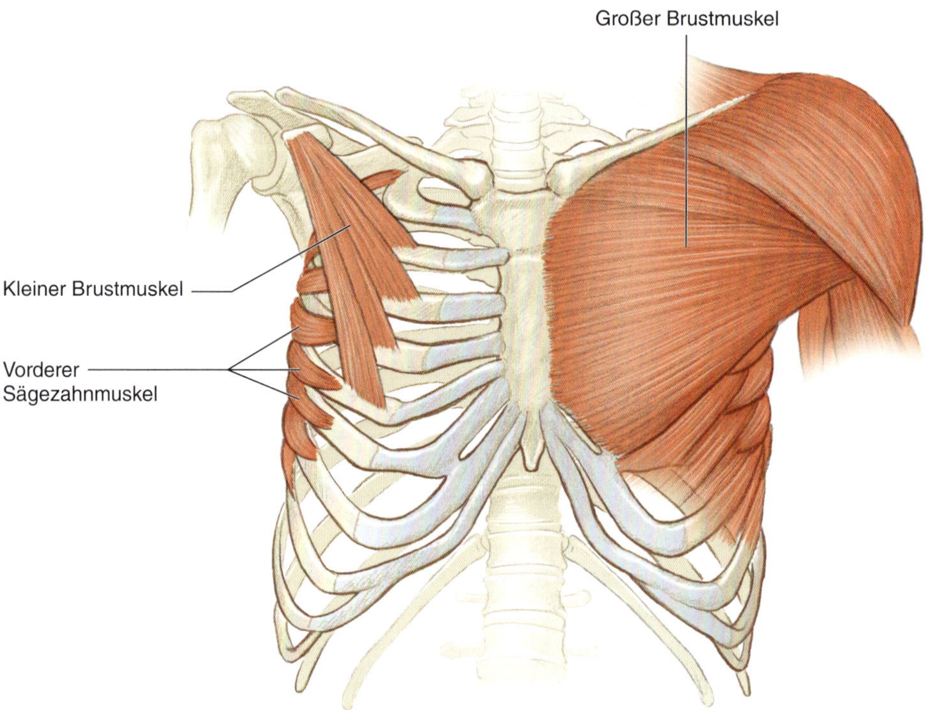

Abb. 4.1 Brustmuskeln

BRUSTMUSKELÜBUNGEN

Zur bestmöglichen Brustmuskelentwicklung gibt es eine ganze Reihe effektiver Übungen, die sich je nachdem ideal für den unteren, mittleren oder oberen Bereich eignen. Auch der innere und äußere Brustmuskelbereich lässt sich trainieren; das ist jedoch bisher nicht wissenschaftlich belegt. Sportlerinnen, die definierte Brustmuskeln anstreben, sollten sich im Training auf den oberen Bereich konzentrieren, da er am weiblichen Körper mehr ins Auge fällt als der mittlere und untere. Viele männliche Athleten erreichen durch häufiges Bankdrücken und Liegestütze gute Ergebnisse bei den mittleren und unteren Brustmuskeln; sie sollten sich allerdings auch um die oberen Brustmuskeln kümmern, um ein ausgeglichenes ästhetisches Erscheinungsbild zu erreichen.

Liegestütze (oder Push-ups) sind wohl die am weitesten verbreitete Eigengewichtsübung weltweit und sicher die bekannteste BWT-Brustmuskelübung. Wichtig innerhalb eines Trainings ist es jedoch, schrittweise zu anspruchsvolleren Übungen überzugehen, um kontinuierliche Erfolge zu erzielen. Aus den Dutzenden von Liegestützvarianten habe ich die effektivsten ausgewählt.

Entscheidend ist, dass Sie von Anfang an die korrekte Ausführung lernen, da gerade diese Übung mehrheitlich falsch ausgeführt wird. Ich kann mich nur zu gut erinnern, wie ich als Fünfzehnjähriger mit Liegestützen begann: Damals schaffte ich kaum 3 x 6 Wiederholungen. Zum Glück blieb ich meinen Ambitionen treu. Heute schaffe ich 60 Liegestütze nonstop. Plus den netten Nebeneffekt der ausgezeichneten Core-Stabilität!

Die Brustmuskeln spielen in zahlreichen Sportarten eine wichtige Rolle: Offensichtlich ist ihre Bedeutung bei Aktionen mit Körperkontakt im American Football und beim Sumoringen. Unverzichtbar sind sie aber auch bei geraden Schlägen (Jabs und Cross) sowie Bogenschlägen (Haken und Uppercuts) im Boxring. Ebenso sind die Brustmuskeln im Tennis, Volleyball, Racquetball und Handball bei Überkopf- und Schlagschwungbewegungen aktiv, z. B. bei Aufschlag, Vorhand und Schmetterball sowie Würfen im Baseball und American Football. In der Leichtathletik sind Kugelstoßer und Diskuswerfer für maximale Weiten auf starke Brustmuskulatur angewiesen. Im Kampfsport sind es verschiedene Schläge wie Clinch, Take-downs (Zu-Boden-Ringen) und Hakengriffe. Turner, Schwimmer und Wasserballer brauchen starke Brustmuskeln für die verschiedensten Übungen, Aktionen und Schwimmstile. Selbst Sprinter sowie Mittel- und Langstreckenläufer trainieren ihre Brustmuskulatur, da sie ihnen zu höheren Geschwindigkeiten verhelfen können.

Einige Krafttrainer ziehen die unterschiedlichen Liegestützübungen dem Langhantel-Bankdrücken vor, weil sie sie für sicherer halten und sie natürlichen Bewegungsmustern ähnlicher sind. Viele glauben auch, dass das Training der schulterstabilisierenden Muskeln für stärkere Schultern sorgt und damit Verletzungen vorbeugt. Und beim Militär sind Liegestütze bekanntermaßen eine tägliche Routine. Turner können auf der Hantelbank oft ihr doppeltes Körpergewicht stemmen, obwohl sie nie Bankdrücken trainieren; ihren extrem stark entwickelten Oberkörper verdanken sie unzähligen Liegestützen und Dips sowie den äußerst strapaziösen Turnübungen. Besonders die extrem effektiven, explosiven Druckbewegungen lassen sich leicht mit modifizierten Liegestützen verwirklichen: Händeklatschen zwischen den Wiederholungen und andere plyometrische (die Schnellkraft trainierende) Varianten sind gute Beispiele.

LIEGESTÜTZ

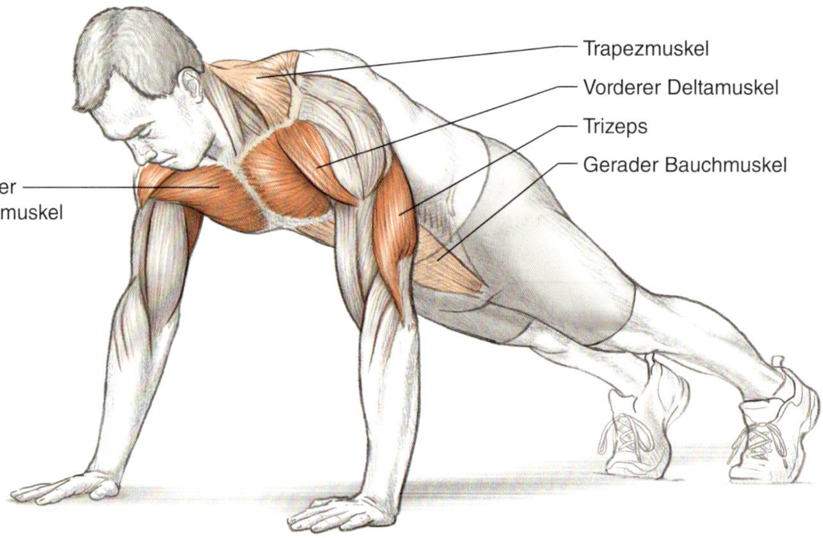

Ausführung

1. Die Hände sind etwas mehr als schulterbreit auf dem Boden aufgesetzt; die Füße stehen relativ dicht beieinander auf den Zehenspitzen. Der Körper ist vom Kopf bis zu den Fersen gerade gestreckt (Gesäß-, Bauch- und Core-Muskeln angespannt).
2. Die gestreckten Arme stehen in einem Winkel von ca. 45° zum gestreckten Körper, die Hände befinden sich direkt unter den Ellenbogen. Nun senken Sie den Körper durch Beugung der Ellenbogen ab, bis die Brust den Boden berührt.
3. Dann heben Sie den Körper durch komplette Streckung der Ellenbogen wieder an.

Trainierte Muskeln

Primär: Großer Brustmuskel, Trizeps, Vorderer Deltamuskel

Sekundär: Vorderer Sägezahnmuskel, Trapezmuskel, Gerader Bauchmuskel

Hinweise zur Übung

Direkt nach den Bizepsmuskeln widmen Männer den Großen Brustmuskeln im Training die meiste Aufmerksamkeit, was auch unsere obsessiven Liegestütze und das endlose Bankdrücken erklärt. Doch das ist nicht nur Show. Liegestütze kräftigen ausgezeichnet den Oberkörper, was sich in Schlagleistung und Kraft beim Wegdrücken von Gegnern auszahlt. Am besten verwandeln Sie die Bewegung in eine Ganzkörperübung, indem Sie die Core- und Gesäßmuskeln permanent maximal anspannen. Bei vielen Sportlern sinken die Hüften während der Bewegung ab, sie setzen ihre Ellenbogen zu breit auf oder nutzen nicht das gesamte Bewegungsspektrum. Das Absinken der Hüften kann leicht durch aktiven Einsatz der Gesäß- und Bauchmuskeln verhindert werden. Achten Sie auf den 45°-Winkel zwischen gestreckten Armen und gestrecktem Körper sowie auf die Stellung der Unterarme und Hände direkt unterhalb der Ellenbogen (das schont Ihre Schultergelenke). Der Blick ist nach unten gerichtet (neutrale Halsstellung). Senken Sie den Körper bei jeder Wiederholung komplett ab bzw. heben Sie ihn bis zur kompletten Ellenbogenstreckung an; dadurch werden auch die schulterstabilisierenden Muskeln gestärkt, die die Schultern vor Verletzungen schützen.

VARIANTE 1 2 3 4

Vereinfachter Liegestütz

Die einfacheren Liegestütze im Kniestand eignen sich gut für Einsteiger, da etwa 20 Prozent weniger Körpergewicht angehoben werden muss als beim Standardliegestütz. Achten Sie während der kompletten Übung auf korrekte Armhaltung und gerade gestreckten Körper.

VARIANTE 1 2 3 4

Liegestütz im breiten Armstand

Liegestütze mit breiter aufgesetzten Händen sprechen die Brustmuskeln anders an als die Standardübung. Setzen Sie dazu die Hände weiter vor dem Körper und weiter voneinander entfernt auf als gewohnt.

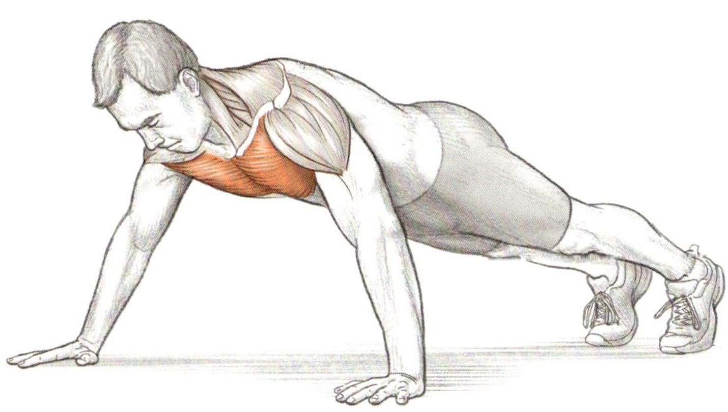

LIEGESTÜTZ ERHÖHT

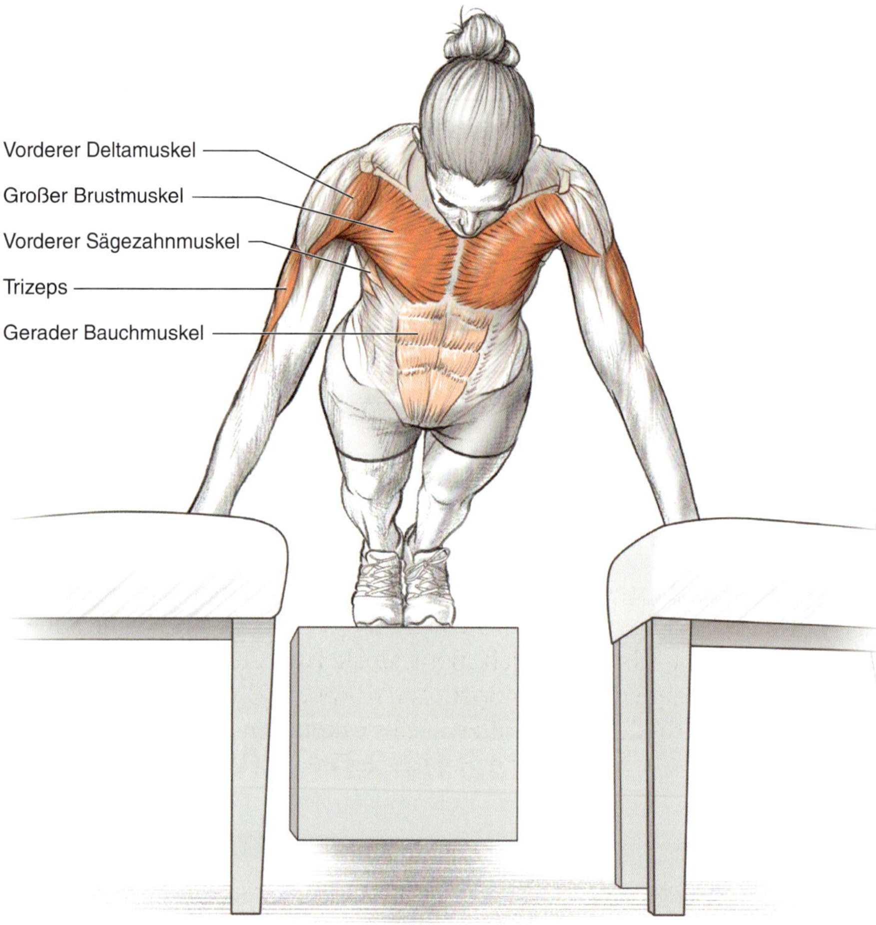

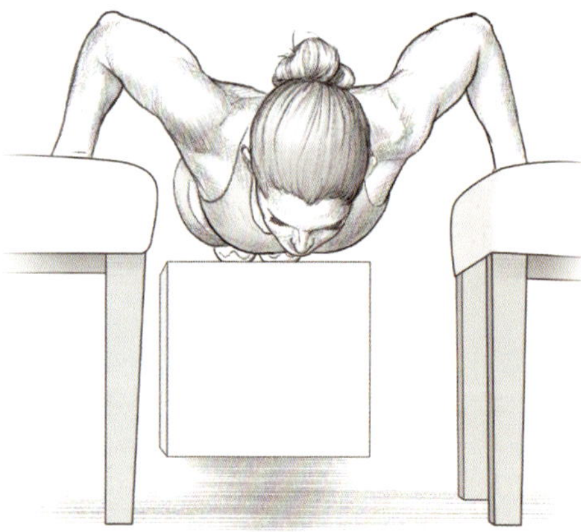

Sicherheitshinweis Achten Sie bei dieser Übung unbedingt auf sehr stabile, rutschfeste Unterlagen.

Ausführung

1. Setzen Sie Ihre Füße auf eine Couch, einen Stuhl oder einen Kasten und Ihre Hände auf zwei etwas mehr als schulterbreit aufgestellte Stühle. Natürlich können Sie auch eine Hantelbank und zwei stabile Kästen oder Kisten verwenden.
2. Der Körper ist während der gesamten Übung gerade gestreckt, die Gesäßmuskeln sind angespannt. Senken Sie den Körper ab, bis Sie eine starke Dehnung in den Brustmuskeln spüren.
3. Dann kehren Sie die Bewegung um, bis die Ellenbogen wieder gestreckt sind.

Trainierte Muskeln

Primär: Großer Brustmuskel, Trizeps, Vorderer Deltamuskel

Sekundär: Vorderer Sägezahnmuskel, Trapezmuskel, Gerader Bauchmuskel

Hinweise zur Übung

Der Liegestütz erhöht stellt eine Variante für Fortgeschrittene dar und erlaubt ein größeres Bewegungsspektrum für die Schultergelenke. Das bedeutet auch mehr Muskelaktivierung und letztendlich mehr Muskelaufbau. Zur Vermeidung einer Überlastung des Schultergelenks wird der Körper nur einige Zentimeter tiefer gesenkt als bei normalen Liegestützen. Die Unterarme bleiben senkrecht zum Boden, der Abstand zwischen den Händen ist mittelweit zu wählen.

VARIANTE

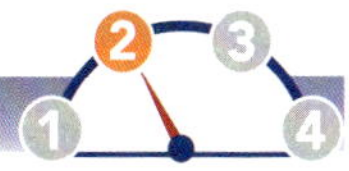

Erhöhter Liegestütz im Kniestand

Athleten, die das erweiterte Bewegungsspektrum der erhöhten Liegestütze nutzen wollen, denen aber die Kraft für die Durchführung fehlt, können anstelle der Füße die Knie auf die Couch bzw. die beiden Stühle setzen.

HALBERHÖHTER LIEGESTÜTZ

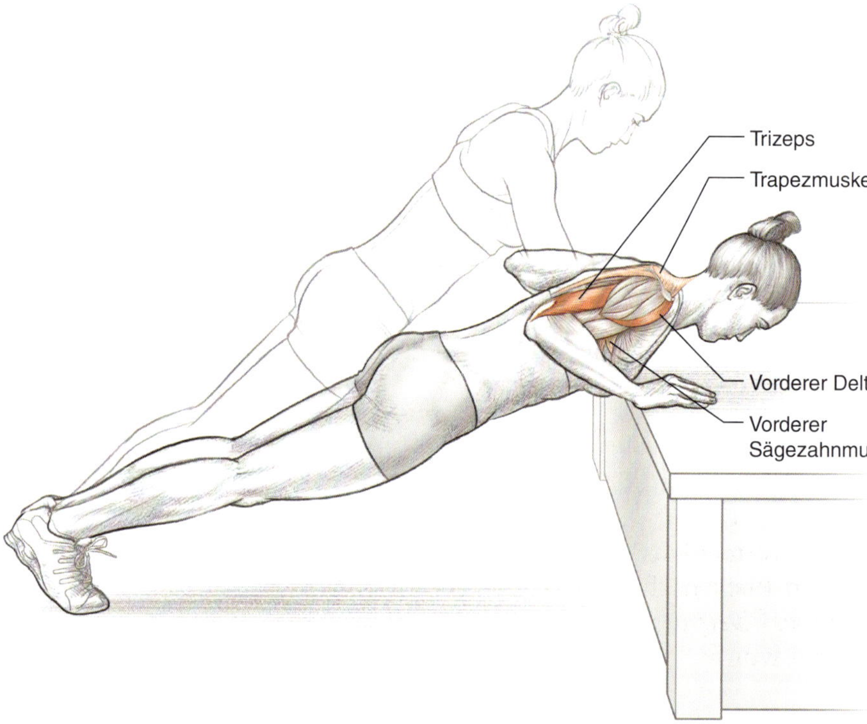

Ausführung

1. Platzieren Sie Ihre Hände mit gestreckten Armen auf einer Tisch- oder Stuhlkante; der Körper ist komplett gestreckt. Die Hände stehen etwas mehr als schulterbreit auseinander.
2. Nun senken Sie den Körper durch Beugung der Ellenbogen, bis die Brust den Tisch oder Stuhl berührt. Bauch- und Gesäßmuskeln sind dabei angespannt.
3. Heben Sie den Körper durch komplette Streckung der Ellenbogen wieder an.

Trainierte Muskeln

Primär: Großer Brustmuskel, Trizeps, Vorderer Deltamuskel

Sekundär: Vorderer Sägezahnmuskel, Trapezmuskel, Gerader Bauchmuskel

Hinweise zur Übung

Diese Übung eignet sich hervorragend für Einsteiger, da Sie Ihnen die korrekte Bewegung mit ordentlicher Core-Aktivierung ermöglicht und sie sich an die langgestreckte Körperhaltung gewöhnen können, die in so vielen Übungen wichtig ist. Mit zunehmender Fitness können Sie niedrigere Tische oder Stühle wählen, um sich nach und nach der bodengestützten Variante anzunähern.

VARIANTE

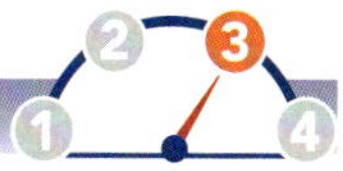

Liegestütz mit Fußerhöhung

Diese Variante ist eine Brustmuskelübung für Fortgeschrittene, die mit einem höheren Prozentsatz des Körpergewichts arbeitet und durch den Körperwinkel in der Bewegungsform dem Hanteldrücken auf einer geneigten Hantelbank ähnelt, wodurch die obere Brustmuskulatur stärker angesprochen wird. Zur Maximierung der Effektivität müssen Sie den Körper zwar tief absenken, vermeiden Sie jedoch am Bewegungstiefpunkt, den Blick nach vorn zu richten, da dies zu einer Überstreckung des Halses führen würde.

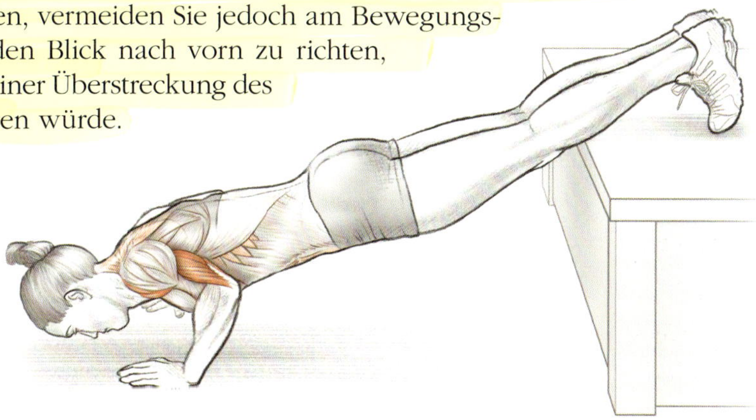

LIEGESTÜTZ MIT SEITLICHEM VERSATZ

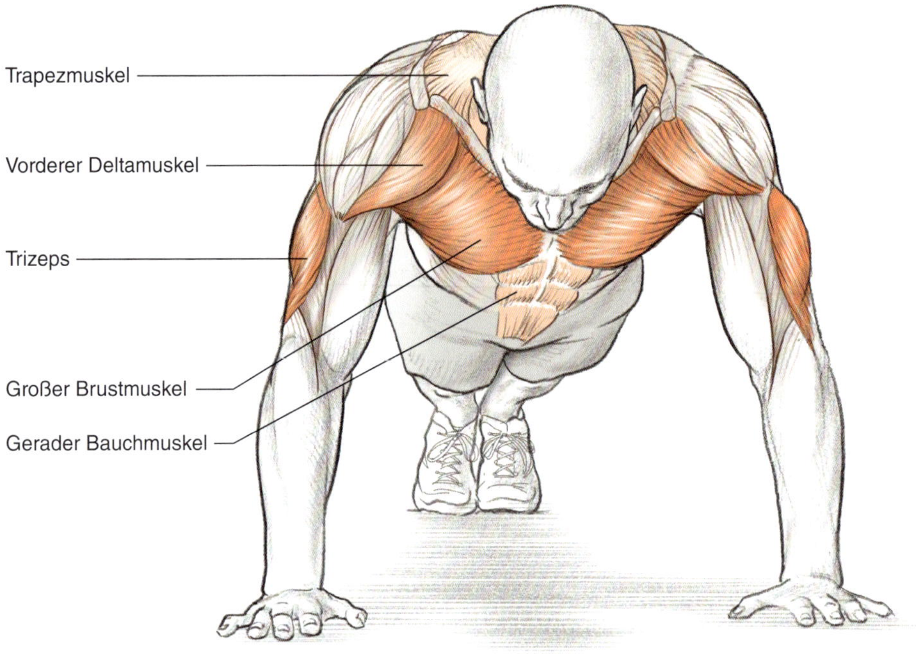

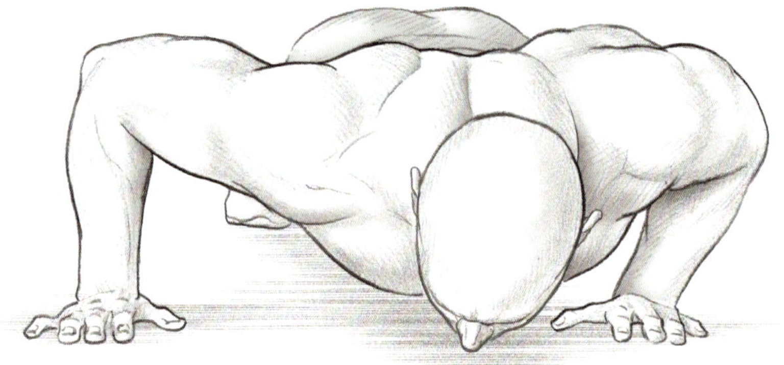

Linksversatz

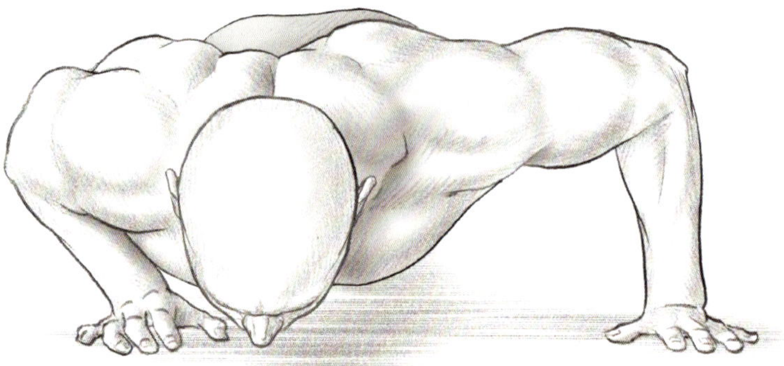

Rechtsversatz

Ausführung

1. Ausgangsstellung ist der Standardliegestütz mit gestreckten Armen, die Füße sind fast geschlossen, die Hände werden unter den Schultern aufgesetzt.
2. Beim Absenken des Körpers bewegen Sie den Oberkörper gleichzeitig zu einer Seite, wodurch diese stärker belastet wird.
3. Dann heben Sie den Körper wieder in Mittelstellung und wiederholen die Übung zur anderen Seite.

Trainierte Muskeln

Primär: Großer Brustmuskel, Trizeps, Vorderer Deltamuskel

Sekundär: Vorderer Sägezahnmuskel, Trapezmuskel, Gerader Bauchmuskel

Hinweise zur Übung

Liegestütze mit seitlichem Versatz stellen eine fortgeschrittene Variante dar, bei der jeweils eine Seite gezielt stärker belastet werden kann. Die belastete Seite trägt etwa 65 Prozent, die entlastete Seite etwa 35 Prozent des Körpergewichts. Zudem ist diese Übung auch ein effektives Core-Training, weil es relativ schwierig ist, die korrekte Körperhaltung die gesamte Übung über beizubehalten. Vermeiden Sie eine übermäßige Verrenkung und Rotation der Wirbelsäule während der Übung.

VARIANTE

Wischer-Liegestütz

Bei dieser Variante verwenden Sie zwei Pappteller (auf Teppich) oder kleine Handtücher (auf glattem Parkett), um während der einarmigen Liegestützübung mit der jeweils anderen Hand vor und zurück zu „wischen". (Natürlich können Sie auch professionelle Sliding Discs/Gleitscheiben aus dem Fitnessbedarf verwenden.) Diese Übungsform ist sehr anspruchsvoll für den Schulter- und Core-Bereich. Tragarm und Wischarm wechseln sich ab. Achten Sie auf den Einsatz Ihrer Core-Muskulatur und vermeiden Sie übermäßige Verrenkung und Verdrehung der Wirbelsäule.

EINARMIGER LIEGESTÜTZ

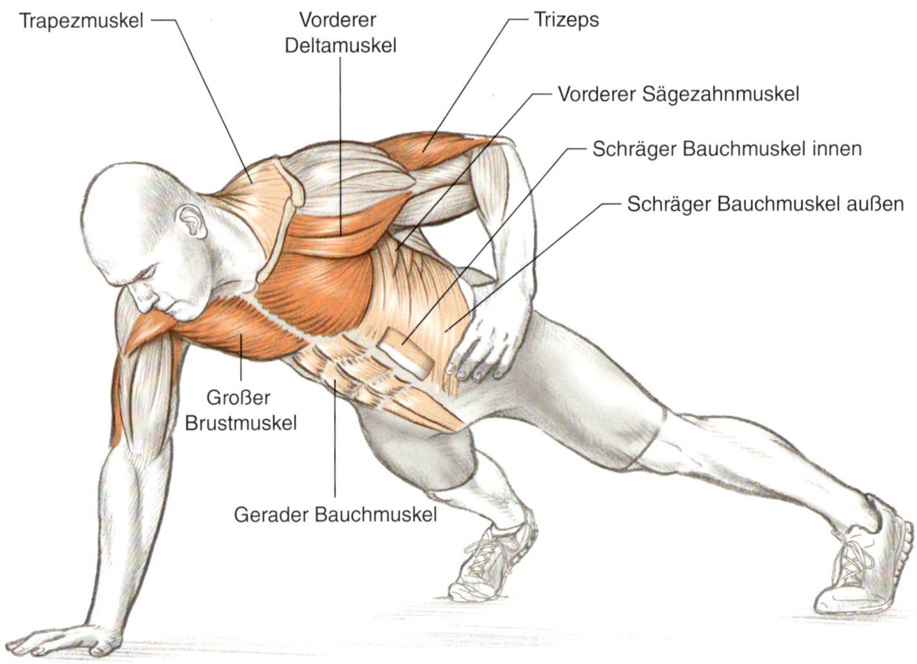

Ausführung

1. Ausgangsstellung ist der Standardliegestütz, jedoch mit breiter Fußstellung. Mit einem gestreckten Arm stützen Sie sich auf dem Boden ab, mit dem anderen fassen Sie an den Oberschenkel oder die Hüfte des gleichseitigen Beins.
2. Nun senken Sie den Körper durch Beugung des Tragarms ab; der Tragarm wird eng am Oberkörper geführt, der Körper bleibt gestreckt, die Core-Muskeln sind angespannt und beide Hüften möglichst auf derselben Höhe.
3. Dann drücken Sie den Körper durch Streckung des Stützarms wieder hoch; vermeiden Sie dabei übermäßige Seitenbewegung oder Verdrehung des Körpers.

Trainierte Muskeln

Primär: Großer Brustmuskel, Trizeps, Vorderer Deltamuskel

Sekundär: Vorderer Sägezahnmuskel, Trapezmuskel, Gerader Bauchmuskel, Schräge Bauchmuskeln innen und außen

Hinweise zur Übung

Der einarmige Liegestütz ist die anspruchsvollste und schwierigste Liegestützvariante in diesem Buch, der Sie sich am besten Schritt für Schritt annähern: Beginnen Sie mit einarmigen Liegenstützen im Kniestand (siehe S. 41) oder mit erhöhtem Oberkörper (siehe S. 42). Alternativ können Sie den Körper auch einfach nur so weit senken, dass Sie ihn problemlos wieder anheben können. Kontrollieren Sie seitliche Bewegungen und Rotationstendenzen durch starke Kontraktion der Core-Muskeln.

VARIANTE

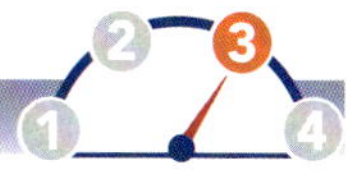

Vereinfachter einarmiger Liegestütz

Bei dieser Variante setzen Sie eine Hand auf die Sitzfläche eines stabilen Stuhls oder einer Hantelbank (auch eine Treppenstufe ist möglich) und lassen den anderen, auf dem Boden aufgesetzten Arm so viel wie möglich der Arbeit verrichten. Die höherliegende Hand soll möglichst nur dem Gleichgewicht dienen, um die Übung korrekt auszuführen. Diese Variante ist eine effektive Übung und ein wertvoller Zwischenschritt zwischen zwei- und einarmigen Liegestützen.

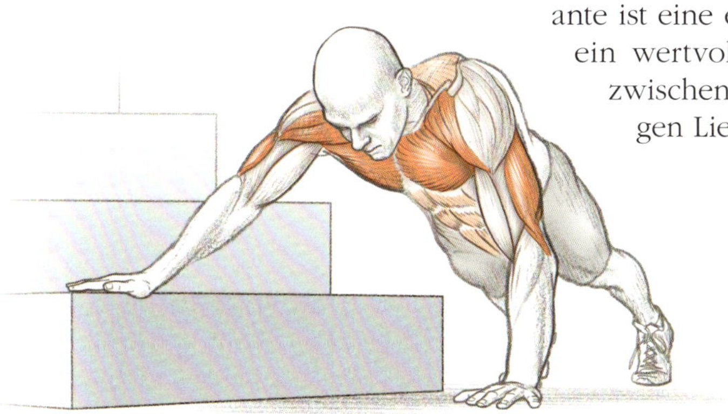

LIEGESTÜTZ MIT HÄNDEKLATSCHEN

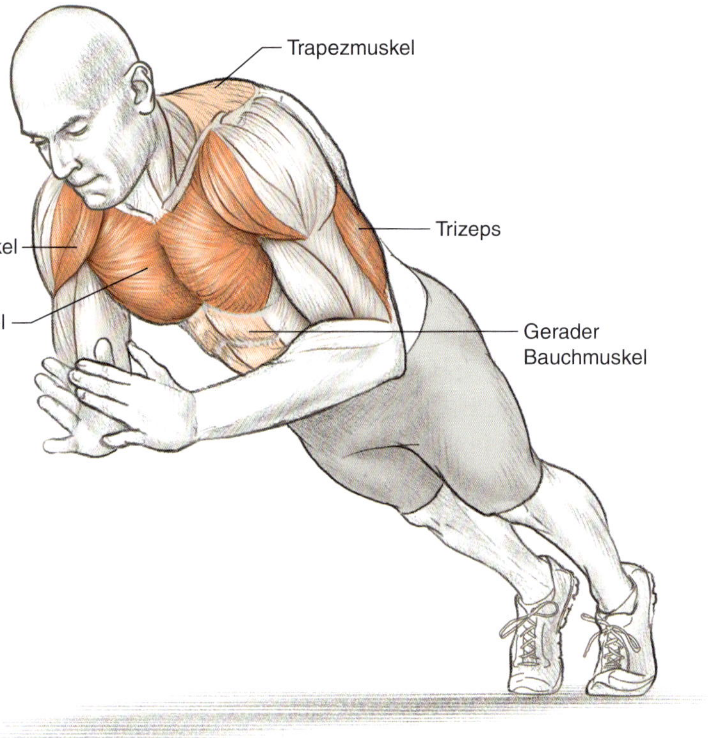

Ausführung

1. Ausgangsstellung ist der normale Liegestütz mit enger Fußstellung, die Arme werden etwas mehr als schulterbreit aufgestellt.
2. Nun senken Sie den Körper und stoßen ihn dann so kräftig und explosiv wie möglich nach oben, die Füße bleiben dabei auf dem Boden.
3. Während der „Flugphase“ des Oberkörpers klatschen Sie in die Hände und fangen den Körper dann wieder mit den Armen in normaler Liegestützstellung ab.

Trainierte Muskeln

Primär: Großer Brustmuskel, Trizeps, Vorderer Deltamuskel

Sekundär: Vorderer Sägezahnmuskel, Trapezmuskel, Gerader Bauchmuskel

Hinweise zur Übung

Liegestütze mit Händeklatschen sind eine hervorragende plyometrische Oberkörperübung, die Muskelkraft und elastische Stärke in Schultern, Brust und Trizeps aufbaut, was für Schlagsportarten wie Boxen wichtig ist sowie für Sportarten, in denen der Gegner weggedrückt werden muss, z. B. American Football. Achten Sie darauf, dass die formgerechte Qualität der athletischen Bewegung mit zunehmender Zahl an Wiederholungen nicht abnimmt. Deswegen reichen pro Satz sechs Wiederholungen aus, damit Sie sich ganz auf die maximale Kraftentfaltung konzentrieren können.

VARIANTE

Plyometrischer Liegestütz mit Händeklatschen

Sportler mit Problemen beim Liegestütz mit Händeklatschen werden mit dieser Variante im Kniestand besser zurechtkommen, da sich der Hebel verkürzt, was die Bewegung vereinfacht. Trotzdem ist sie in puncto Effektivität im Vergleich zur Version mit Händeklatschen nicht zu vernachlässigen. Da ein geringerer Prozentsatz des Körpergewichts nach oben gestoßen werden muss, können Sie eine größere Höhe erreichen. Einige Athleten sind stark genug, um den Oberkörper bis in eine senkrechte Stellung aufzurichten, während sie mit den Händen auf die Knie schlagen.

VARIANTE

Ganzkörperliegestütz mit Händeklatschen

Diese Variante stellt die fortgeschrittenste Form aller Liegestütze dar, weil sie eine fast unglaubliche Explosivität in der Oberkörpermuskulatur und enorme Stärke im Core-Bereich erfordert. Ziel ist es, den Körper so kräftig nach oben zu katapultieren, dass er sich komplett (also mit Füßen) vom Boden löst. Konzentrieren Sie sich auf maximale „Flughöhe“ und achten Sie während der gesamten Übung auf die formgerechte Qualität der Bewegung. Wichtig ist auch die korrekte Landung: Zuerst haben die Füße wieder Bodenkontakt, dann fangen Sie den Aufprall durch exzentrische Kontraktion der für Druckbewegungen zuständigen Muskulatur im Oberkörper ab.

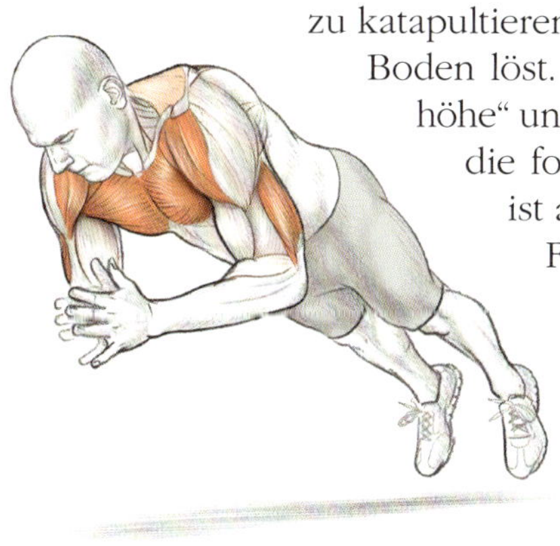

BRUSTDIP

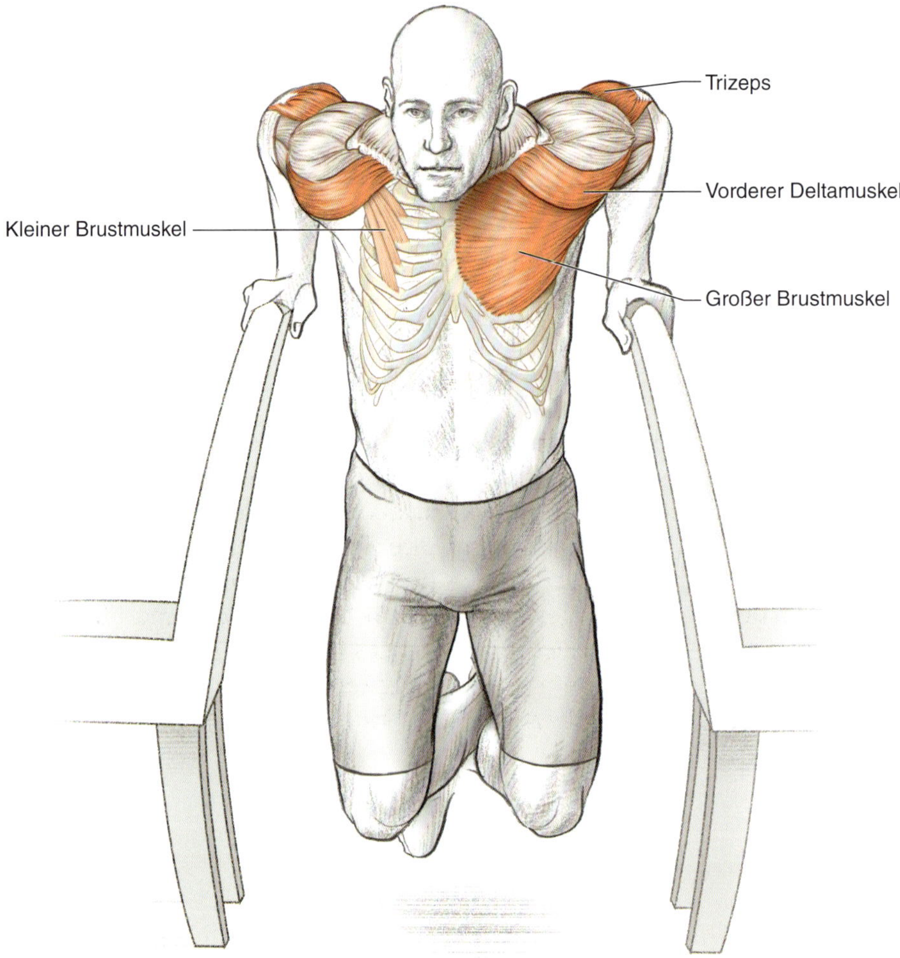

Sicherheitshinweis Wählen Sie unbedingt sehr stabile, rutschfeste Stützen, falls verfügbar, parallele Holme.

Ausführung

1. In der Ausgangsstellung stützen Sie sich mit beiden Händen auf zwei Stuhllehnen oder Tische und winkeln die Knie an, sodass sie keinen Bodenkontakt haben. Idealerweise trainieren Sie an Brustdip-Holmen oder einem Barren.
2. Nun senken Sie den Körper mit annähernd senkrecht stehenden Unterarmen ab, bis Sie eine starke Dehnung in der Brustmuskulatur spüren. Lehnen Sie sich dabei leicht nach vorn.
3. Dann kehren Sie in die Ausgangsstellung mit gestreckten Ellenbogen zurück.

Trainierte Muskeln

Primär: Großer Brustmuskel, Trizeps, Vorderer Deltamuskel

Sekundär: Kleiner Brustmuskel, Rautenmuskel, Schulterblattheber

Hinweise zur Übung

Der Brustdip ist eine fortgeschrittene Übung für die Brustmuskulatur, für die Sie enorme Kraft im Oberkörper benötigen; dies gilt insbesondere für schwerere Sportler. Die meisten Athleten können gar nicht das gesamte Bewegungsspektrum nutzen, wodurch die Übung auch nicht ihre volle Effektivität erreichen kann. Durch das Vorlehnen des Oberkörpers bei senkrecht stehenden Unterarmen lastet ein Großteil des Körpergewichts auf den Brustmuskeln und die Ellenbogen werden geschont. Halten Sie Letztere dicht am Körper, sie sollen nicht nach außen wandern. Wählen Sie einen ausreichenden Bewegungstiefpunkt, jedoch ohne die Schultergelenke zu überlasten. Bei der Ellenbogenstreckung setzen Sie gezielt die Trizepsmuskeln ein.

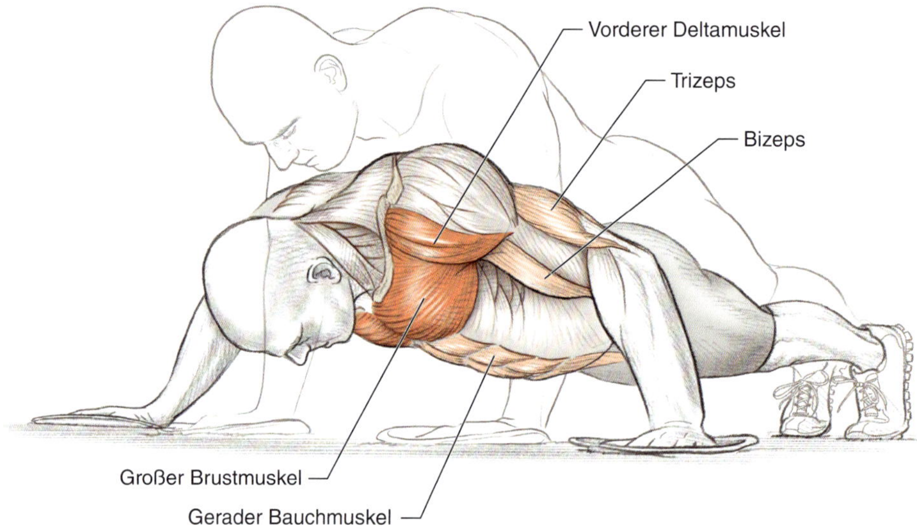

Ausführung

1. Ausgangsstellung ist der normale Liegestütz, jedoch mit beiden Händen auf Papptellern oder Sliding Discs/Gleitscheiben oder kleinen Handtüchern (siehe S. 45), die leicht nach außen zu verschieben sind.
2. Nun senken Sie den Körper, während Sie gleichzeitig die Arme nach außen und vom Körper weg bewegen, bis die Brust den Boden berührt.
3. Dann drücken Sie den Körper wieder nach oben in die Ausgangsstellung.

Trainierte Muskeln

Primär: Großer Brustmuskel, Vorderer Deltamuskel

Sekundär: Bizeps, Trizeps, Gerader Bauchmuskel

Hinweise zur Übung

Wischer-Liegestütze eignen sich hervorragend für das gezielte Training der Brustmuskeln, sind jedoch ziemlich anspruchsvoll – eventuell müssen Sie sich erst einmal an das Auffangen Ihres Körpergewichts, d. h. an den Widerstand gegen die Schwerkraft (exzentrische Kontraktion) gewöhnen, bevor Sie die oben beschriebene Übung korrekt ausführen können. Gegebenenfalls können Sie die negative (Abwärts-)Bewegung von den Füßen aus absolvieren, sich dann auf die Knie fallen lassen und den konzentrischen (positiven) Teil aus dem Kniestand ausführen, bis Sie die komplette Übung auf den Zehenspitzen korrekt beherrschen. Achten Sie auf die korrekte Dehnung in den Brustmuskeln und halten Sie den Körper die ganze Übung über gerade gestreckt. Diese Übung sollte in einer gleitenden, fließenden Bewegung und ruckfrei erfolgen.

VARIANTE

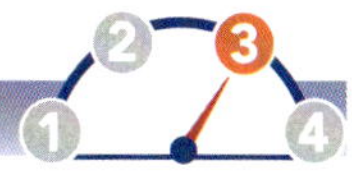

Wischer-Liegestütz mit verkürztem Hebel

Eine andere Möglichkeit, diese Bewegung zu erlernen, besteht darin, den Hebel zu verkürzen und die Bewegung komplett aus dem Kniestand anstatt auf den Zehenspitzen zu vollführen. Dadurch können Sie sich allmählich der eigentlichen Übung annähern und von Anfang an die korrekte Ausführungsform einhalten.

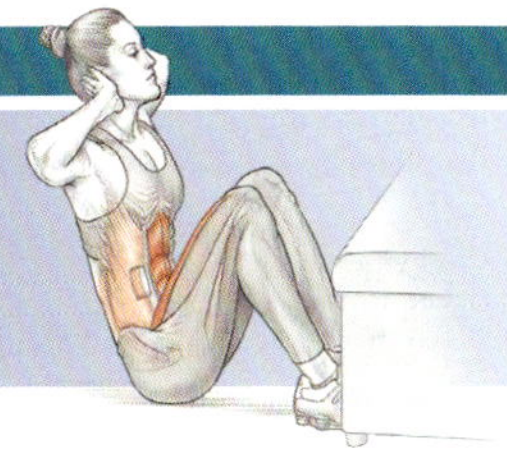

KAPITEL 5

CORE

Core-Training ist in den letzten zehn Jahren zunehmend beliebter geworden – aus gutem Grund: Eine gut entwickelte Core-Muskulatur ist wichtig für effiziente, gelenkschonende Bewegungsabläufe und Verletzungsprophylaxe.

Ein optimales Core-Trainingsprogramm muss drei fundamentale Bestandteile enthalten: 1) Kenntnis der Core-Muskeln und Core-basierter Gelenksbewegungen; 2) Kenntnis der korrekten Ausführungsform und adäquater Umfänge; und 3) die Weisheit, alles in ein Programm zu packen, das ein Maximum an strukturellem Gleichgewicht, Muskelkraft und Core-Stabilität ermöglicht. Über die Jahre hat sich die Herangehensweise der Fitness-Profis beim Erstellen von Core-Trainingsplänen geändert. Der Weg führte von klassischen Sit-ups über Crunches bis zu Stabilisationsübungen. Heute wissen wir, dass *alle* Arten des Core-Trainings nutzbringend sein können. Trotz der Werbeflut für die raffiniertesten Bauchtrainingsgeräte zeigen fast alle Forschungsergebnisse, dass man für ein großartiges Core-Workout lediglich das Körpereigengewicht und eine geeignete Unterlage benötigt. Die meisten Produkte aus der Werbung können nicht nur in puncto Muskelrekrutierung nicht mit der BWT-Methode mithalten, sondern sind oft auch noch bedienerunfreundlich und instabil.

DIE CORE-MUSKELN

Die Definition des Core-Bereichs variiert: Fragt man fünf Personal Trainer, bekommt man fünf verschiedene Antworten. Bezüglich der Körperpartien (Lendenwirbelsäule, Becken und Hüften) stimmen die meisten überein, doch wenig Konsens herrscht bezüglich der spezifisch involvierten Muskulatur. Manche meinen, Core umfasse alle Muskeln zwischen Knien und Schultern, während andere glauben, der Core-Bereich beschränke sich auf die Muskeln zwischen Brustkorb und Becken.

Ich unterscheide innere und äußere Core-Muskeln. Zu den äußeren zählen die großen Muskeln: Gerader Bauchmuskel, Schräge Bauchmuskeln innen und außen, Wirbelsäulenaufrichter, Großer Gesäßmuskel, Großer Rückenmuskel, Quadratischer Lendenmuskel und Großer Lendenmuskel (Abb. 5.1 und 5.2). Diese Muskeln sind vorrangig für die Initiierung von Bewegungen und für den Widerstand gegen Kräfte von außen (z. B. Gegner, Schwerkraft etc.) verantwortlich. Die inneren Core-Muskeln bilden hingegen einen Zylinder, der sich unmittelbar vor und während einer Bewegung der Extremitäten zusammenzieht (Kontraktion), um die Wirbelsäule durch Anspannung des Bauchhöhlenbereichs zu schützen. Diese innenliegenden Core-Muskeln bestehen im Wesentlichen aus Wirbelsäulenstabilisatoren hinten, den querlaufenden Bauchmuskeln vorn und seitlich, dem Zwerchfell oben und der Beckenbodenmuskulatur unten (Abb. 5.3 und 5.4).

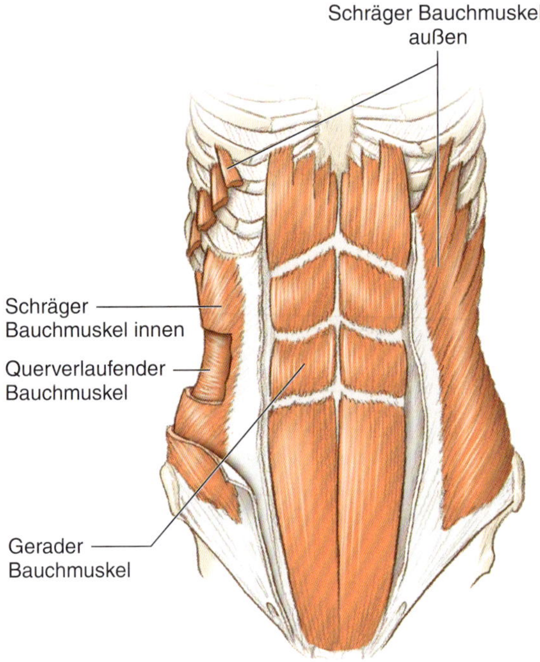

Abb. 5.1 Gerader Bauchmuskel, Querlaufender Bauchmuskel, Schräge Bauchmuskeln innen und außen

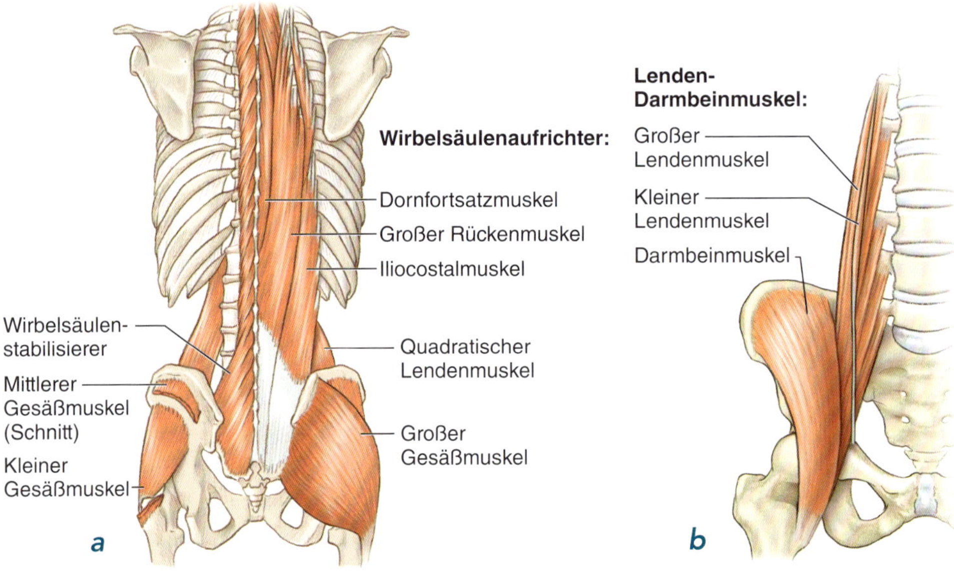

Abb. 5.2 Core-Muskeln an der Rückseite (a) und Vorderseite (b) des Körpers

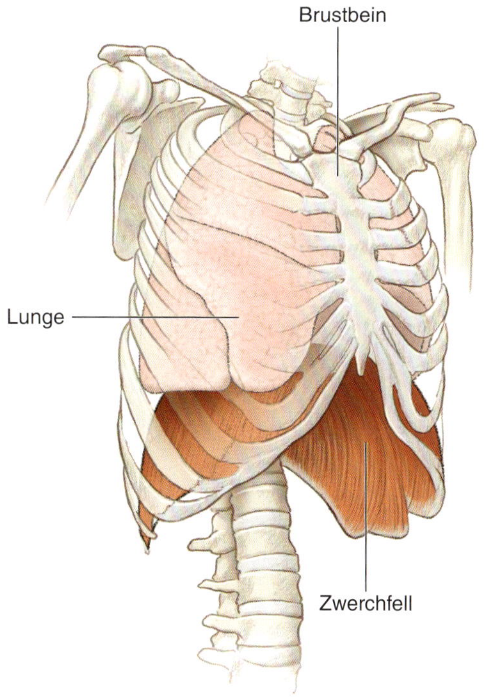

Abb. 5.3 Zwerchfell

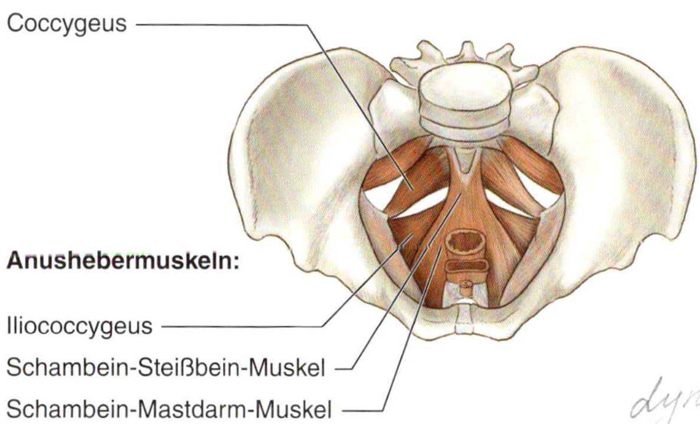

Abb. 5.4 Beckenbodenmuskulatur

dynamische Übungen – außen (Core) statischen Übungen (innen Core)

Dynamische Core-Übungen (mit Wirbelsäulenbeugung, -streckung, -seitenbeugung und -rotation) eignen sich besser für das gezielte Trainieren einzelner Muskeln und des An- und Entspannens des Core-Bereichs; Core-Stabilitätsübungen (mit statischer oder isometrischer Wirbelsäule) eignen sich hingegen besser für das Trainieren des Widerstands gegen externe Kräfte unter Zuhilfenahme des inneren Core-Bereichs. Beide Übungskategorien sind wichtig für eine optimale Core-Funktionalität und -Leistung.

CORE-AKTIVITÄTEN UND -BEWEGUNGEN

Wirbelsäule und Becken arbeiten bei unzähligen Bewegungen zusammen: Die Lendenwirbelsäule (LWS) kann gebeugt und gestreckt sowie nach beiden Seiten geneigt und gedreht werden, während das Becken vor- und zurückgekippt und ebenfalls gedreht werden kann. Nicht zu vergessen die Hüften, die gebeugt und gestreckt werden können; plus Abduktion (Beinbewegung weg von der Körpermittellinie), Adduktion (Beinbewegung hin zur Körpermittellinie) sowie Einwärts- und Auswärtsdrehung. Man kann sich also gut vorstellen, dass an den Core-Aktivitäten eine Vielzahl verschiedener Muskeln und Gelenke in unterschiedlichem Maße beteiligt ist.

Im Sport ist die Core-Muskulatur bei fast allen Bewegungen aktiv: Kräfte werden durch den Core-Bereich zwischen Unter- und Oberkörper übertragen, sodass die Core-Muskeln ihre Kontraktion und Relaxation sekundengenau modulieren müssen, um den Energietransfer von einem Körperbereich zum nächsten zu optimieren. Ein schwacher Core-Bereich kann extreme Bewegungen nicht kontrollieren, in der Folge geht Energie verloren.

Wirbelsäule und Becken bewegen sich beim Sport in unterschiedlichem Maße: Beispielsweise wird in der Stütz- und Stemmphase beim Laufen, wenn das Abrollen über den Fuß mit Bodenkontakt sowie der Abdruck erfolgt, die LWS normalerweise gestreckt, während das Becken nach vorn kippt. Bei Drehbewegungen, wie z. B. dem Schwingen eines Schlägers, findet eine Einwärtsdrehung der vorderen Hüfte statt, während die hintere Hüfte sich auswärts dreht; die äußeren Schrägen Bauchmuskeln auf der einen Seite und die inneren Schrägen Bauchmuskeln auf der anderen Seite kontrahieren, um diese Rotationsbewegung durch einen versteiften Core-Bereich zu unterstützen. Im Bereich der Hüften und der Brustwirbelsäule (BWS) sind weitreichende Bewegungen möglich, wenn Energie von den Hüften zu den Armen fließt, während die Rotation der Lendenwirbelsäule (LWS) eher eingeschränkt ist. Die LWS muss stark genug sein, um der Zwangsstreckung bei Kollisionen in „rabiateren" Sportarten wie American Football und Rugby widerstehen zu können. Außerdem ist der Core-Bereich bei allen wesentlichen Sportbewegungen, bei denen die Füße primär Bodenkontakt haben, hochgradig involviert (Sprint, Sprung-, Wurf- und Schleuderdisziplinen sowie bei abrupten Änderungen der Laufrichtung, dem „Haken schlagen"). Auch in anderen Elementen ist der Core-Bereich wichtig, z. B. beim Schwimmen.

Natürlich spielen starke Core-Muskeln eine wichtige Rolle für unsere Körperhaltung, insbesondere sind wir auf gut entwickelte Wirbelsäulenaufrichter angewiesen, um einen Rundrücken („Buckel") zu vermeiden; kräftige Bauchmuskeln sind hingegen erforderlich, um eine Hyperlordose der LWS (Hohlkreuz) und ein übermäßiges Vorkippen des Beckens zu verhindern. Eine ausgewogen trainierte Core-Muskulatur unterstützt den Körper bei der effizienten Kräfteverteilung bei schweren und explosiven Bewegungen, wodurch die Wirbelsäule geschont und Rückenschmerzen im LWS-Bereich vermieden werden.

CORE-ÜBUNGEN

In diesem Kapitel stelle ich Ihnen Core-Übungen vor, mit denen Sie Ihre Fähigkeit verbessern können, Bewegungen durch konzentrische Kontraktion zu initiieren, externen Kraftwirkungen isometrisch zu widerstehen und Bewegungen durch exzentrische Kontraktion zu absorbieren oder abzubremsen. Diese Fähigkeiten sind für die funktionale Beweglichkeit im Sport sehr wichtig. Das Kapitel enthält nicht nur dynamische und statische (isometrische) Übungen in einem ausgeglichenen Verhältnis, sondern auch Varianten in verschiedenen Bewegungsebenen und -richtungen. So eignen sich z. B. Übungen in der Frontalebene gut für den Übergang zu seitlichen Bewegungen, Übungen in der Sagittal-(Wirbelsäulen-) Ebene sind zweckdienlich für den Übergang zu Vorwärts- und Rückwärtsbewegungen, und Übungen in der Querebene leiten gut zu Drehbewegungen über. Abschließend finden Sie eine Zusammenstellung vielseitiger Übungen für Einsteiger und Fortgeschrittene, mit denen sich gleichermaßen Kraft, Leistungsvermögen und Kraftausdauer sowie eine ansehnliche Bauchmuskulatur entwickeln lassen.

Von vorrangiger Bedeutung ist, dass Sie die korrekte Übungsmethodik für die verschiedenen Core-Bereiche verstehen. Sie sind auf gelenkige Hüften und eine bewegliche BWS angewiesen, um sich effizient bewegen zu können; Bewegungen der LWS sollten jedoch nur in engen Grenzen erfolgen. So sollte bei geraden und schrägen Crunches die Hauptbewegung im BWS-Bereich und nur minimale Bewegung im LWS-Bereich stattfinden. Auch bei Übungen für die Core-Stabilität ist eine durchgehend korrekte Körperhaltung wichtig, denn sie wird sich beim Aufbau isometrischer Kraft und Ausdauer im tatsächlichen Sporteinsatz widerspiegeln, achten Sie also bei allen Stabilisationsübungen unbedingt auf diesen Punkt.

CRUNCH

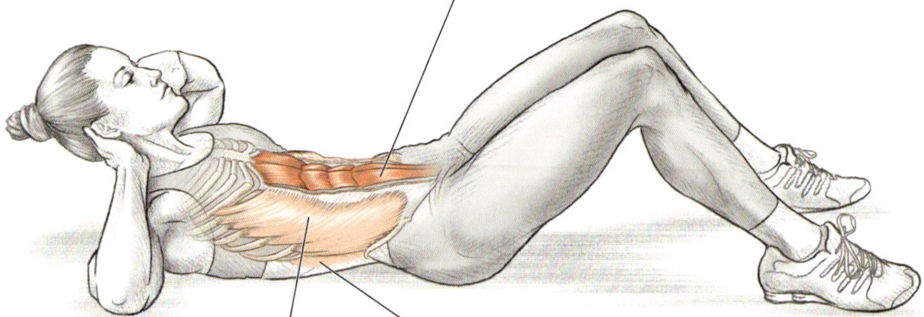

Ausführung

1. Ausgangsstellung: Rückenlage mit gebeugten Knien, Füße flach auf dem Boden aufgestellt, Hände hinter den Ohren; Kopf und Hals neutral, also weder gebeugt noch verdreht.
2. Heben Sie die Brustwirbelsäule um 30°, die angespannten Core-Muskeln drücken die Lendenwirbelsäule weiter auf den Boden, Kopf und Hals bleiben neutral.
3. Am höchsten Punkt der Bewegung kurz innehalten, dann Oberkörper langsam und kontrolliert senken.

Trainierte Muskeln

Primär: Gerader Bauchmuskel

Sekundär: Schräge Bauchmuskeln innen und außen

Hinweise zur Übung

Der Crunch (Bauchpresse) ist eine der grundlegendsten Core-Übungen überhaupt, denn er spricht gezielt die Muskeln der Bauchdecke an und stärkt die Core-Muskeln für ihre Aufgabe der dynamischen Oberkörperbeugung, die in vielen Sportarten wichtig ist (z. B. Baseballwurf, Tennisaufschlag und Schmetterschlag beim Volleyball).

Nehmen Sie den Lendenwirbelsäulen-Bereich während der Bewegung so weit wie möglich aus der Rückenbeugung heraus und konzentrieren Sie sich auf die Bewegung im Brustwirbelsäulen-Bereich. Das Anheben um 30° reicht völlig aus. Achten Sie insbesondere auf die Betonung des isometrischen Anteils der Übung (das statische Innehalten am höchsten Punkt der Bewegung) sowie die exzentrische Komponente beim Absenken des Körpers.

VARIANTE

Umgekehrter Crunch

Während der Standard-Crunch mehr den oberen Geraden Bauchmuskel anspricht, beansprucht der Reverse Crunch bei korrekter Ausführung stärker den unteren Geraden Bauchmuskel und die Schrägen Bauchmuskeln durch das Zurückkippen des Beckens. In der Ausgangstellung sind die Hüften 90° gebeugt und die Knie angewinkelt. Dann ziehen Sie die Knie in Richtung des Kopfes und heben das Gesäß vom Boden ab.

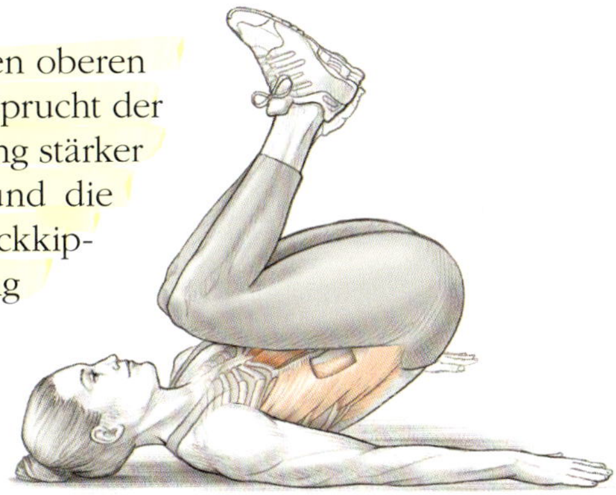

VARIANTE

Seitlicher Crunch

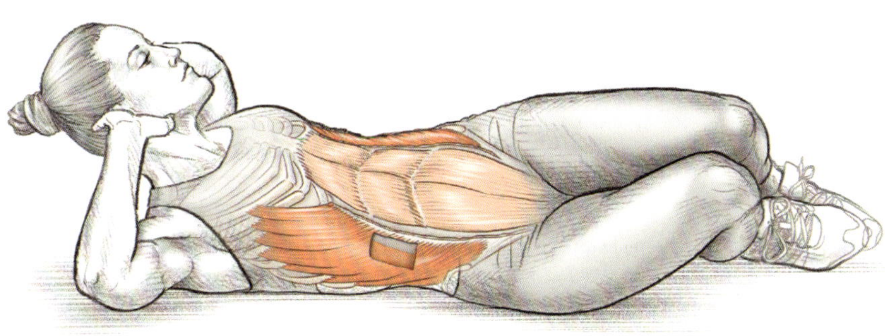

Diese Variante wird in Seitenlage mit gebeugten Hüften ausgeführt. Heben Sie den Rumpf etwa 30° an, wobei die Schrägen Bauchmuskeln besonders angesprochen werden.

SUPERMAN

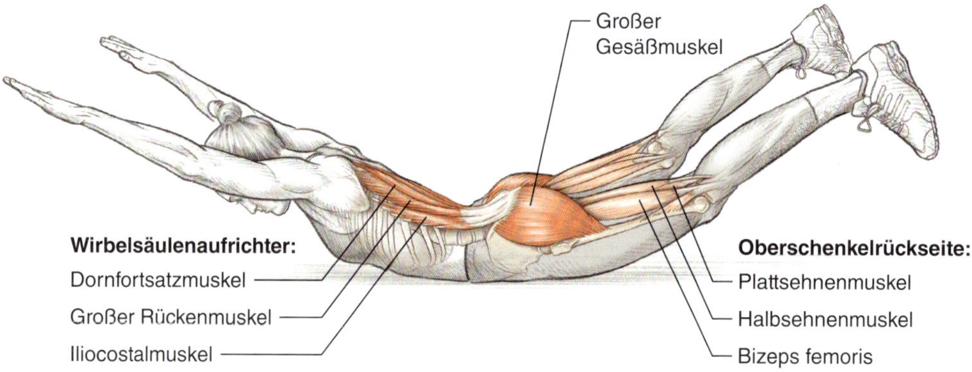

Ausführung

1. Ausgangsstellung ist die Bauchlage mit nach vorn gestreckten Armen, die Handflächen weisen nach unten, die Knie sind leicht gebeugt und schulterbreit voneinander entfernt.
2. Heben Sie gleichzeitig Oberkörper und Beine vom Boden; dabei werden Wirbelsäule und Hüften überstreckt. Konzentrieren Sie sich auf die Wirbelsäulenaufrichter, das Anspannen der Gesäßmuskeln und die hintere Oberschenkelmuskulatur.
3. Halten Sie am höchsten Punkt kurz inne, und senken Sie langsam ab.

Trainierte Muskeln

Primär: Großer Gesäßmuskel, Wirbelsäulenaufrichter (Dornfortsatzmuskel, Großer Rückenmuskel, Iliocostalmuskel)

Sekundär: Oberschenkelrückseite (Bizeps femoris, Halbsehnenmuskel, Plattsehnenmuskel)

Hinweise zur Übung

Der Superman ist eine fantastische Core-Übung, wenn er korrekt ausgeführt wird. Häufige Fehler sind Überstreckung des Lendenwirbelsäulen-Bereichs und der Versuch, die Wirbelsäulenaufrichter zu isolieren. Die Übung ist viel produktiver, wenn Sie den Anteil des LWS-Bereichs an der Bewegung minimieren und stattdessen versuchen, die Hüften zu überstrecken, indem Sie die Gesäßmuskeln und die Oberschenkelrückseite anspannen und die Beine vom Boden heben. Oberkörper und Beine sollten um etwa 20° angehoben werden, die meiste Kraft kommt dabei aus den Gesäßmuskeln.

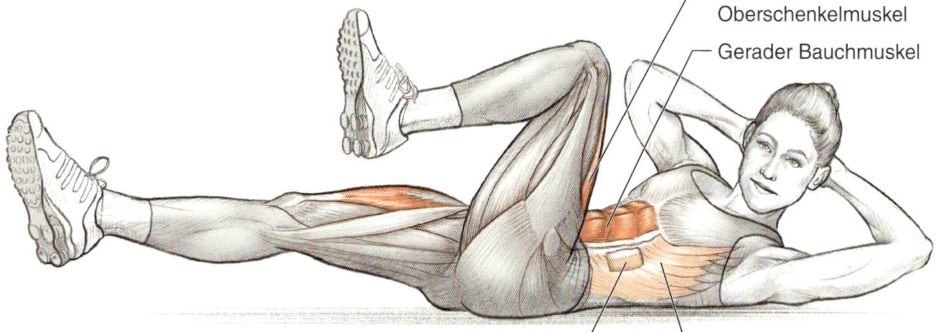

Ausführung

1. Ausgangsstellung ist die Rückenlage mit 90° gebeugten Hüften und Knien.
2. Nun richten Sie mit den Händen hinter den Ohren Ihre Brustwirbelsäule bei gleichzeitiger Seitenrotation bis zu einem Winkel von 30° auf und führen den Ellenbogen zum gegenüberliegenden Knie. Das andere Bein wird zeitgleich gestreckt.
3. Dann wiederholen Sie die Übung mit vertauschten Seiten. Die Bewegung ähnelt dem Fahrradfahren.

Trainierte Muskeln

Primär: Gerader Bauchmuskel, Lendenmuskel, Gerader Oberschenkelmuskel

Sekundär: Schräge Bauchmuskeln innen und außen

Hinweise zur Übung

Der Käfer stellt eine effektive Bauchmuskelübung dar, die die Core-Muskulatur in mehrerlei Hinsicht trainiert, einschließlich Rumpfbeugung und -rotation sowie Hüftbeugung, wobei eine Balance zwischen Kraft und Koordination erforderlich ist. Sobald Sie den Bogen heraushaben, werden Sie Ihren gesamten Core-Bereich arbeiten spüren. Die Lendenwirbelsäule wird während alledem möglichst wenig bewegt. Es reicht aus, wenn Sie Ihre Schulterblätter vom Boden heben.

HÜFTRUDERN

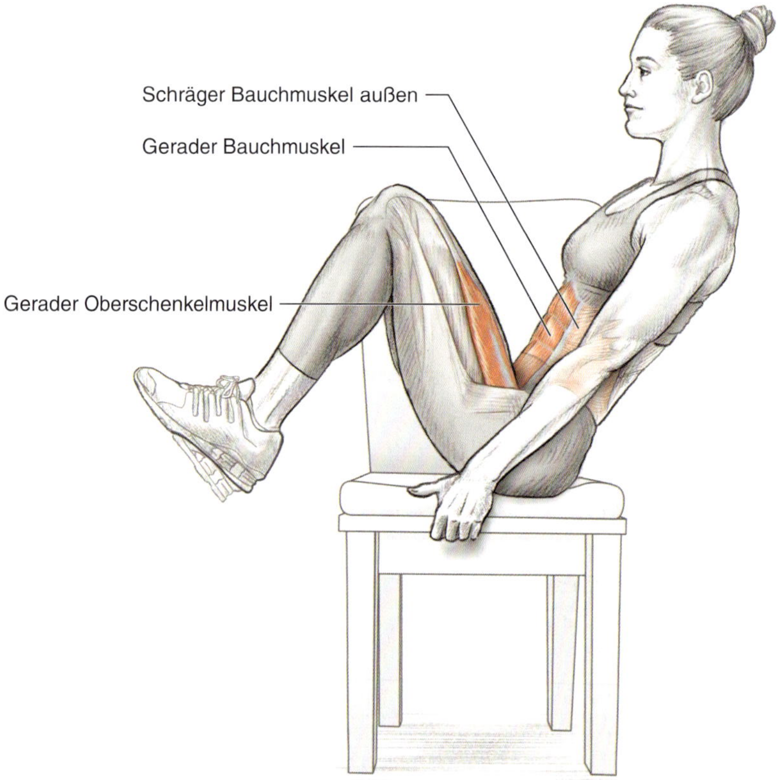

Ausführung

1. Quer auf einem Stuhl sitzend, lehnen Sie sich nach hinten und halten sich an den Kanten der Sitzfläche fest; die Füße bleiben vorerst auf dem Boden, die Brust wird herausgedrückt, Kopf und Hals bleiben in Neutralstellung.
2. Nun bewegen Sie den Oberkörper bei gebeugten Knien vorwärts und ziehen gleichzeitig die Beine an, sodass sich Knie und Brust annähern.
3. Dann senken Sie den Oberkörper wieder ab und setzen die Füße wieder auf dem Boden ab.

Trainierte Muskeln

Primär: Gerader Bauchmuskel, Lendenmuskel, Gerader Oberschenkelmuskel

Sekundär: Schräge Bauchmuskeln innen und außen

Hinweise zur Übung

Starke Hüftbeuger heben unsere Beine beim Laufen an. Während der Gerade Oberschenkelmuskel in den unteren Bereichen der Hüftbeugung aktiver ist, werden die Lendenmuskeln wichtiger, wenn sich die Hüften heben. Die hier beschriebene Übung stärkt die Bauchmuskeln und Hüftbeugung, die zusammen eine starke Kraftübertragung an der Körpervorderseite ermöglichen. Achten Sie während der gesamten Übung auf korrekte Körperhaltung: aufrechte Brust sowie Kopf und Hals in neutraler Stellung.

VARIANTE

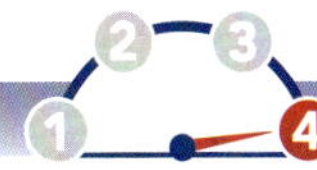

L-Sitz

Der L-Sitz ist eine anspruchsvolle Variante, bei der eine isometrische Haltung mit 90° gebeugten Hüften und gestreckten Beinen gehalten werden muss, während der gesamte Körper über dem Boden schwebt. Die Übung ist für Fortgeschrittene gedacht, die bereits durch andere Übungen genügend Core-Stärke und Gesamtkörperbeherrschung erworben haben. Bei proportional kurzen Armen können Sie mit zwei stabilen Unterlagen arbeiten, auf denen Sie sich mit flach aufgelegten Handflächen abstützen.

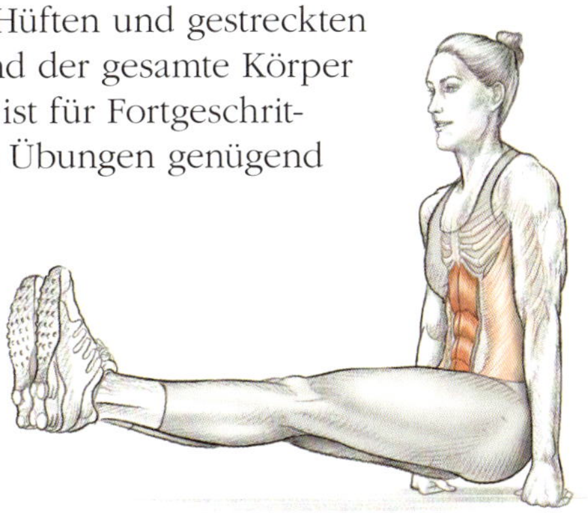

BEINSTRECKUNG IN RÜCKENLAGE

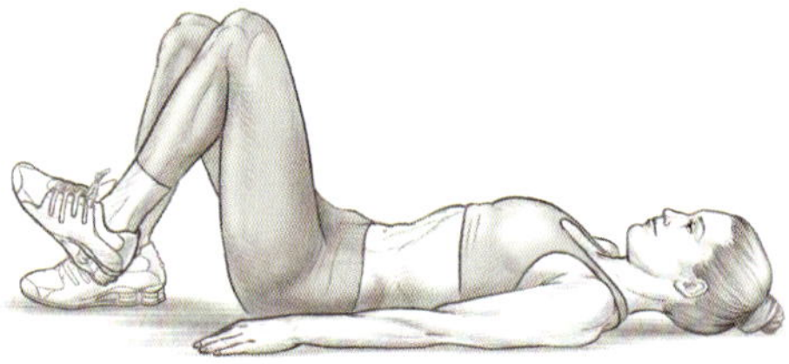

Ausgangsstellung

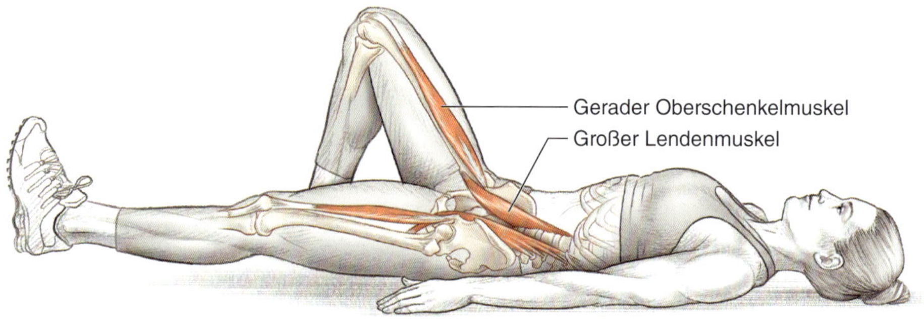

Ausführung

1. Ausgangsstellung ist die Rückenlage auf dem Boden mit angewinkelten Knien, ein Fuß ist flach aufgestellt, der andere wird angehoben, sodass Hüfte und erhobenes Bein 90° gebeugt sind.
2. Nun senken Sie das gebeugte Bein mit dem erhobenen Fuß und strecken es gleichzeitig aus, bis es nahezu waagerecht über dem Boden schwebt. Achten Sie auf die Beibehaltung einer neutralen Lendenwirbelsäulen-Stellung.
3. Dann kehren Sie die Bewegung um und kehren in die Ausgangsstellung zurück.

Trainierte Muskeln

Primär: Unterer gerader Bauchmuskel, Großer Lendenmuskel, Gerader Oberschenkelmuskel

Sekundär: Oberer gerader Bauchmuskel, Schräge Bauchmuskeln innen und außen

Hinweise zur Übung

Diese Core-Übung mit Beinstreckung eignet sich ausgezeichnet für Einsteiger zur Steigerung der Stabilität im Lendenwirbelsäulen-Bereich und Becken durch Kräftigung der Hüftbeuger und Bauchmuskeln. Die Übung sieht einfach aus, aber bei korrekter Ausführung ist sie es keineswegs. Vielen Sportlern fällt es schwer, die korrekte Lendenwirbelsäulen-Haltung die gesamte Übung über beizubehalten. Entscheidend ist, dass Sie lernen, Ihre Wirbelsäule während dieser Art von Bewegungen richtig zu stabilisieren.

VARIANTE

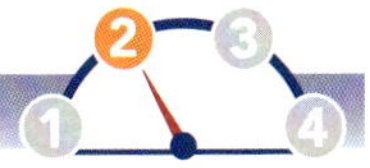

Beinstreckung forciert

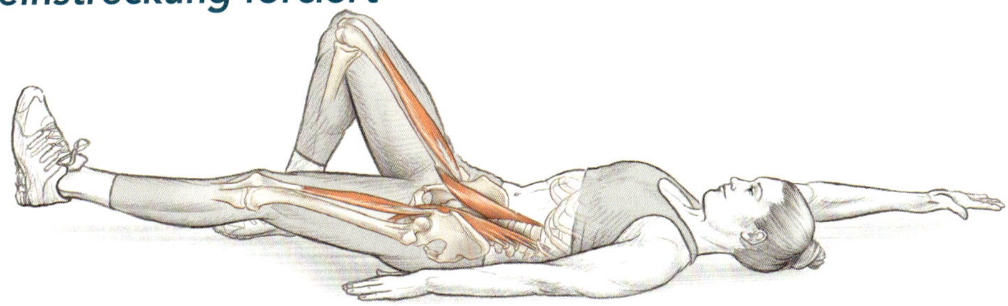

Hierbei handelt es sich um eine schwierigere Variante, bei der Sie den Köper diagonal strecken. Beginnen Sie wieder in Rückenlage mit 90° gebeugten Hüften, Knien und Schultern. Nun senken Sie gleichzeitig ein Bein und den diagonal gegenüberliegenden Arm, die Lendenwirbelsäule bleibt in Neutralstellung. Sie werden merken: Das ist viel schwieriger, als es aussieht.

BEIDBEINIGE STRECKUNG IN RÜCKENLAGE

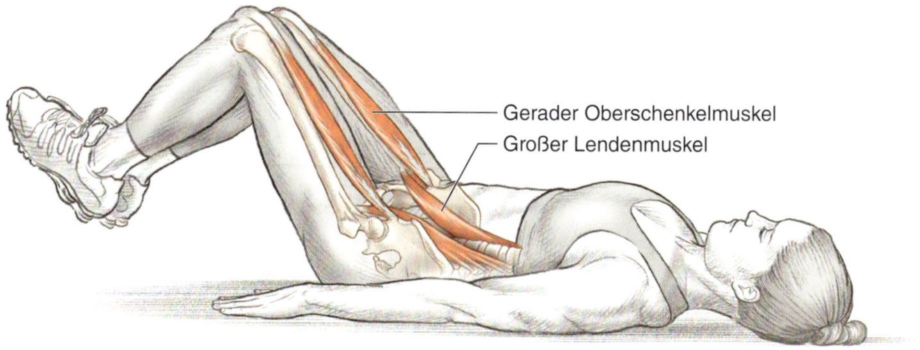

Ausführung

1. Ausgangsstellung ist die Rückenlage, die Handflächen liegen flach auf dem Boden, der Hals ist in Neutralstellung, die Hüften und Knie sind 90° gebeugt.
2. Nun senken Sie beide Füße durch exzentrische Hüftstreckung zum Boden, die Knie bleiben gebeugt. Die Lendenwirbelsäule wird flach auf den Boden gepresst.
3. Kehren Sie die Bewegung um und kehren Sie in die Ausgangsstellung zurück.

Trainierte Muskeln

Primär: Unterer gerader Bauchmuskel, Großer Lendenmuskel, Gerader Oberschenkelmuskel

Sekundär: Oberer gerader Bauchmuskel, Schräge Bauchmuskeln innen und außen

Hinweise zur Übung

Auch diese Übung ist sehr effektiv für die Core-Stabilität, da sie Hüftbeugung und -streckung beinhaltet, während die Lendenwirbelsäule neutral bleibt. Es besteht eine Tendenz des LWS-Bereichs zur Hohlkreuzbildung und des Beckens zur Vorwärtsrotation – dem müssen Sie widerstehen und Ihre Wirbelsäule auch unter der starken Streckbelastung stabil halten. Die Übung ist langsam und kontrolliert auszuführen, sodass Sie die richtigen Muskeln arbeiten spüren.

VARIANTE

Beinheben mit gestreckten Beinen

Diese Variante ist für fortgeschrittene BWT-Athleten gedacht, wird aber leider von den meisten nicht korrekt ausgeführt. Achten Sie auf korrekte Körperhaltung und senken Sie die gestreckten Beine langsam und kontrolliert.

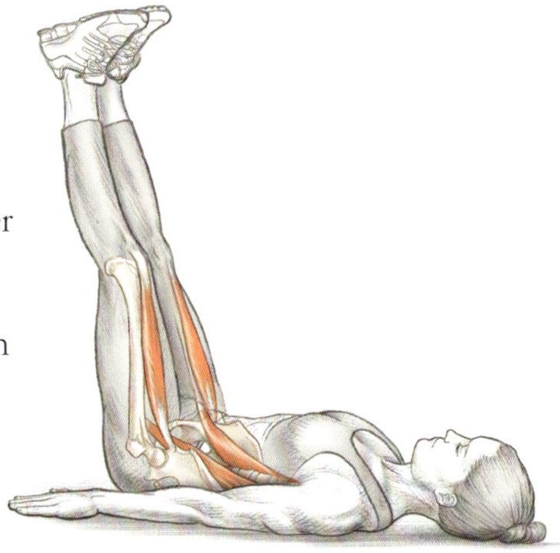

VARIANTE

Dragonflag/Beinheben forciert

Hierbei handelt es sich um eine sehr fortgeschrittene Variante. Bevor Sie sich dem Dragonflag zuwenden, sollten Sie die einfacheren Übungen sicher beherrschen. Ausgangsstellung ist die Rückenlage. Verankern Sie sich an einem geeigneten Gegenstand hinter dem Kopf (Stange, schwerer Sessel). Nun heben Sie die gestreckten Beine, Gesäß und Lendenwirbelsäule an, nur noch die Brustwirbelsäule (teilweise) und Schultern haben Bodenkontakt. Achten Sie auf den gerade gestreckten Körper und die Anspannung der Core-Muskulatur.

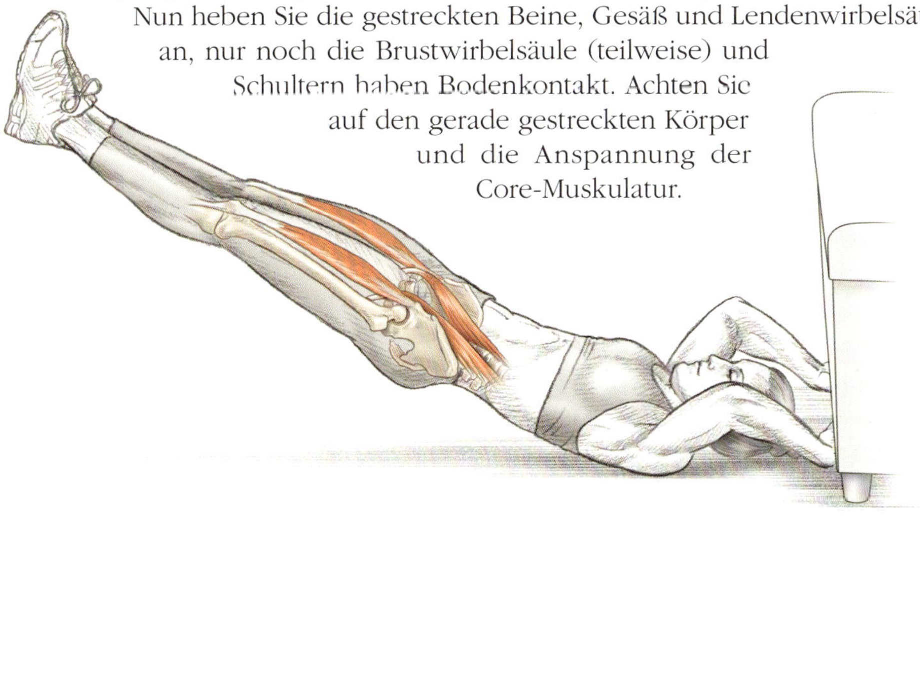

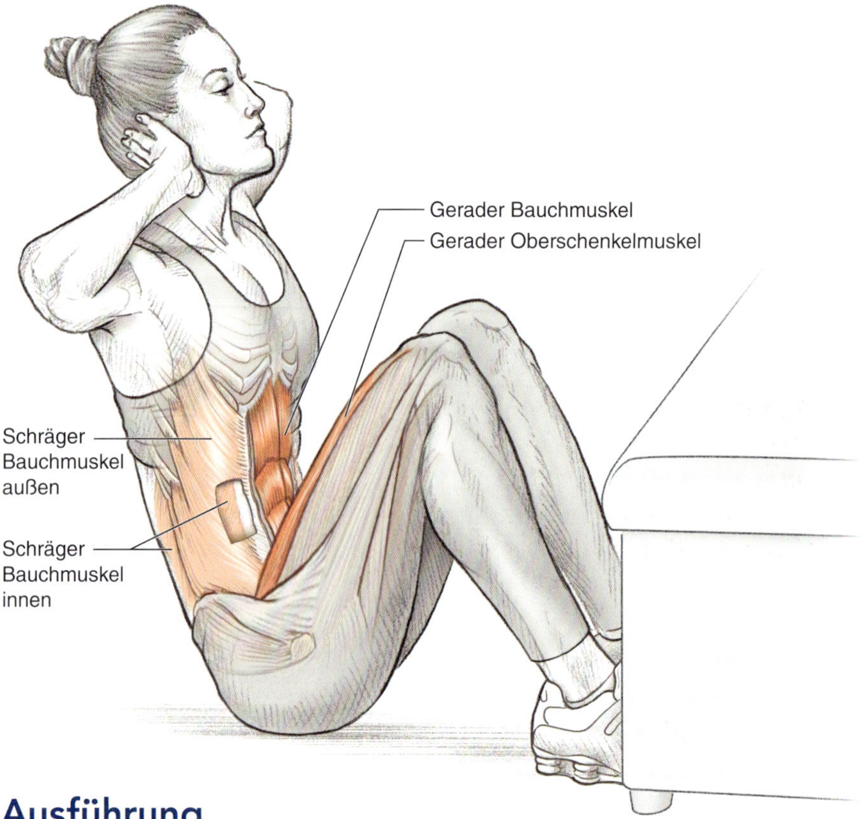

Ausführung

1. Ausgangsstellung ist die Rückenlage, die Hüften sind 45° gebeugt, die Knie 90°.
2. Nun heben Sie mit den Händen an den Ohren durch Hüftbeugung den Oberkörper an, der Lendenwirbelsäulen-Bereich bleibt dabei möglichst unbewegt.
3. Dann kehren Sie in die Ausgangsstellung zurück.

Trainierte Muskeln

Primär: Gerader Bauchmuskel, Lendenmuskel, Gerader Oberschenkelmuskel

Sekundär: Schräge Bauchmuskeln innen und außen

Hinweise zur Übung

Sit-ups mit fixierten Füßen sind eine klassische Core-Übung, doch viele Sportler schaden sich mehr, als dass sie sich Gutes tun, weil sie die Lendenwirbelsäule zu sehr beugen. Achten Sie deshalb während der gesamten Übung unbedingt auf korrekte LWS-Haltung, die Beugung erfolgt nur in den Hüften und der Brustwirbelsäule, die LWS ist möglichst wenig an der Bewegung beteiligt. Durch die Verankerung der Füße unter einem Sofa oder einem ähnlich schweren Möbelstück können Sie mehr Drehmoment, also Belastung in den Hüften erzeugen. Führen Sie die Bewegung langsam und kontrolliert aus und betonen Sie den negativen Teil (die exzentrische Senkbewegung), anstatt mit Gewalt 100 Wiederholungen „rauszuhauen".

VARIANTE

Sit-ups mit gestreckten Beinen

Diese Sit-up-Variante erfordert flexible Oberschenkel. Arbeiten Sie mit den Hüftbeugern, um den Oberkörper anzuheben, die Brust bleibt dabei herausgestreckt, um einen Rundrücken im LWS-Bereich zu vermeiden.

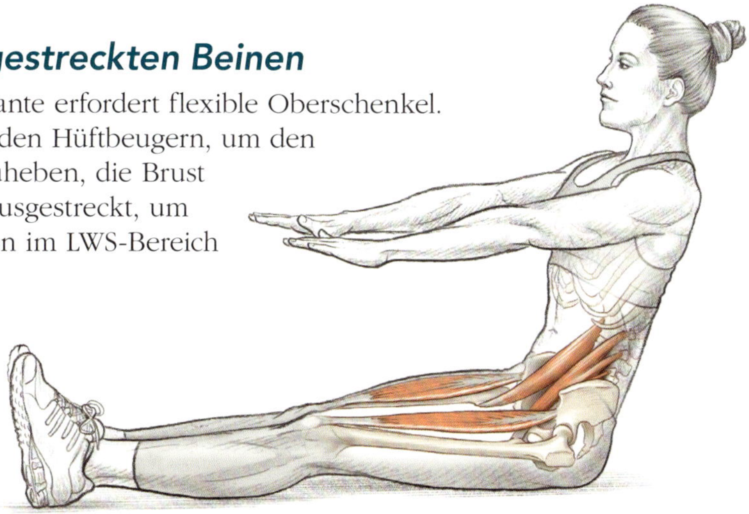

VARIANTE

Sit-ups mit Seitendrehung

Diese Sit-up-Variante gehört ebenfalls zu den Klassikern, wird jedoch auch häufig fehlerhaft ausgeführt. Achten Sie beim Aufrichten auf eine aufrechte Brust zur Vermeidung eines übermäßigen Rundrückens. Vermeiden Sie eine zu starke Seitenrotation. Bewegen Sie am hochsten Punkt der Bewegung jeweils einen Ellenbogen zum gegenüberliegenden Knie.

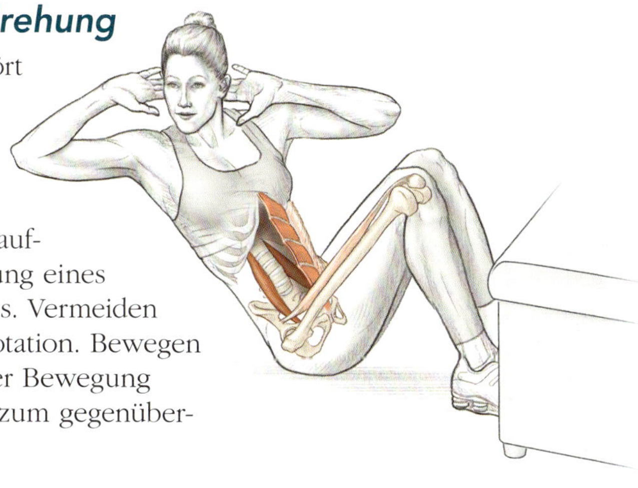

UNTERARMSTÜTZ

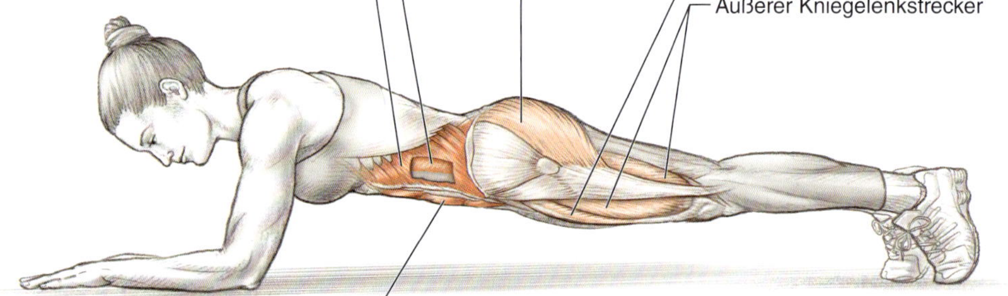

Ausführung

1. Heben Sie den Körper aus der Bauchlage an, indem Sie sich auf die Unterarme und Zehenspitzen stützen, der Körper ist komplett gestreckt, die Ellenbogen stehen direkt unter den Schultern, die Hände liegen flach auf dem Boden auf, der Blick ist nach unten gerichtet.
2. Nun spannen Sie die Quadrizeps- und Gesäßmuskeln so stark wie möglich an.
3. Je nach Fitnessgrad halten Sie diese Stellung zwischen 30 Sekunden und 3 Minuten.

Trainierte Muskeln

Primär: Gerader Bauchmuskel, Schräge Bauchmuskeln innen und außen

Sekundär: Großer Gesäßmuskel, Quadrizeps (Gerader Oberschenkelmuskel; Äußerer, Zwischenliegender und Innerer Kniegelenkstrecker)

Hinweise zur Übung

Die hier beschriebene Halteübung stellt die grundlegendste Core-Stabilitätsübung dar. Leider wird sie oft inkorrekt ausgeführt. Wichtig ist die Kontraktion der Quadrizepsmuskulatur, um die Knie durchzudrücken. Der Körper muss eine gerade Linie bilden (wie eine Planke, engl. Front Plank). Häufige Fehler sind durchhängende Hüften oder Rundrücken mit erhobenem Gesäß. Achten Sie außerdem auf neutrale Halshaltung mit Blick nach unten (keine Überstreckung) und spannen Sie die Gesäßmuskeln an, wodurch sich das Becken nach hinten dreht. Dadurch steigt die Beanspruchung der Gesäßmuskeln und der Geraden und Schrägen Bauchmuskeln. Die Übung ist sehr anstrengend, daher ist es normal, wenn sich schon nach nur 15 Sekunden ein Zittern einstellt.

VARIANTE

Unterarmstütz mit kurzem Hebel

Für Einsteiger empfiehlt sich eventuell ein vereinfachter Stütz aus dem Kniestand. Ansonsten gelten dieselben Vorschriften. Achten Sie insbesondere auf einen gerade gestreckten Rücken und angespannte Gesäßmuskeln.

VARIANTE

Unterarmstütz mit Fußerhöhung

Durch Aufsetzen der Füße auf eine Hantelbank, einen stabilen Stuhl oder einen niedrigen Tisch können Sie den Schwierigkeitsgrad der Übung weiter steigern. Vermeiden Sie jedoch eine zu große Überhöhung. Idealerweise ist der Körper annähernd parallel zum Boden.

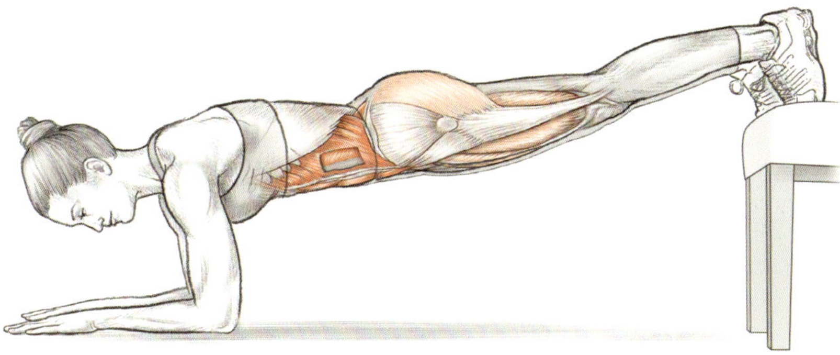

ROTIERENDER 3-PUNKT-STÜTZ

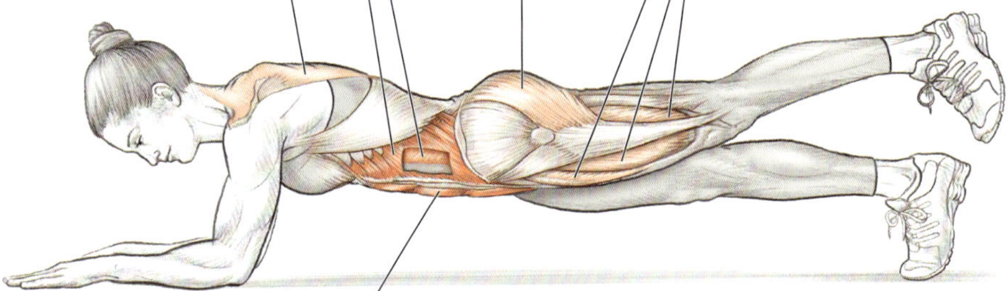

Ausführung

1. Ausgangsstellung ist der Standard-Unterarmstütz. Stabilisieren Sie Ihren Körper mit der Core-Muskulatur und heben Sie dann einen Arm für eine Sekunde möglichst waagerecht gestreckt an.
2. Nach der Rückkehr in die Ausgangsstellung heben Sie dann den anderen Arm eine Sekunde lang an. Es folgen das rechte und das linke Bein.
3. Heben Sie nacheinander im Rotationsprinzip beide Arme und Beine, dazwischen kehren Sie immer in die Ausgangslage zurück. Die Zahl der Wiederholungen und die Dauer der Belastung sind von Ihrem Fitnessgrad abhängig.

Trainierte Muskeln

Primär: Gerader Bauchmuskel, Schräge Bauchmuskeln innen und außen

Sekundär: Großer Gesäßmuskel, Quadrizeps (Gerader Oberschenkelmuskel; Äußerer, Zwischenliegender und Innerer Kniegelenkstrecker), Trapezmuskel

Hinweise zur Übung

Es ist wichtig, den Körper kontinuierlich durch variierende Belastungen zu fordern. Der Standardstütz eignet sich zwar hervorragend für Einsteiger, ist jedoch für Fortgeschrittene zu einfach. Eine Methode zur Steigerung des Schwierigkeitsgrads ist das Anheben der einzelnen Extremitäten, was die Stabilität des Stützes verringert und eine Herausforderung an die Wirbelsäule in puncto Rotationsstabilität darstellt. Das Schlüsselelement der Übung ist, im 3-Punkt-Stütz eine stabile Körperhaltung beizubehalten und jede seitliche Verlagerung oder Verdrehung des Rumpfes zu vermeiden. Ziel sollte ein Satz von 60 Sekunden sein.

VARIANTE

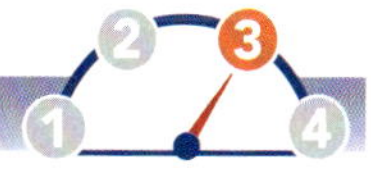

Rotierender 2-Punkt-Stütz

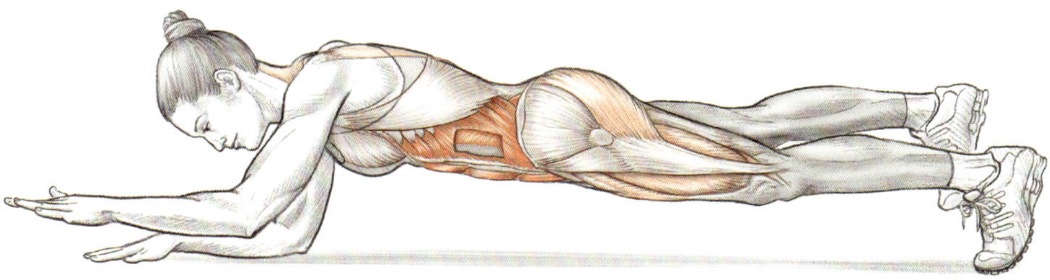

Wenn Sie den 3-Punkt-Stütz sicher beherrschen, können Sie den Schwierigkeitsgrad weiter steigern, indem Sie jeweils einen Arm und das entgegengesetzte Bein gleichzeitig anheben. Halten Sie dabei eine stabile Körperhaltung bei und vermeiden Sie Bewegungen im Becken- und Wirbelsäulenbereich.

SEITHEBEN MIT PARTNER

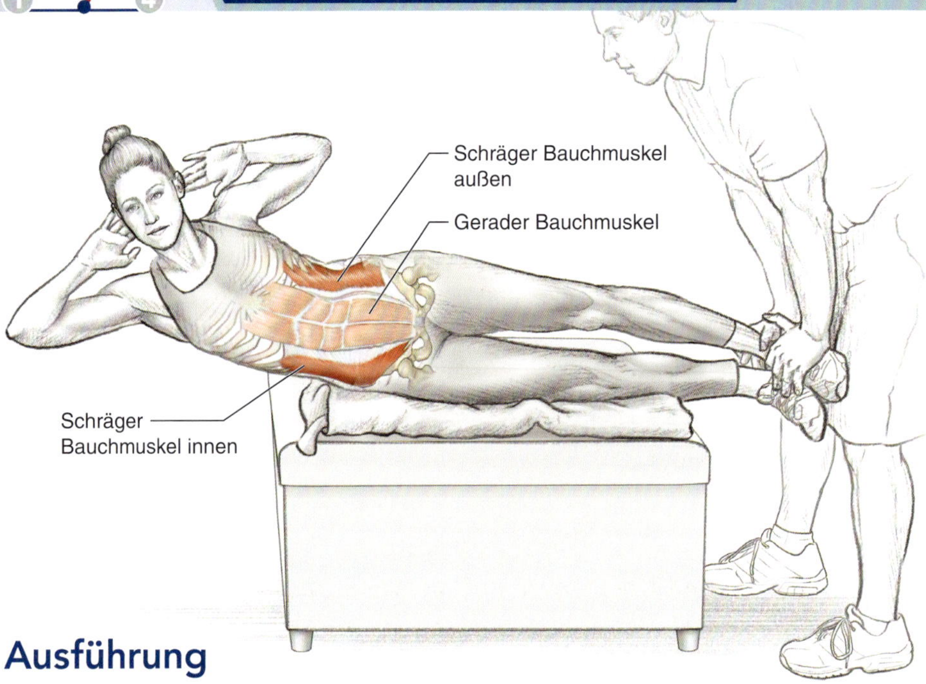

Ausführung

1. Sie sind in Seitenlage auf einer Hantelbank, einem Tisch etc. Ein Partner fixiert Ihre Füße, Ihr Oberkörper schwebt frei über dem Boden, die Hände sind vor dem Körper gekreuzt oder an den Ohren angelegt, die Beine gestreckt.
2. Nun senken Sie den Oberkörper mit minimaler Lendenwirbelsäulen-Beugung. Sie spüren die Streckung in der oberen Hüfte (den Körper nicht verdrehen).
3. Dann heben Sie den Oberkörper durch starke Kontraktion des Mittleren Gesäßmuskels und der Schrägen Bauchmuskeln wieder an.

Trainierte Muskeln

Primär: Schräge Bauchmuskeln innen und außen, Mittlerer Gesäßmuskel, Quadratischer Lendenmuskel

Sekundär: Gerader Bauchmuskel, die drei Wirbelsäulenaufrichter (Dornfortsatzmuskel, Großer Rückenmuskel, Iliocostalmuskel), Wirbelsäulenstabilisatoren

Hinweise zur Übung

Achten Sie auf korrekte Platzierung des Helfers, damit er Ihre Füße und Beine gut fixieren kann. Trainiert werden hier vorrangig die Hüft- und Core-Muskeln, eine Lendenwirbelsäulen-Beugung ist möglichst zu vermeiden. Die Bewegung spricht ausschließlich die seitliche und mittige Muskulatur an; ein Verdrehen oder Vorbeugen der Hüften ist unbedingt zu vermeiden. Kreuzen Sie die Arme vor dem Körper; zur Erhöhung des Schwierigkeitsgrads in die „Gefangenenhaltung“ übergehen (Hände hinter dem Kopf verschränkt, Ellenbogen nach außen).

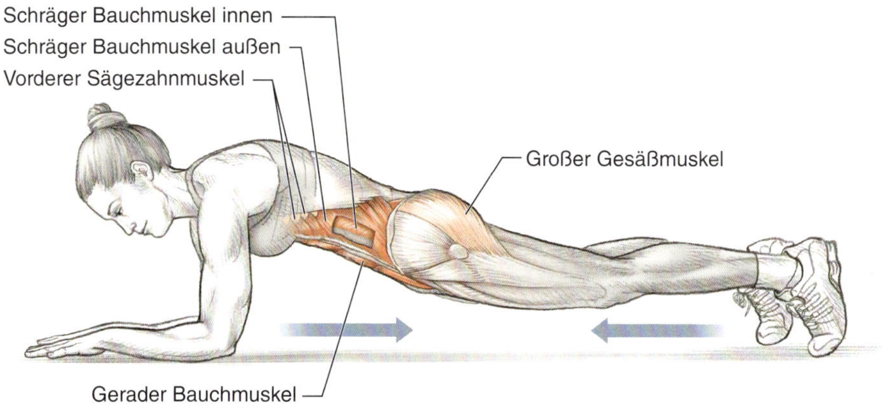

Ausführung

1. Ausgangsstellung ist der Standard-Unterarmstütz.
2. Spannen Sie die Gesäßmuskeln so stark wie möglich an, um ein rückwärtiges Kippen des Beckens zu bewirken. Das Becken bleibt die gesamte Übung über in dieser Haltung.
3. Zwei Kraftrichtungen sollten spürbar sein: Die Ellenbogen streben nach hinten, die Füße nach vorn, trotzdem wird das Gesäß nicht angehoben, der Körper bleibt die gesamte Übung über lang gestreckt.

Trainierte Muskeln

Primär: Gerader Bauchmuskel, Schräge Bauchmuskeln innen und außen

Sekundär: Großer Gesäßmuskel, Vorderer Sägezahnmuskel

Hinweise zur Übung

Diese Übung dient dem Übergang zu noch schwierigeren Stützübungen, erfordert jedoch auch schon viel Muskelkraft und Ausdauer. Vielen Athleten fehlen die nötigen motorischen Fähigkeiten und die Kraft in den Bauch- und Gesäßmuskeln, um die korrekte Beckenhaltung einzuhalten. Besonders wichtig sind die Trennung von Beckenbewegung und Wirbelsäule und starken Gesäßmuskeln, um ein übermäßiges Vorkippen des Beckens und einen Rundrücken zu vermeiden. Diese Stützvariante baut muskuläre Ausdauer im Gesäß sowie in den unteren und den schrägen Bauchmuskeln auf. Das Schlüsselelement der Übung ist die Beibehaltung des zurückgekippten Beckens bei gleichzeitigem Druck der Ellenbogen nach hinten und der Füße nach vorn, was diese isometrische Halteübung beträchtlich schwieriger macht. Es braucht eine gewisse Zeit, diese Übung richtig zu beherrschen.

SEITSTÜTZ

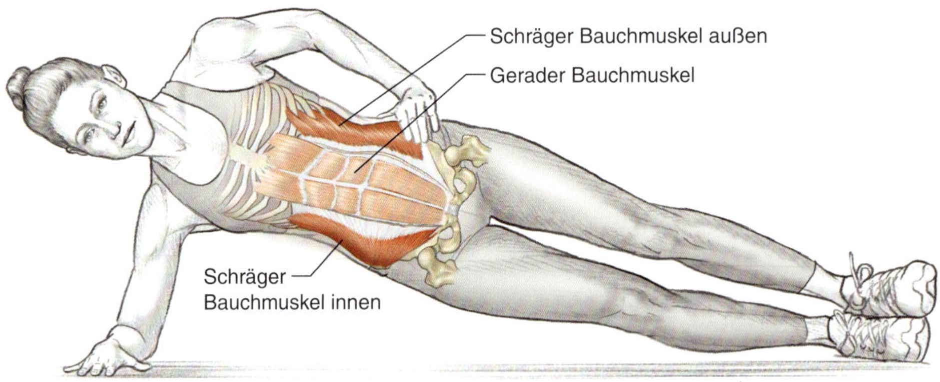

Ausführung

1. Nehmen Sie die Seitstützstellung ein, das Gewicht lastet auf einem Unterarm und einem Fuß, Oberkörper und Beine sind gerade gestreckt, Kopf und Hals befinden sich in Neutralstellung, die Hand des oberen Arms platzieren Sie auf der oberen Hüfte.
2. Spannen Sie die Gesäßmuskeln an, der lasttragende Arm steht im rechten Winkel nach vorn, also in Blickrichtung.
3. Je nach Ihrem Fitnessgrad halten Sie diese Stellung 15 bis 60 Sekunden.

Trainierte Muskeln

Primär: Schräge Bauchmuskeln innen und außen, Mittlerer Gesäßmuskel, Quadratischer Lendenmuskel

Sekundär: Gerader Bauchmuskel, Wirbelsäulenaufrichter (Dornfortsatzmuskel, Großer Rückenmuskel, Iliocostalmuskel), Wirbelsäulenstabilisatoren

Hinweise zur Übung

Der Seitstütz ist eine unglaublich effektive Übung zum isometrischen Trainieren der Bauch- und Gesäßmuskeln, was deren stabilisierender Funktion bei vielen dynamischen Aktivitäten sehr nahekommt. Der gesamte Körper muss in neutraler Haltung bleiben, die Core- und Gesäßmuskeln sind permanent angespannt. Viele Athleten neigen sich während der Übung unwillkürlich nach vorn oder hinten, was zu einer Verdrehung des Körpers führt; oder sie beugen die Hüften, was ebenfalls nicht gewollt ist. Da es sich um eine Core-Stabilitäts-Übung handelt, müssen Sie Ihre lang gestreckte, athletische Körperhaltung „einfrieren" und jede Bewegung vermeiden.

VARIANTE

Vereinfachter Seitstütz

Sportler mit Problemen beim normalen Seitstütz sollten sich mit dieser Variante allmählich dem normalen Seitstütz annähern. Durch den Bodenkontakt eines Knies anstelle eines Fußes und den dadurch verringerten Hebel muss ein geringerer Prozentsatz des Körpergewichts beherrscht werden, was die Kontrolle der Körperhaltung vereinfacht. Es gelten jedoch dieselbe Regeln: Körper lang gestreckt und bewegungslos.

VARIANTE

Seitstütz mit Fußerhöhung

Für diese fortgeschrittene Variante des Seitstützes lagern Sie die Füße auf einer Hantelbank, einem niedrigen Stuhl, einem Kasten oder stabilen Couchtisch. Idealerweise halten Sie den Körper in einer parallelen Haltung zum Boden. Um den Schwierigkeitsgrad noch zu steigern, können Sie eine Hüftabduktion mit dem oberen Bein (wie bei einer Hüfthebeübung in Seitenlage) oder eine Hüftrotation nach außen (wie bei Gesäßarbeit in Seitenlage) vornehmen; in beiden Fällen ist jedoch nach wie vor das „Einfrieren“ der Körperhaltung gefordert.

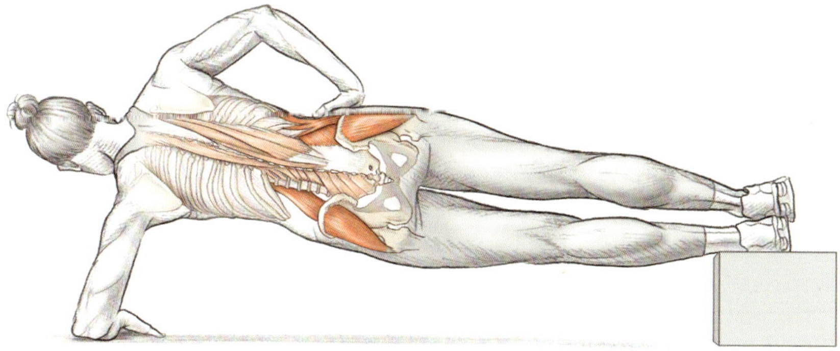

HÜFTBEUGER MIT HÄNGENDEN BEINEN

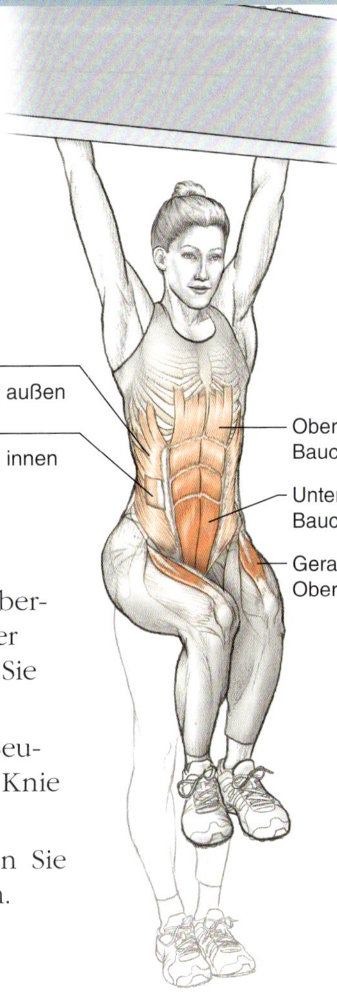

Ausführung

1. Hängen Sie sich mit gestreckten Armen im etwa schulterbreiten Obergriff an eine Klimmzugstange oder einen stabilen Balken und lassen Sie die Beine hängen.
2. Nun heben Sie die Beine durch Beugung der Hüften, bis Hüften und Knie einen 90°-Winkel aufweisen.
3. Je nach Ihrem Fitnessgrad halten Sie diese Stellung 15 bis 60 Sekunden.

Trainierte Muskeln

Primär: Lendenmuskel, Gerader Oberschenkelmuskel, Unterer gerader Bauchmuskel

Sekundär: Oberer gerader Bauchmuskel, Schräge Bauchmuskeln innen und außen, Vordere und Hintere Unterarmmuskeln (Speichenseitiger Handbeuger und Langer Hohlhandmuskel), Unterer Trapezmuskel

Hinweise zur Übung

Diese Übung bietet ein großartiges Training der Hüftbeuger und kommt besonders Sprintern zugute. Halten Sie den Lendenwirbelsäulen-Bereich während der Bewegung neutral und möglichst unbewegt. Die Bewegung soll sich weitestgehend im Hüftbereich abspielen. Heben Sie die Knie, nur bis die Oberschenkel parallel zum Boden stehen, dann beginnt die Senkbewegung.

Hüftbeuger mit gestreckten Beinen

Bei dieser fortgeschrittenen Variante sind sehr starke Hüftbeuger und flexible Oberschenkel vonnöten. Wieder gelten dieselben Regeln: Stabiler Lendenwirbelsäulen-Bereich, Bewegung weitestgehend nur aus den Hüften.

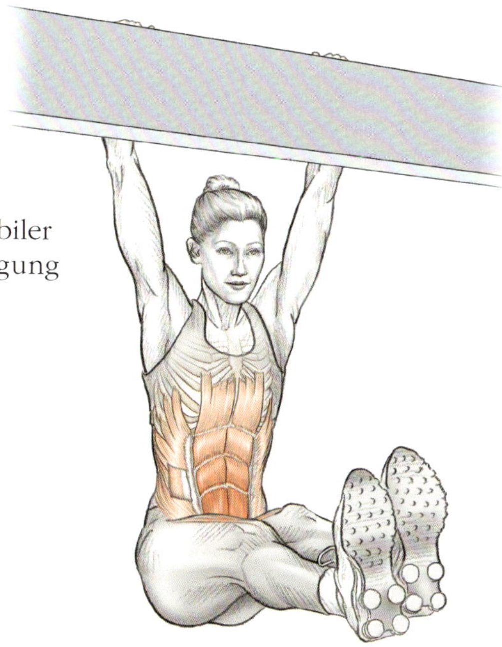

VARIANTE

Umgekehrter Crunch an Stange oder Balken

Diese anspruchsvolle Variante kombiniert Beinhub mit Hüftbeugung, Zurückkippen des Beckens und Lendenwirbelsäulen-Beugung, um Hüftbeuger und Bauchmuskeln besonders stark anzusprechen. Heben Sie die Knie über den 90°-Winkel hinaus an, indem Sie das Becken zurückkippen und ein wenig die Wirbelsäule beugen, sodass Sie die Knie weiter in Richtung Ihrer Schultern bewegen können.

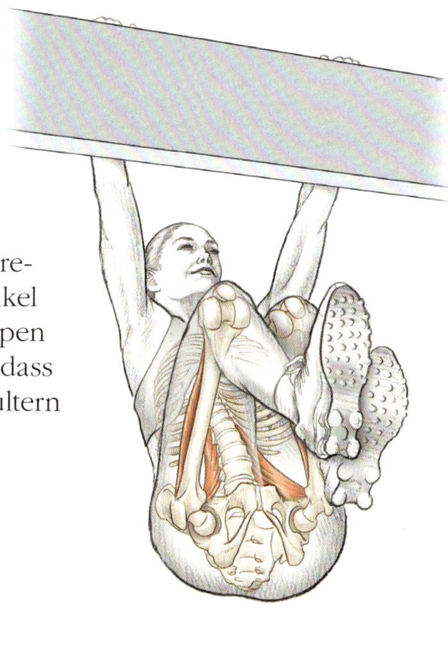

SCHRÄGER KNIEHUB HÄNGEND

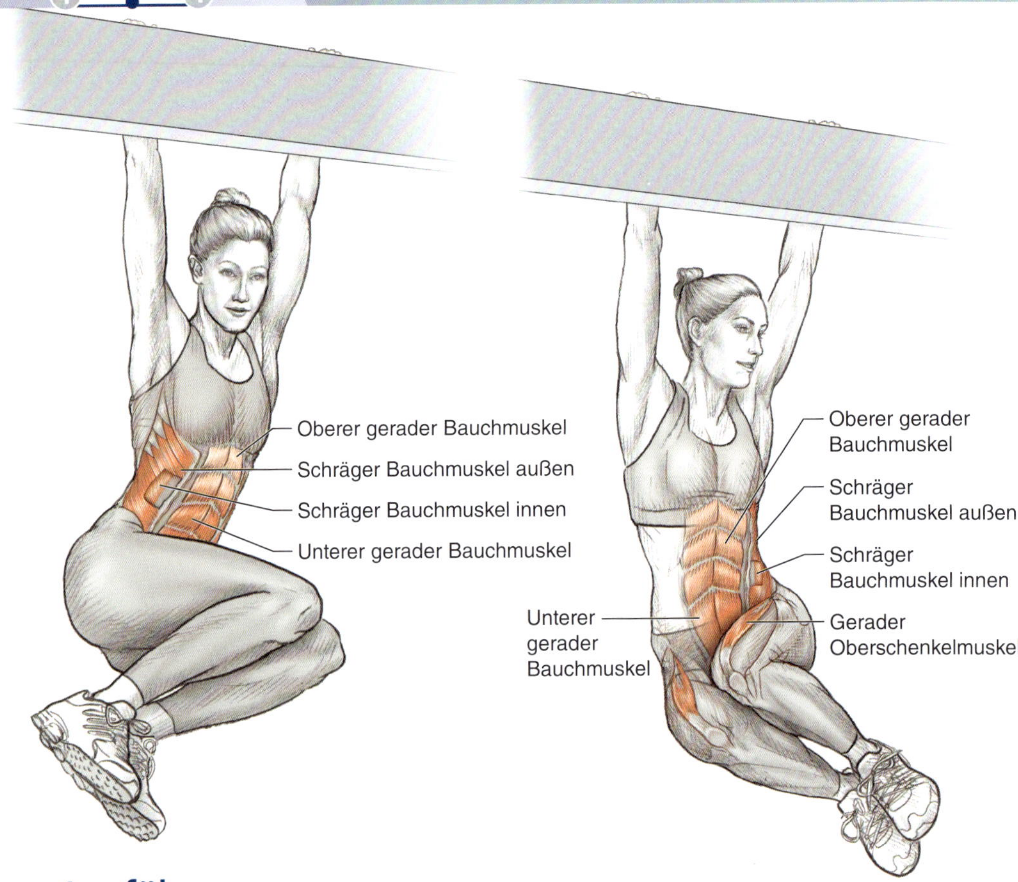

Ausführung

1. Hängen Sie sich mit gestreckten Armen und angewinkelten Knien im schulterbreiten Obergriff an eine Klimmzugstange oder einen stabilen Balken. Heben Sie die Knie durch Beugung der Hüften. Gleichzeitig ziehen Sie die Knie durch seitliche Beugung der Wirbelsäule auf eine Seite.
2. Nun winkeln Sie die Knie etwas mehr als 90° an und senken sie dann wieder in die Ausgangsstellung ab, um die Bewegung zur anderen Seite zu wiederholen.

Trainierte Muskeln

Primär: Schräge Bauchmuskeln innen und außen, Lendenmuskel, Gerader Oberschenkelmuskel, Unterer gerader Bauchmuskel

Sekundär: Oberer gerader Bauchmuskel, Vordere und Hintere Unterarmmuskeln (Speichenseitiger Handbeuger und Langer Hohlhandmuskel), Unterer Trapezmuskel

Hinweise zur Übung

Der Schräge Kniehub ist eine anspruchsvolle Core-Übung, die alle vorderen Core-Muskeln beansprucht, insbesondere die Schräge Bauchmuskulatur. Bevor Sie sich dieser Übung zuwenden, sollten Sie seitliche Crunches und die anderen, einfacheren Übungen für die Schräge Bauchmuskulatur perfekt beherrschen. Die Bewegung sollte stets kontrolliert und ruckfrei erfolgen.

VARIANTE

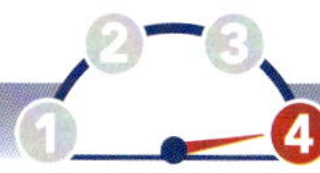

Scheibenwischer

Der Scheibenwischer ist eine Übung für stark Fortgeschrittene, die Sie erst ausprobieren sollten, wenn Sie die grundlegenden Core-Bewegungsmuster perfekt beherrschen. Zur Vorgehensweise: Heben Sie die Beine in Richtung Ihrer Schultern und neigen Sie sie dann mit geschlossenen Füßen erst zur einen, dann zur anderen Seite; dabei bleibt die Core-Muskulatur permanent angespannt. Führen Sie die Bewegung langsam und kontrolliert aus und senken Sie die Beine nicht übermäßig ab, um Ihre Wirbelsäule zu schonen.

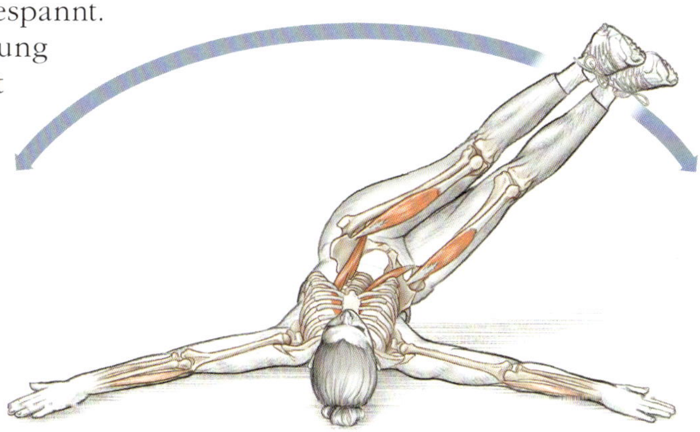

ROLLOUT AUS DEM KNIESTAND

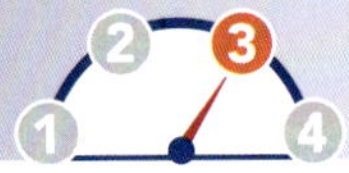

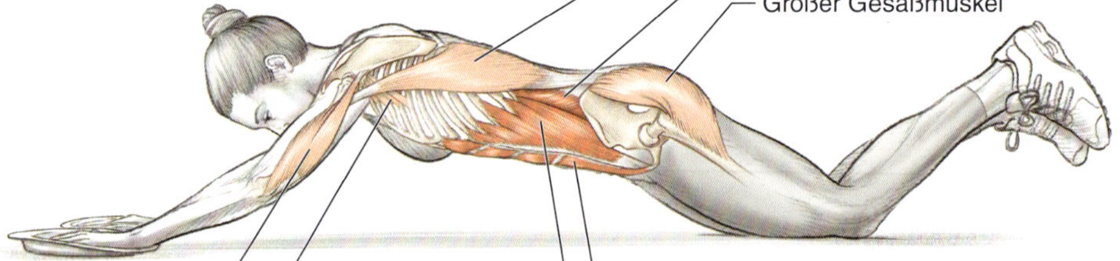

Ausführung

1. Ausgangsstellung ist der Kniestand mit beiden Händen flach auf Papptellern oder Sliding Discs/Gleitscheiben oder kleinen Handtüchern (siehe S. 45). Spannen Sie die Gesäßmuskeln an, Kopf und Hals bleiben in Neutralstellung.
2. Nun senken Sie den Körper langsam und kontrolliert durch Streckung der Hüften und Vorstrecken der Arme ab; die Gesäßmuskeln bleiben dabei maximal angespannt.
3. Heben Sie den Körper wieder bis in die Ausgangsstellung an.

Trainierte Muskeln

Primär: Gerader Bauchmuskel, Schräge Bauchmuskeln innen und außen

Sekundär: Großer Gesäßmuskel, Großer Rückenmuskel, Trizeps, Kleiner Brustmuskel

Hinweise zur Übung

Der Rollout ist eine der besten Übungen für die Core-Stabilität. Bei korrekter Ausführung und permanent angespannter Gesäßmuskulatur können Sie eine Vorwärtsrotation des Beckens vermeiden, Ihre Bauchmuskeln werden noch mehr beansprucht und Sie werden sicher Muskelkater bekommen, falls Sie die Übung nicht gewohnt sind. Nähern Sie sich dieser Übung schrittweise an und achten Sie unbedingt auf einen gerade gestreckten Körper am Bewegungsendpunkt. Häufige Fehler sind absinkende Hüften oder ein zu starkes Vorkippen des Beckens.

Rollout aus dem Stand

Sobald Sie den Rollout aus dem Kniestand sicher beherrschen, können Sie zum Rollout aus dem Stand übergehen, eine der anspruchsvollsten Core-Bewegungen überhaupt. Aus dem Stand beugen Sie sich vor und setzen die Hände flach auf Pappteller oder Sliding Discs am Boden. Nun gleiten Sie vorwärts in die Körperstreckung, bis der Körper sich nahezu parallel zum Boden befindet. Dann kehren Sie die Bewegung um und richten sich wieder auf. Das hört sich viel einfacher an, als es in Wirklichkeit ist. Nähern Sie sich der Übung schrittweise an, indem Sie zuerst den negativen Teil (die exzentrische Senkbewegung) betonen, bis Sie auch den konzentrischen Anteil der Übung korrekt beherrschen. Dabei dürfen die Hüften nicht absinken, es darf kein Hohlkreuz entstehen und das Becken darf nicht nach vorn kippen. Während der gesamten Übung bleiben die Gesäßmuskeln angespannt. Wenn keine Pappteller oder Ähnliches zur Verfügung stehen, können Sie auch mit flach aufgesetzten Händen vorwärtslaufen.

KÖRPERSÄGE

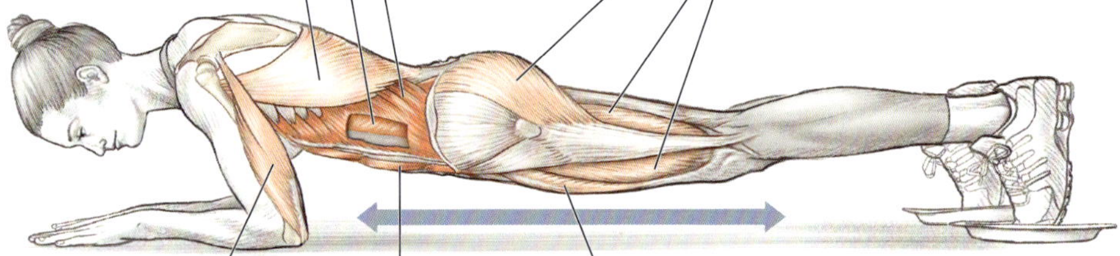

Ausführung

1. Ausgangsstellung ist der Unterarmstütz bäuchlings, mit dem Gewicht auf den Ellenbogen und den Zehenspitzen, Letztere stehen auf Papptellern oder Sliding Discs oder Handtüchern (siehe S. 45).
2. Gesäß- und Quadrizepsmuskeln sind die gesamte Übung über angespannt, der Kopf befindet sich in Neutralstellung, sodass der Körper eine lang gestreckte Gerade bildet.
3. Nun bewegen Sie den Körper durch Schulterbeugung und -streckung schwungvoll vor und zurück (wie eine große Zwei-Mann-Säge). Die Ellenbogen bilden das Scharnier, die Füße gleiten.

Trainierte Muskeln

Primär: Gerader Bauchmuskel, Schräge Bauchmuskeln innen und außen

Sekundär: Großer Gesäßmuskel, Quadrizeps (Gerader Oberschenkelmuskel; Äußerer, Zwischenliegender und Innerer Kniegelenkstrecker), Großer Rückenmuskel, Trizeps

Hinweise zur Übung

Die Säge ist eine dynamische Variante des Unterarmstütz. Da Ihre Füße gleitend gelagert sind, können Sie Ihren Körper mittels Körperspannung vor- und zurückbewegen; die Ellenbogen bilden den Dreh- und Angelpunkt der Bewegung. Achten Sie darauf, dass die Hüften nicht absinken und die Gesäßmuskeln die gesamte Übung über maximal angespannt sind. Der Blick ist nach unten gerichtet, um eine Überstreckung des Halses zu vermeiden. Da es sich um eine sehr anspruchsvolle Core-Übung handelt, sollten Sie im Vorfeld die anderen Core-Bewegungen wie den Unterarmstütz sicher beherrschen.

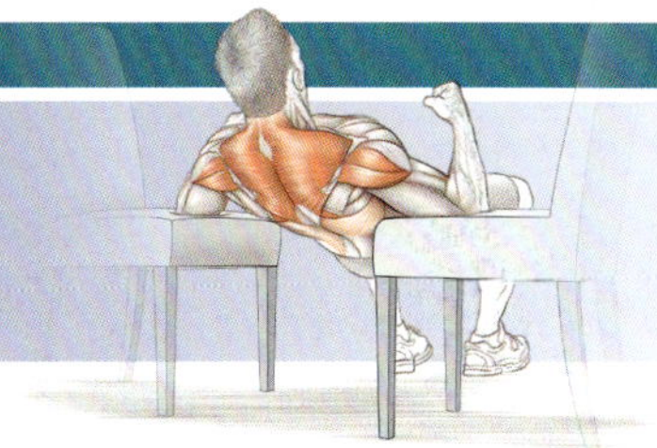

KAPITEL 6

RÜCKEN

Die Rückenmuskulatur ist komplex im Aufbau und von wesentlicher Bedeutung für viele unserer Bewegungen. Der Rücken besteht aus allen möglichen Muskeln und Bindegewebskomponenten, dazu zählen die Wirbelsäulenaufrichter, die Großen Rückenmuskeln, die Trapez- und Rautenmuskeln sowie die Faszien der Brust- und Lendenwirbelsäule. Jeder Muskel spielt eine entscheidende Rolle bei der Initiierung und Reduzierung von Bewegung sowie Übertragung von Kräften zwischen einzelnen Körpersegmenten. Bevor ich näher auf die Funktionen der Muskeln und Faszien eingehe, wollen wir uns auf die Bedeutung einer starken Rückenmuskulatur konzentrieren.

Viele Sportsfreunde trainieren vorrangig die Muskeln für die Freibadfigur: Brust, Bizeps und Bauch. Weil diese Muskeln an der Vorderseite des Körpers direkt ins Auge fallen, sind sie auch die begehrtesten unter den Pseudo-Schwarzeneggers dieser Welt. Das ist nur zu menschlich, denn jeder(mann) glänzt gern mit einem ansehnlichen, muskulösen Körper. Dennoch ist eine gut entwickelte Rückenmuskulatur essenziell für ein gefälliges Erscheinungsbild und einen gut funktionierenden Körper. Man wird wohl kaum Ringer oder American Footballer mit schwächlichen Rückenmuskeln finden. Gewichtestemmer, olympische Gewichtheber und Muskelmänner haben allesamt auch starke Rückenmuskeln.

Denken Sie jedoch nicht, liebe Leserinnen, Rückenmuskeltraining sei nur etwas für die Jungs! Neben der Bedeutung eines starken und stabilen Rückens für Sportarten wie Schwimmen und Turnen ist eine definierte Rückenmuskulatur auch ein wunderbar ästhetischer Genuss am weiblichen Körper. Wenn Sie in einem rückenfreien Kleid oder im Bikini blendend aussehen wollen, kommen Sie ohne ordentliche Rückenmuskulatur nicht aus. Ich habe im Laufe meiner Karriere als Personal Trainer schon Hunderte von Sportlerinnen trainiert und kann kaum die Begeisterung beschreiben, die gerade Frauen empfinden, wenn sie ihre erste Serie richtiger Klimmzüge absolvieren – insbesondere, weil sie meist glaubten, für solche Kraftakte nicht geschaffen zu sein.

RÜCKENMUSKELN

Die großen Rückenmuskeln (Lats) gehören zu den vielseitigsten Muskeln unseres Körpers (Abb. 6.1). Sie sind zuständig für die Schulterstreckung (wie beim Chin-up-Klimmzug), Schulteradduktion (wie beim Pull-down mit Doppelseilzug), Schulterinnenrotation (Einwärtsdrehen der Arme in der Schultergelenkpfanne) und Schulterquerabduktion (wie beim Schulter-Fly für die Hinteren Deltamus-

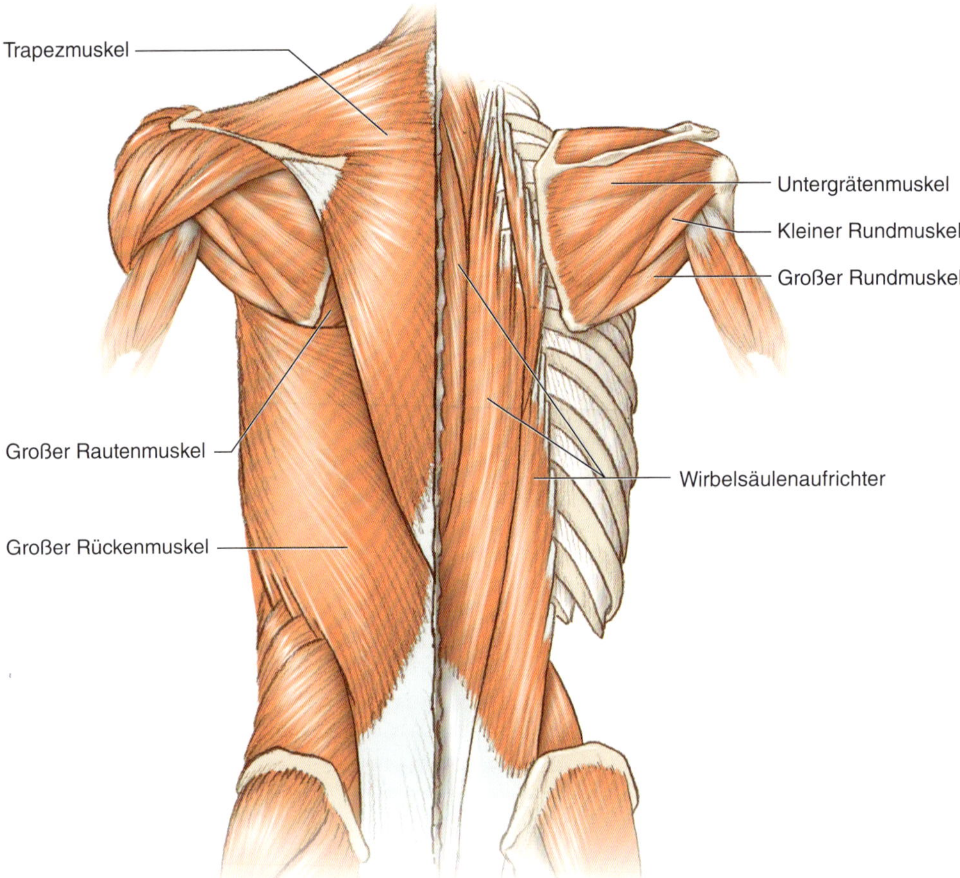

Abb. 6.1 Rückenmuskeln: Trapezmuskel, Großer Rautenmuskel, Großer Rückenmuskel, Untergrätenmuskel, Kleiner Rundmuskel, Großer Rundmuskel, Wirbelsäulenaufrichter.

keln). Sie sind mit vielen anderen Muskeln im gesamten Oberkörper verbunden. Wenn man die Reichweite der Lats durch die Brustwirbelsäulen-Faszien (BWS) berücksichtigt, dann haben sie Verbindungen zu den Wirbeln, dem Becken, dem Kreuzbein, den Rippen, dem Schulterblatt und dem Oberarmknochen. Außerdem spielen die Lats eine Rolle bei der Atmung, stabilisieren die Lendenwirbelsäule (LWS), unterstützen die Schulterbewegungen und sorgen für die Kraftübertragung zwischen Ober- und Unterkörper. Während alle Ruder- und Klimmzugbewegungen die Lats und Schultermuskeln stärken, zielt die Schulteradduktion stärker auf die unteren Lats ab, die Schulterstreckung auf die oberen Lats und den Großer Rundmuskel.

Es ist jedoch zu beachten, dass es bei einem starken, muskulösen Rücken nicht nur um breite Lats geht, sondern auch um gut entwickelte Nachbarmuskeln. Der Trapezmuskel ist wichtig für Schulterbewegung und -stabilisierung. Er ist funktional dreifach unterteilt in eine obere, mittlere und untere Komponente. Die oberen Trapezmuskelfasern sorgen für Heben und Aufwärtsdrehen der Schulter sowie für die Halsstreckung, -seitenbeugung und -drehung. Die mittleren T-Fasern sind zuständig für Schulteradduktion sowie leichtes Anheben und Aufwärtsdrehen. Die unteren T-Fasern ziehen die Schulter nach unten bzw. drehen sie nach oben. Wenn obere und untere T-Fasern gemeinsam kontrahieren, unterstützen sie die mittleren Fasern bei der Schulteradduktion. Die Rautenmuskeln arbeiten bei der Schulteradduktion mit den T-Fasern zusammen, weshalb diese Muskeln auch zusammenfassend als Schulterretraktoren bezeichnet werden: Sie ziehen die Schulterblätter zusammen. Außerdem bewirken die Rautenmuskeln eine Abwärtsdrehung der Schulter.

Die Ausbildung der Wirbelsäulenaufrichter (Abb. 6.2) ist entscheidend für die langfristigen Gewichthebefähigkeiten. Sie haben viele Aufgaben zu erfüllen: Gemeinsam mit den Wirbelsäulenstabilisatoren strecken sie die Wirbelsäule, wirken der Wirbelsäulenbeugung (Rundrücken) bei Kreuzheben (Deadlifts) und Kniebeugen (Squats) entgegen und bewirken zusammen mit weiteren Muskeln wie dem Quadratischen Lendenmuskel die seitliche Beugung und Drehung der Wirbelsäule.

Nicht zuletzt muss die wichtige Rolle der Brust-/Lendenwirbelsäulen-Faszien für die Wirbelsäulenfunktion erwähnt werden. Sie umfassen die Fasern zahlreicher Core-Muskeln und übertragen Kräfte zwischen Ober- und Unterkörper. Zudem können diese Faszien, wenn sie durch bestimmte Core-Muskeln wie Rückenmuskeln oder Gesäßmuskeln unter Spannung gesetzt werden, ein Streck-Drehmoment auf die Wirbelsäule bewirken, das einer ungewünschten Wirbelsäulenbeugung (Rundrücken im LWS-Bereich) entgegenwirkt. Diese Rolle der Lats als LWS-Stabilisatoren ist vielen Menschen gar nicht bewusst.

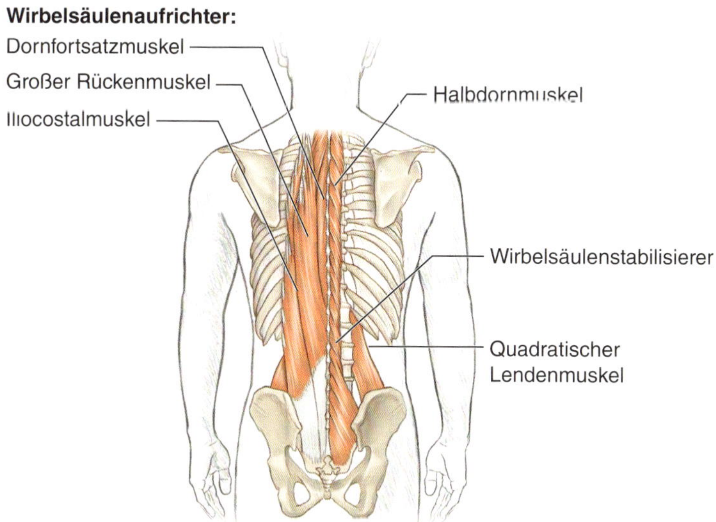

Abb. 6.2 Wirbelsäulenaufrichter, Wirbelsäulenstabilisatoren (Multifidi), Quadratischer Lendenmuskel

AKTIVITÄTEN DER RÜCKENMUSKULATUR

Die Rückenmuskeln sind an fast allen sportlichen Aktivitäten beteiligt. Die Wirbelsäulenaufrichter sind die wichtigsten Muskeln für die athletische Körperhaltung, die der Stellung beim vorgebeugten Rudern ähnelt. Außerdem sind sie wichtig für Sportarten wie Powerlifting, olympisches Gewichtheben und Strongman-Events sowie beim Rudern und in Vollkontakt-Kampfsportarten. Die Lats leisten viel Arbeit beim Rudern, Turnen, Schwimmen und Klettern. Beim Sprinten wirken die gegensätzlich aktiven Paare von Rücken- und Gesäßmuskulatur zusammen, um Kräfte zu übertragen und das Körpergleichgewicht zu halten. Diese diagonalen Wirkmuster vom rechten Rücken- zum linken Gesäßmuskel und umgekehrt werden von einigen Fitnessexperten wegen der den Körper umschließenden, umlaufenden Schutzfunktion als *serape effect* bezeichnet (Sarape ist ein mexikanischer Stoff, der wie ein Poncho getragen werden kann). Darüber hinaus sind die Rückenmuskeln sehr wichtig beim Werfen von Bällen, Aufschlägen und Schmetterbällen. Die Trapez- und Rautenmuskeln stabilisieren die Schulter bei vielen dynamischen Sportbewegungen der oberen Extremitäten.

Ich persönlich bin genetisch nicht gerade prädestiniert für einen beeindruckend breiten Rücken. Er ist zwar sehr muskulös durch viele Jahre Kreuzheben, doch ich kann so viele Klimmzüge und Seilzugübungen machen, wie ich will, den angestrebten V-förmigen Rücken bekomme ich nicht hin. Es mangelt auch nicht an Kraft: Ich kann bei Klimmzügen ohne Probleme einen 45-kg-Gewichtgurt tragen und beim Kreuzheben liege ich bei über 225 kg. Doch durch konsistentes, wissenschaftlich fundiertes Training habe ich meinen oberen Rücken beträchtlich verbreitern können. Ich glaube, es ist klüger, nur ein paar Sätze mehrerer verschiedener Rückenübungen zu absolvieren, als mich mit Gewalt durch vier oder mehr Sätze nur einer oder zweier Übungen zu quälen. Der Rücken setzt sich aus einer Vielzahl von Muskeln zusammen, und Sie wollen ja maximale Entwicklung und optimale Funktion jedes einzelnen. Eine gute Mischung unterschiedlicher Rückenübungen stellt sicher, dass Sie keinen Muskel vernachlässigen und allen Teilen der Rückenmuskulatur gerecht werden.

In Kapitel 2 erwähnte ich, dass man die Unterarme durch Zugbewegungen stärken kann. Mit zunehmender Zugkraft wird Ihr kraftvolles Zugreifen zu einem starken Trainingsstimulus. Sie werden kaum Athleten mit hochentwickelter Zugkraft und guter Leistung bei Inverted Rows finden, bei denen nicht auch die Unterarmmuskulatur gut entwickelt ist. Wenn Sie sich an die hier aufgelisteten Rückenübungen halten, nimmt Ihre Kraft und Ausdauer zu und sowohl Vorder- als auch Rückseite Ihrer Unterarme werden kompakter und muskulöser werden.

KLIMMZUG IM OBERGRIFF

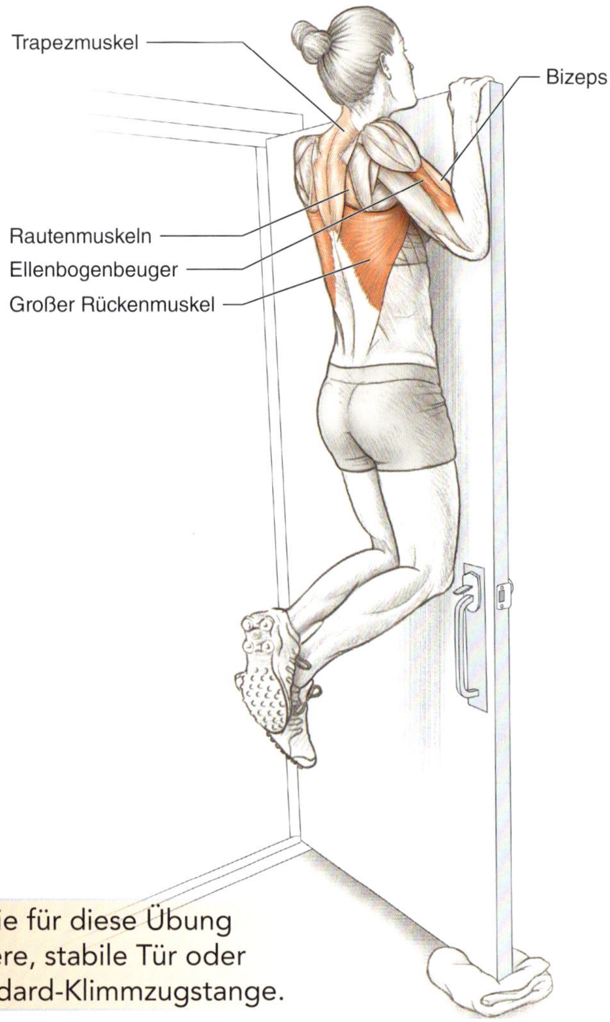

Sicherheitshinweis Wählen Sie für diese Übung eine sichere, stabile Tür oder eine Standard-Klimmzugstange.

Ausführung

1. Hängen Sie sich im Obergriff (mit abgewandten Handflächen) so an die Oberkante einer stabilen, mit einem Keil blockierten Tür, dass Ihre komplette Körperfront am Türblatt anliegt. Während der Aufwärtsbewegung wird sich Ihr Körper jedoch von der Tür wegbewegen, da Ihre Ellenbogen gegen das Türblatt drücken. Falls vorhanden, ist eine Standard-Klimmzugstange eine gute Option. Gegebenenfalls Beine anwinkeln.
2. Heben Sie Ihren Körper so hoch wie möglich an; achten Sie dabei auf eine gerade Körperstreckung von den Schultern bis zu den Knien.
3. Dann lassen Sie den Körper langsam und kontrolliert wieder in die Ausgangsstellung ab.

Trainierte Muskeln

Primär: Großer Rückenmuskel, Ellenbogenbeuger

Sekundär: Trapezmuskel, Rautenmuskeln, Bizeps

Hinweise zur Übung

Klimmzüge im Obergriff sind eine Herausforderung für die Großen Rückenmuskeln, es muss jedoch besonders darauf geachtet werden, die verwendete Tür nicht zu beschädigen. Ich habe diese Übung jahrelang problemlos an stabilen Haustüren trainiert; wegen meiner Körpergröße und meinem Gewicht bin ich bei nicht massiven Zimmertüren jedoch vorsichtiger – ich bin sicher, ich würde die Tür aus den Angeln reißen! Suchen Sie sich also eine dicke, massive, stabile Tür mit starken Angeln oder noch besser eine feste freistehende Wand. Manchmal lässt sich eine weniger feste Tür durch einen untergeschobenen Keil oder ein Holzscheit stabilisieren und die Türangeln werden entlastet. Das Risiko liegt bei Ihnen, ich sähe es wirklich nicht gern, wenn Sie mit Ihren Übungen Ihr Eigentum demolieren würden!

Bei Klimmzügen im Obergriff rotiert Ihr Körper um die Ellenbogengelenke, während Ihr Körper die Tür hinauf- und hinuntergleitet, was die Übung schwerer als einen Klimmzug im Untergriff macht.

VARIANTE

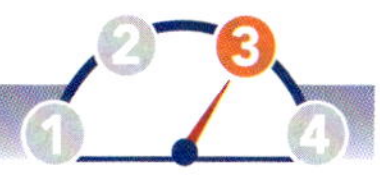

Klimmzug am Balken

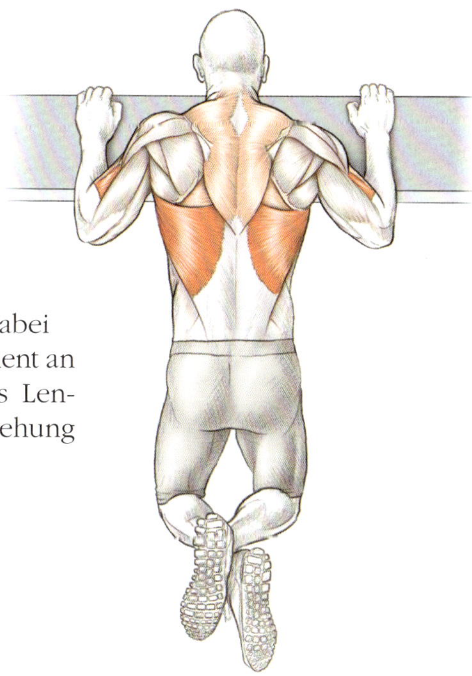

Sie müssen unbedingt herausfinden, wie Sie Klimmzüge am besten zu Hause absolvieren können, daher hier der Klimmzug am Balken als Alternative zur Tür. Greifen Sie einfach im Obergriff die Oberkante eines glatten, splitterfreien Balkens und heben Ihren Körper so hoch wie nur möglich. Dabei spannen Sie die Core-Muskulatur permanent an und vermeiden eine Überstreckung des Lendenwirbelsäulen-Bereichs und eine Drehung des Beckens.

KLIMMZUG MIT SEITENVERSATZ

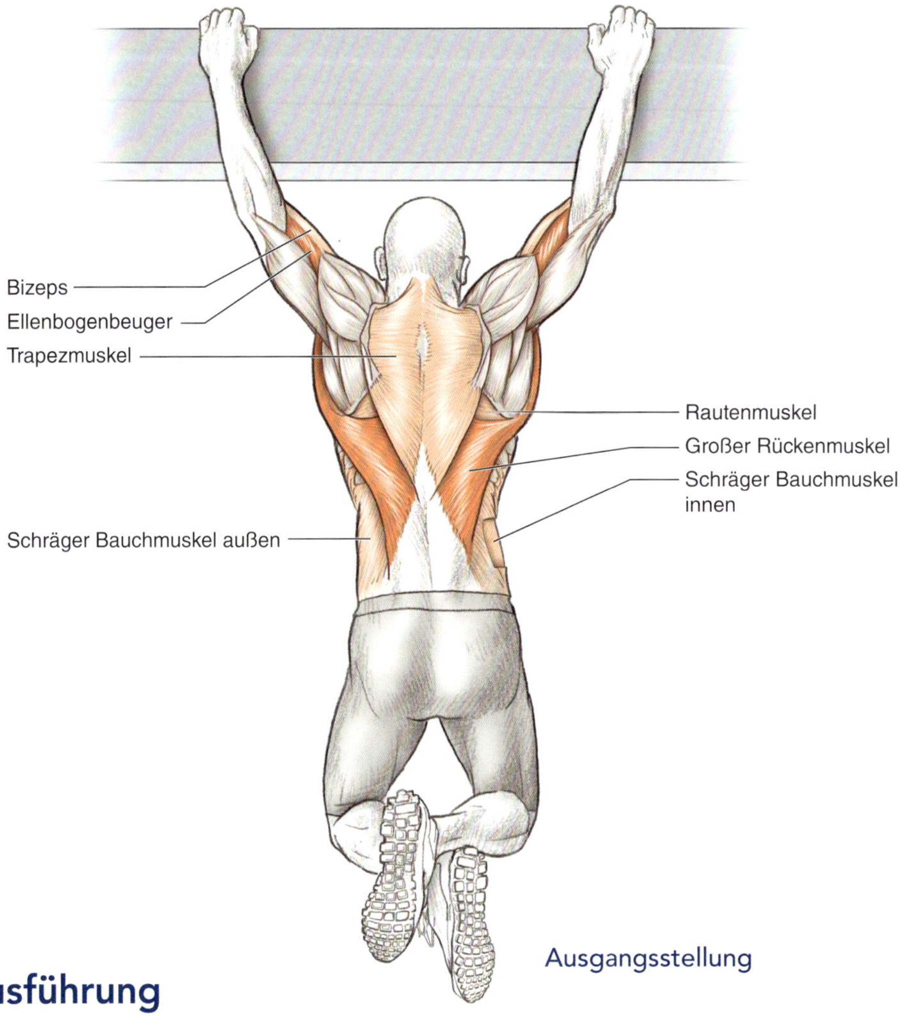

Ausgangsstellung

Ausführung

1. Hängen Sie sich im etwas mehr als schulterbreiten Obergriff an eine Klimmzugstange oder einen Balken. Die Knie können leicht angewinkelt werden oder relativ gestreckt bleiben.
2. Nun ziehen Sie den Körper seitlich versetzt nach oben, bis das Kinn über Stange oder Balken steht. Die Brust bleibt dabei herausgestreckt und die Core-Muskeln angespannt.
3. Den Körper wieder in die Ausgangsstellung senken und die Seite wechseln.

Trainierte Muskeln

Primär: Großer Rückenmuskel, Ellenbogenbeuger, Gerader Bauchmuskel

Sekundär: Trapezmuskel, Rautenmuskeln, Bizeps, Schräge Bauchmuskeln innen und außen

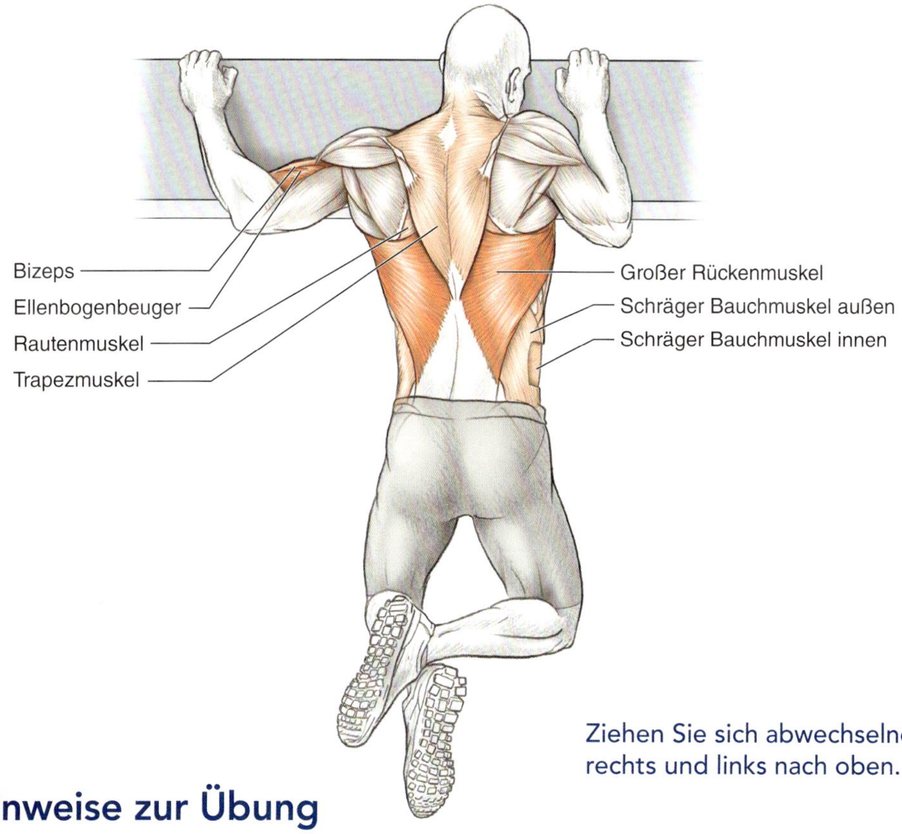

Ziehen Sie sich abwechselnd rechts und links nach oben.

Hinweise zur Übung

Klimmzüge mit Seitenversatz sind eine Fortgeschrittenen-Übung, bei der die Last 70 zu 30 zwischen be- und entlasteter Seite verteilt ist. Das erhöht die Belastung für die Großen Rückenmuskeln und andere Zugbewegungsmuskeln. Achten Sie auf den Core-Bereich in Neutralstellung. Er wird zu einer Verdrehung tendieren – entweder durch Überstreckung der Lendenwirbelsäule oder Beugung der Hüften. Denken Sie sich die Bewegung wie eine sich auf und nieder bewegende Holzplanke (wie bei Liegestützen) und halten Sie den Rücken während der gesamten Bewegung von den Schultern bis zu den Knien gerade gestreckt.

VARIANTE 1 2 3 4

Klimmzug rechts-links gleitend

Diese Variante stellt eine sehr anspruchsvolle Übung dar, die nur wenige Sportler absolvieren können, denn sie erfordert zuerst eine Hebebewegung, bis das Kinn über der Stange oder dem Balken steht, wie bei einem Standard-Klimmzug. Dann vollführen Sie eine komplette Gleitbewegung erst ganz zur einen, dann zur anderen Seite, bevor Sie den Körper in der Mittelposition wieder in die Ausgangsstellung absenken. All das ist eine einzige Wiederholung! Viele Wiederholungen werden Sie sicher nicht schaffen – wenn überhaupt.

KLIMMZUG AM HANDTUCH

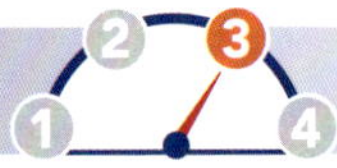

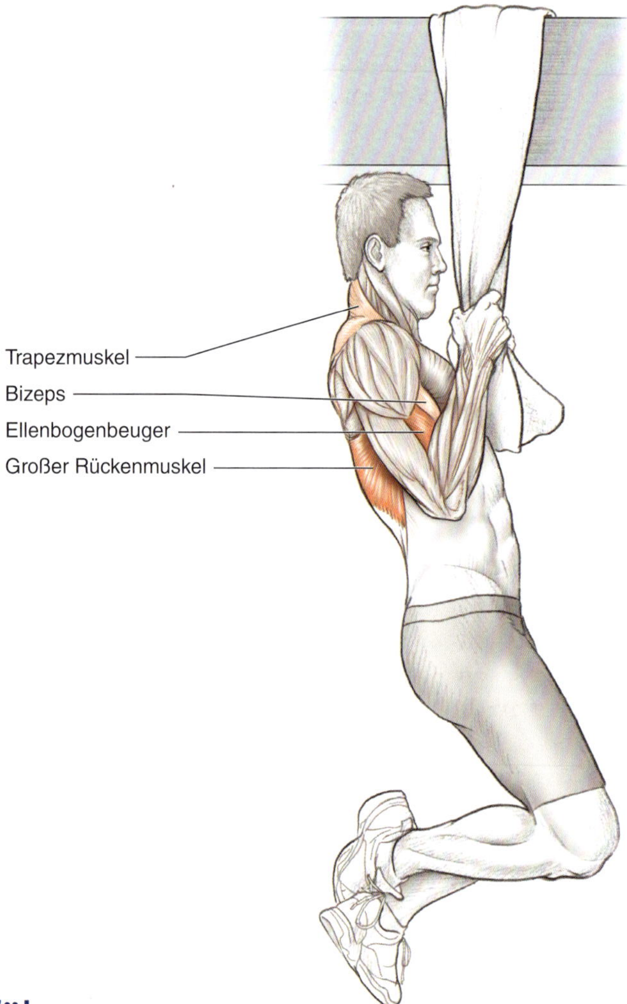

Ausführung

1. Hängen Sie ein Handtuch über eine Klimmzugstange oder einen Balken und packen Sie die Enden mit beiden Händen.
2. Nun ziehen Sie sich aus gestreckter Haltung nach oben, bis die Hände oben an die Brust stoßen; der Core-Bereich bleibt dabei in Neutralstellung.
3. Dann senken Sie den Körper wieder ab und wiederholen die Bewegung.

Trainierte Muskeln

Primär: Großer Rückenmuskel, Ellenbogenbeuger, Unterarmmuskeln wie Speichenseitiger Handbeuger und Langer Hohlhandmuskel

Sekundär: Trapezmuskel, Rautenmuskeln, Bizeps

Hinweise zur Übung

Der Klimmzug am Handtuch ist eine fantastische Unterarmübung, mit der Sie Ihre Greifkraft enorm steigern können; sie eignet sich damit besonders für Sportler aus Kontaktsportarten wie Ringen oder für Sportarten mit Schlägern, wie Tennis und Baseball. Halten Sie während der Übung die korrekte Klimmzughaltung ein – vermeiden Sie Überstreckung der Core-Muskulatur, Beugung der Hüften und jegliches „Zappeln". Versuchen Sie, die Handtuchenden am Bewegungshöhepunkt auseinanderzuziehen, um die Schulterretraktoren maximal zu beanspruchen.

VARIANTE

1 2 3 4

Einarmiger Klimmzug mit Eigenhilfe

Der einarmige Klimmzug ist eine äußerst schwierige Übung, die nur Sportler mit hochgradig entwickelter Oberkörpermuskulatur meistern werden. Sie können jedoch zu Beginn den zweiten Arm zur (leichten) Unterstützung nutzen, bis Sie eines Tages den einarmigen Klimmzug in Reinform beherrschen. Suchen Sie sich möglichst einen schmalen Balken, den Sie gut im Ober- oder Untergriff (Handflächen ab- bzw. zugewandt) packen können. Auch der neutrale Hammergriff ist möglich, wenn Sie in der Flucht des Balkens stehen und sich an einem neben dem Balken platzierten Gegenstand abstützen können.

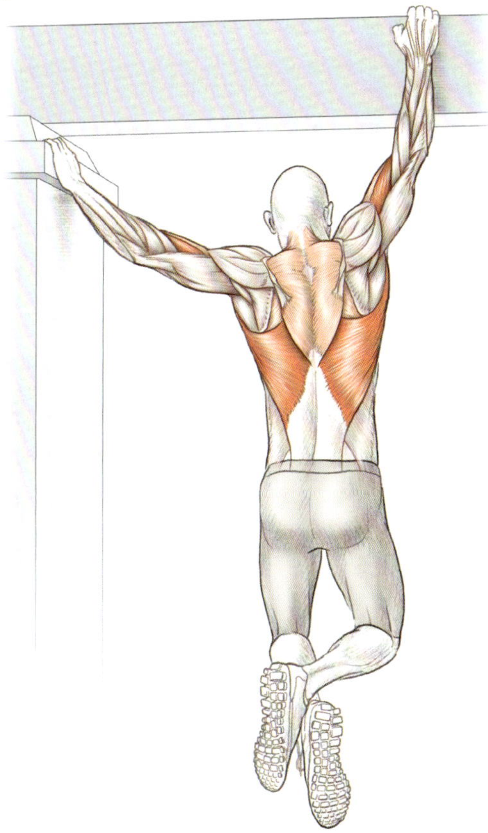

MODIFIZIERTER RUDERZUG HÄNGEND

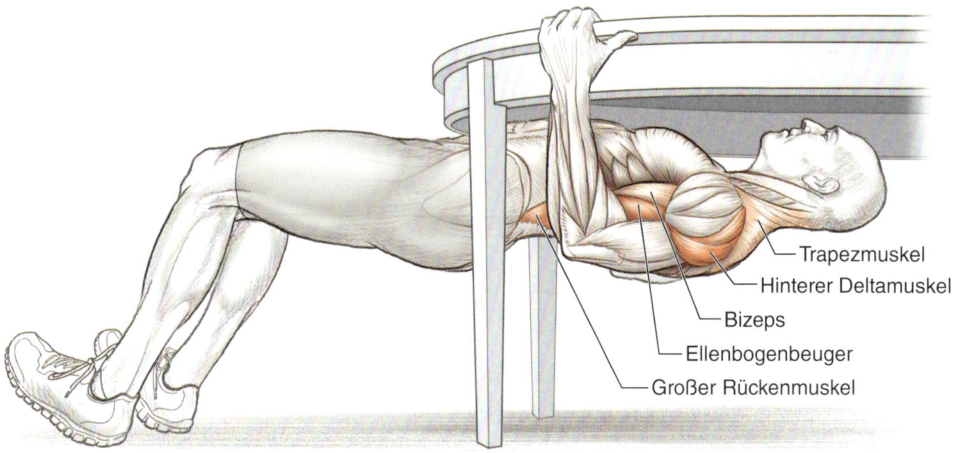

Ausführung

1. Greifen Sie die Ränder eines stabilen Tischs im Untergriff, die Knie sind ca. 90°–135° gebeugt, die Fersen in den Boden gestemmt. Ratsam ist es, für den Fall der Fälle einen weichen Untergrund, z. B. einen Teppich, zu wählen.
2. Nun ziehen Sie Ihren Körper nach oben, bis Ihre Brust von unten den Tisch berührt; der Körper bleibt dabei von Schultern bis Knien gerade gestreckt.
3. Dann senken Sie den Körper langsam und kontrolliert wieder ab.

Trainierte Muskeln

Primär: Großer Rückenmuskel, Ellenbogenbeuger, Hinterer Deltamuskel

Sekundär: Trapezmuskel, Rautenmuskeln, Bizeps

Hinweise zur Übung

Hängende Ruderzüge (oder Inverted Rows) sind eine feste Größe im BWT für den Oberkörper. Bei fehlender Übungsstange oder Zugseilsystem gibt es mehrere Auswege: Erstens können Sie an einem Tisch geeigneter Breite und ohne hinderliche Anbauten trainieren, den Sie dann an den Seitenrändern packen. Zweitens können Sie einen stabilen Besenstiel verwenden, der auf zwei rutschfesten Stühlen ruht und wie eine Übungsstange benutzt wird. Drittens können Sie sich auch unter zwei Stühle hängen, indem Sie die Hände im Hammergriff an den seitlichen Kanten der Sitzfläche ansetzen. Achten Sie immer auf eine aufrechte Brust und nutzen Sie das gesamte Bewegungsspektrum. Mit zunehmender Fitness können Sie zur Steigerung des Schwierigkeitsgrads die Füße während der Übung auf einem Stuhl hochlagern; je höher die Füße, umso schwieriger die Übung. Die maximale Effektivität ist bei paralleler Körperstellung zum Boden (im angespannten Zustand) erreicht.

VARIANTE

Ruderzug hängend mit Fußerhöhung

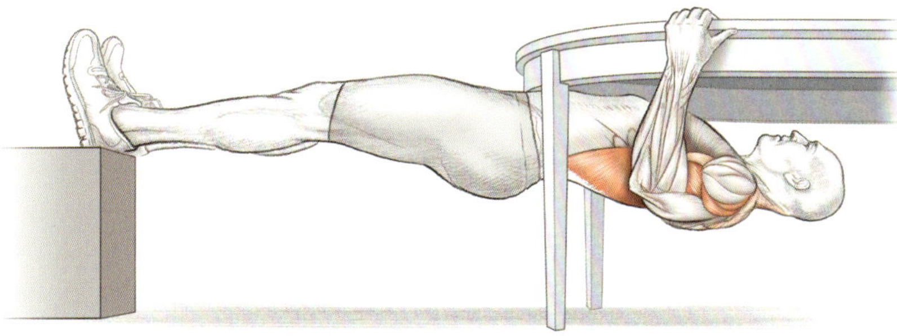

Wenn Sie die modifizierten Ruderzüge hängend gut beherrschen, können Sie den Schwierigkeitsgrad steigern, indem Sie die Füße hochlagern. Achten Sie auf einen gerade gestreckten Körper und das Zusammendrücken der Schulterblätter am höchsten Punkt der Bewegung.

VARIANTE

Ruderzug hängend mit Handtuch

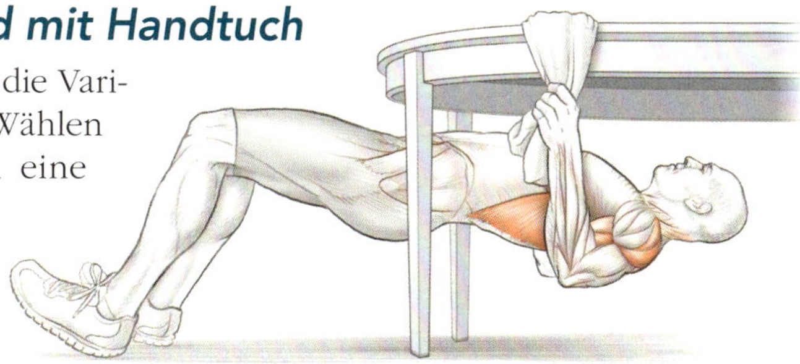

Eine andere Option stellt die Variante mit Handtuch dar. Wählen Sie durch Ausprobieren eine geeignete Handtuchposition über einem Tisch, einer Tischkante, zwei Stühlen oder – bei einem sehr langen Handtuch – sogar über einer Tür. Je tiefer der untere Punkt der Bewegung, umso effektiver die Übung. Achten Sie auf eng am Körper geführte Ellenbogen, herausgedrückte Brust und zusammen- und nach unten gedrückte Schulterblätter.

RUDERZUG HÄNGEND MIT SEITLICHEM VERSATZ

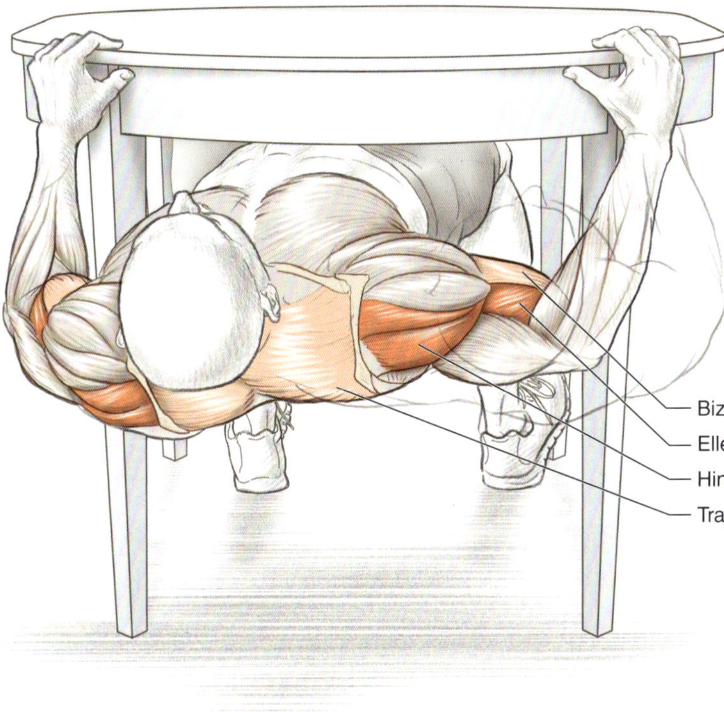

Ausführung

1. Sie hängen im Obergriff mit gerade gestrecktem Körper und angespannter Core-Muskulatur an einem Tisch o. Ä., die Oberschenkel in Verlängerung des gestreckten Rückens, die Fersen in den Boden gestemmt.
2. Nun heben Sie den Körper zu einer Seite.
3. Dann senken Sie den Körper ab und heben ihn zur anderen Seite.

Trainierte Muskeln

Primär: Großer Rückenmuskel, Ellenbogenbeuger, Hinterer Deltamuskel

Sekundär: Trapezmuskel, Rautenmuskeln, Bizeps

Hinweise zur Übung

Hängende Ruderzüge mit Seitenversatz sind eine Fortgeschrittenen-Übung, bei der die Last, wie bei den Klimmzügen mit Seitenversatz, 70 zu 30 zwischen be- und entlasteter Seite verteilt ist. Das erhöht die Belastung für die Großen Rücken- und Schultermuskeln. Die Kraft aus solchen Ruderübungen ist wichtig für langfristig gesunde Schultergelenke und -muskeln. Die Übung ist nicht so sexy wie Klimmzüge, sie sind aber genauso unerlässlich für Schulterstabilität und Verletzungsprophylaxe.

VARIANTE

1 2 3 4

Ruderzug hängend rechts-links gleitend

Diese Variante ist eine sehr anspruchsvolle Übung. Wie auch bei den rechts-links gleitenden Klimmzügen werden nicht viele Athleten ohne Vorübung dazu in der Lage sein. Beginnen Sie, wenn möglich, mit einer steilen Körpergeraden, damit Sie sich ganz auf die korrekte Ausführungsform konzentrieren können; viele Athleten neigen nämlich dazu, ihren Körper durch kompensierende Drehbewegungen oder Verrenkungen des Körpers zu stabilisieren, wobei eine Menge Energie verloren geht. Ziehen Sie den Körper aus entspannter Ausgangsstellung gerade nach oben, dann ziehen Sie ihn erst zur einen, dann zur anderen Seite, anschließend zurück zur Mitte und kehren schließlich in die Ausgangsstellung zurück. Herzlichen Glückwunsch: Sie haben gerade einmal eine Wiederholung geschafft! Wechseln Sie die Anfangsseite der Gleitbewegung bei jeder Wiederholung.

VARIANTE

1 2 3 4

Einarmiger Ruderzug hängend

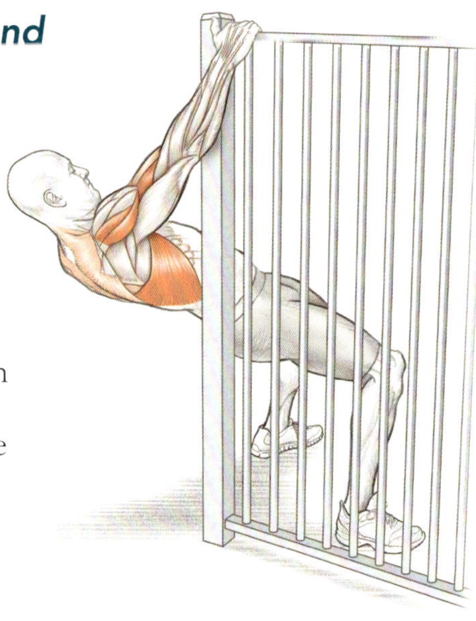

Wenn Sie die beidarmigen Rudervariationen beherrschen, wird es Zeit, zu den einarmigen überzugehen. Wenn Sie zu Beginn einen relativ steilen Winkel der Körpergeraden wählen, werden Sie die Übung formgerecht ausführen können. Angangs ist eine leichte Körperrotation während der Übung noch akzeptabel, aber im Laufe der Zeit sollten Sie diese minimieren. Diese Übung kann auch gut mit einem Handtuch absolviert werden.

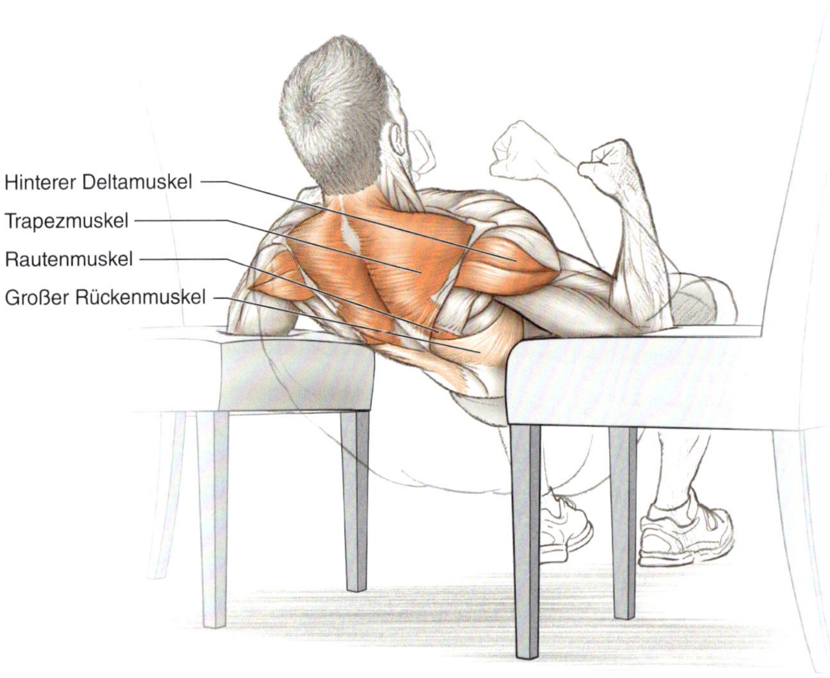

Ausführung

1. In der Ausgangsstellung ruhen die Rückseiten der Oberarme in einem Winkel von etwa 45° auf zwei Couches, Stühlen oder Hantelbänken. Die Füße stehen auf dem Boden, die Hüften und Oberschenkel sind in Verlängerung der Schultern gerade gestreckt.
2. Nun drücken Sie die Ellenbogen in die Unterlagen und drücken die Schulterblätter zusammen. Dadurch wird die Brust herausgedrückt.
3. Dann senken Sie den Körper langsam und kontrolliert wieder ab.

Trainierte Muskeln

Primär: Trapezmuskel, Rautenmuskeln, Hinterer Deltamuskel

Sekundär: Großer Rückenmuskel, Großer Gesäßmuskel, Quadrizeps (Gerader Oberschenkelmuskel und die drei Kniegelenkstrecker), Wirbelsäulenaufrichter (Dornfortsatzmuskel, Großer Rückenmuskel, Iliocostalmuskel), Oberschenkelrückseite (Bizeps, Halbsehnenmuskel, Plattsehnenmuskel)

Hinweise zur Übung

Während dieser Übung halten Sie Ihren Körper in einer schwebenden Brückenstellung zwischen den beiden Stühlen. Durch den Druck der Ellenbogen auf die Sitzflächen und das Zusammendrücken der Schulterblätter vollführen Sie eine geringe, jedoch sehr effektive Bewegung, die auf die Schulterblattretraktoren abzielt. Halten Sie die Brust nach außen gedrückt und die Hüften erhoben. Das Absenken erfolgt langsam und kontrolliert.

VARIANTE

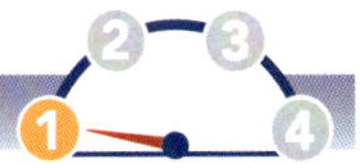

Schulterheben in der Ecke

Bei dieser Variante stehen Sie mit dem Rücken zu einer Zimmerecke und die Oberarme drücken gegen die beiden Wände; die Füße stehen etwa 30–60 cm vor der Ecke. Bewegen Sie den Körper nach außen, weg von der Ecke, indem Sie die Schulterblätter zusammendrücken. Auch diese geringe, aber effektive Bewegung zielt auf die Schulterblattretraktoren ab. Durch Veränderung des Abstands der Füße zur Ecke können Sie die Belastung variieren.

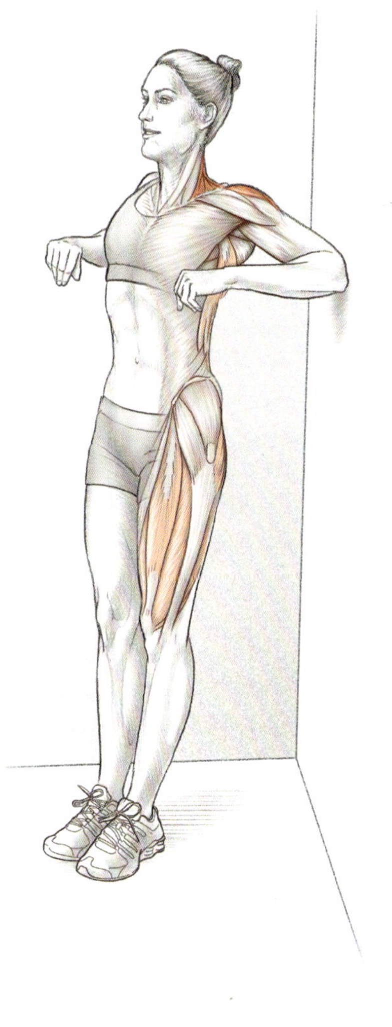

SURFER

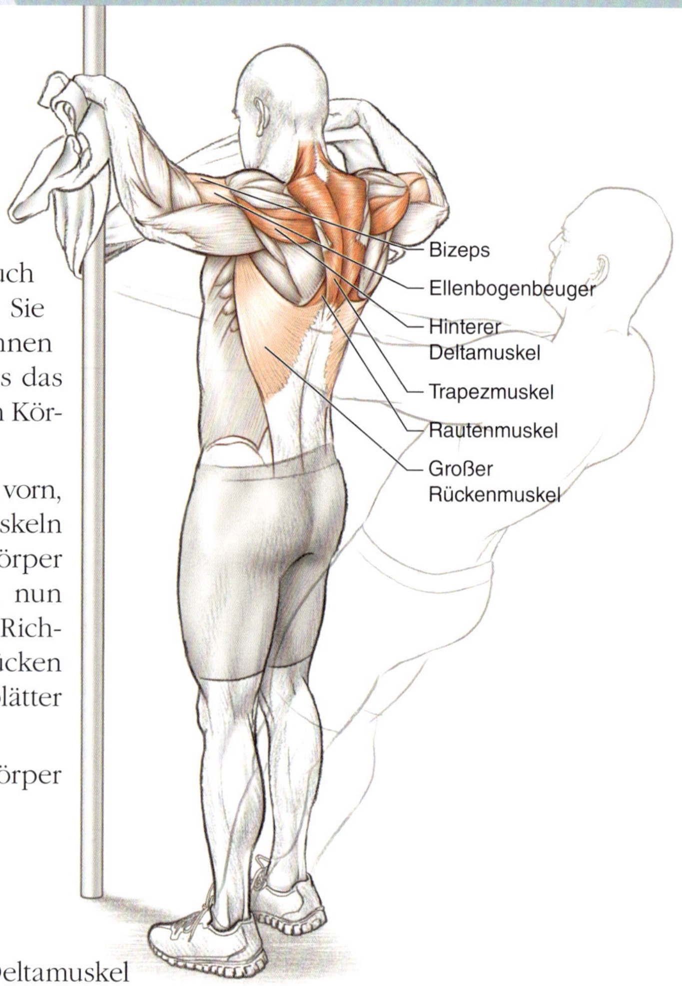

Ausführung

1. Schlingen Sie ein Handtuch um eine Stange, packen Sie es an den Enden und lehnen Sie sich zurück, sodass es das Gewicht Ihres gestreckten Körpers trägt.
2. Drücken Sie die Brust nach vorn, spannen Sie die Core-Muskeln an und halten Sie den Körper weiter gerade gestreckt; nun ziehen Sie Ihre Hände in Richtung der Ohren und drücken gleichzeitig die Schulterblätter zusammen.
3. Dann senken Sie den Körper wieder.

Trainierte Muskeln

Primär: Trapezmuskel, Rautenmuskeln, Hinterer Deltamuskel

Sekundär: Großer Rückenmuskel, Ellenbogenbeuger, Bizeps

Hinweise zur Übung

Diese Übung ähnelt stark der Surferübung für die Schulter (siehe S. 30) und eignet sich ausgezeichnet als Training der Schulterblattstabilität, um die Gesundheit Ihrer Schultergelenke und -muskeln zu erhalten, denn sie spricht Ihre Schultermuskeln ein wenig anders an als die bekannten Ruderbewegungen und sorgt für Abwechslung. Hier werden Sie nicht in demselben Winkel trainieren können wie bei den Inverted Rows, weil Sie in diesem Bewegungsmuster wahrscheinlich nicht so stark sein werden und wohl einen steileren Winkel finden müssen. Achten Sie auf die herausgedrückte Brust und nutzen Sie das gesamte Bewegungsspektrum. Zur effektiven Beanspruchung der Muskeln ist gar kein so großer Winkel erforderlich, wenn Sie den gesamten Körper anspannen und die Schulterblätter am Bewegungsende zusammendrücken.

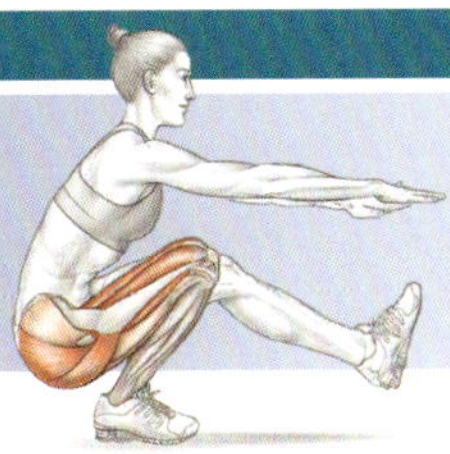

KAPITEL 7

OBERSCHENKEL

Sie können in ein beliebiges Fitnessstudio gehen: Prächtig trainierte Oberkörper werden Sie wie Sand am Meer finden. Selbst BWT-Athleten haben gewöhnlich beeindruckende Brust-, Schulter-, Rücken- und Armmuskeln. Die meisten dieser Schaufensterathleten leiden am „Glühbirnen-Syndrom“: Die Muskelmassen des Oberkörpers müssen von Hühnerbeinen getragen werden. Viele Athleten trainieren ihren Oberkörper wie verrückt, nur um das Beinmuskeltraining umgehen zu können, oder beschäftigen sich bestenfalls am Beinmuskeltag mit ein paar Alibisätzen Beinpresse, Beinstrecker oder Bein-Curl und ein paar Minuten auf dem Laufband plus ein paar Sprüngen auf der Stelle. Hier besteht ganz klar Handlungsbedarf. Wie bereits erwähnt, liegt den meisten Athleten ein effektives BWT für den Oberkörper einfach näher, weil fast jeder die einschlägigen Liegestütze, Klimmzüge und Sit-ups kennt, die meisten haben jedoch nicht die geringste Vorstellung von einem effektiven BWT für die Beine. Zum Glück ist es mit ein wenig Einfallsreichtum ganz einfach, eine imponierende Unterkörpermuskulatur allein mit dem Körpereigengewicht als Widerstand zu entwickeln.

Ich bin sehr stolz auf meine Beinmuskulatur, weil sie von vielen Jahren harten Trainings zeugt. Dabei bin ich keineswegs prädestiniert für muskelbepackte Oberschenkel, ganz im Gegenteil. Doch durch kontinuierliches jahrelanges Training habe ich es zu akzeptablen Beinmuskelumfängen gebracht. Und auch wenn ich mit Gewichten trainiere, bin sich sicher, ich könnte meine Oberschenkelmuskeln mit der BWT Methode gut erhalten, ja mit einer Schwerpunktverlagerung auf den Unterkörper wahrscheinlich sogar weiterentwickeln. Wie kann ich da so sicher sein? Weil es – wie Sie auf den nächsten Seiten sehen werden – Dutzende von anspruchsvollen und effektiven BWT-Übungen für die unteren Extremitäten gibt.

Die Oberkörperhelden müssen lernen, auch auf ihre Beinmuskeln stolz zu sein und die Herausforderungen des Unterkörpertrainings zu schätzen. Nach jahrelangen fruchtlosen Versuchen habe ich meinen Stiefbruder schließlich überzeugt, mit dem Beintraining zu beginnen. Zuvor trainierte er zweimal pro Woche Brust und Arme und ebenfalls zweimal pro Woche Rücken und Schultern. Ich nötigte ihm quasi einen Beintag pro Woche auf, und er bemerkte: „Der Beintag ist genauso hart wie alle Oberkörpertage zusammen.“ Damit hat er recht: Oberkörperübungen fordern Sie einfach nicht so stark wie Verbundübungen für den Unterkörper, vor allem wegen der enormen Muskelmassen, die während eines Workouts beansprucht werden. Zwar werden z. B. bei den einbeinigen Kniebeugen („Bulgarian Style“) vorrangig Quadrizeps, Großer Gesäßmuskel und

Oberschenkelrückseite als Bewegungsinitiatoren beansprucht, doch zahlreiche weitere Muskeln tragen ebenfalls zur Bewegung bei: der Zweiköpfige Wadenmuskel, der Schollenmuskel in der Wade, die Adduktoren, der Mittlere und Kleine Gesäßmuskel, der Quadratische Lendenmuskel und die Wirbelsäulenstabilisierer, um nur einige zu nennen.

Für Athletinnen ist Beintraining ebenso ein absolutes Muss. Durchtrainierte Oberschenkel verbessern Ihr Erscheinungsbild beträchtlich, ob Sie nun in Jeans, Rock oder Abendkleid, im Badeanzug oder ohne alles unterwegs sind. Doch das Unterkörpertraining dient nicht nur der Ästhetik. Da die betreffenden Übungen die meiste Muskelmasse ansprechen, erfordern Sie auch einen beträchtlichen Energieaufwand und sind daher fantastische Fettverbrenner. Tatsächlich bringt ein Hardcore-Beintraining mehr, um die Bauchmuskeln zum Vorschein zu bringen, als traditionelle Core-Übungen. Und beim Beintraining setzen Sie einen metabolischen Nachbrenner in Gang, der noch mehr als 24 Stunden nach dem eigentlichen Workout hochtourig weiterläuft. Somit verbrennen Sie also im Endeffekt rund um die Uhr zusätzliche Kalorien.

OBERSCHENKELMUSKELN

Der Oberschenkel setzt sich aus zahlreichen Muskeln zusammen. Diesbezüglich denken die meisten Menschen zuerst an den Quadrizeps vorn und die Hinteren Oberschenkelmuskeln. Es gibt vier Quadrizepsmuskeln: den Geraden Oberschenkelmuskel (der auch als Hüftbeuger dient) und die drei Kniegelenkstrecker: Äußerer, Zwischenliegender und Innerer Kniegelenkstrecker (Abb. 7.1a); ihre Aufgabe ist die Streckung des Kniegelenks. An der Oberschenkelrückseite finden wir drei Muskeln: Bizeps (femoris), Halbsehnenmuskel und Plattsehnenmuskel (Abb. 7.1b), die für Hüftstreckung und Kniebeugung zuständig sind. Der Bizeps verfügt über einen kurzen und einen langen Kopf. Der kurze ist der einzige Muskel an der Oberschenkelrückseite, der sich nicht noch über das Hüftgelenk hinweg erstreckt und daher auch nicht zur Hüftstreckung beiträgt.

Daneben gibt es die Adduktorengruppe mit Langem, Kurzen und Großem Adduktor. Diese Muskeln machen einen großen Teil des Oberschenkels aus und sollten deshalb nicht vernachlässigt werden. Ihre primäre Rolle besteht zwar in der Adduktion (Heranziehen des Beines zum Körper), doch tragen sie je nach Oberschenkelstellung auch zur Hüftbeugung und -streckung bei, insbesondere der Anteil des Großen Adduktors an der Oberschenkelrückseite. Erfreulicherweise lassen sich die Adduktoren gut durch einbeinige Übungen stimulieren.

Es gibt eine Menge weiterer Oberschenkelmuskeln, darunter Lendenmuskeln (wichtig für die Hüftbeugung), Schlankmuskel, Kammmuskel und Schneidermuskel, doch Sie müssen nicht unbedingt die präzise Funktion jedes einzelnen Muskels kennen. Zwingend notwendig ist jedoch, dass Sie wissen, wie Sie die Beine effektiv und formgerecht trainieren können.

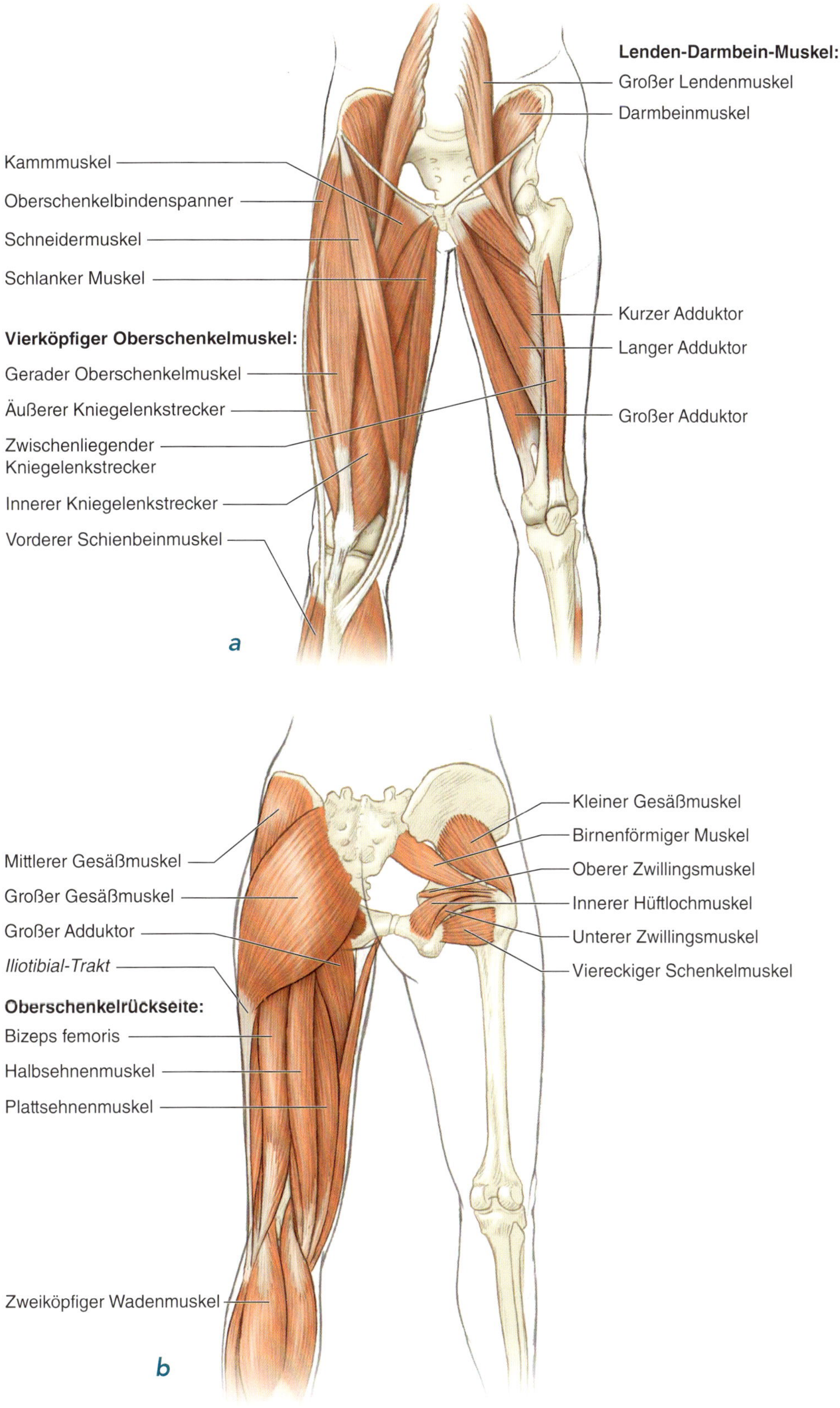

Abb. 7.1 Oberschenkelmuskeln Vorderseite (a) und Rückseite (b)

OBERSCHENKEL-AKTIVITÄTEN UND -BEWEGUNGEN

Kein Zweifel: Unsere Oberschenkelmuskulatur ist der Dreh- und Angelpunkt fast aller Sportarten und funktionalen Bewegungen. Der Quadrizeps ist vielleicht der wichtigste Muskel bei allen vertikalen Sprungübungen, und ohne ihn geht auch beim Laufen, Hakenschlagen, Landen nach einem Sprung und Abbremsen so gut wie nichts. An der Oberschenkelrückseite befinden sich wohl die wichtigsten Muskeln für den Sprint. Im Krafttraining mit Gewichten fällt uns der Quadrizeps bei allen Kniebeugeübungen auf, die Muskeln an der Oberschenkelrückseite beim Kreuzheben. Ich kann hier aus Platzgründen nicht alle Sportarten aufzählen, die ohne entsprechende Power in den Beinen undenkbar wären. Jeder bodenverbundene Sport, bei dem es auf Schnelligkeit, Kraft und Beweglichkeit ankommt, ist in erster Linie auf die Beinmuskeln angewiesen, und selbst beim Schwimmen, Rudern und Klettern brauchen wir das Zusammenwirken von Hüft- und Kniestreckern, um vorwärtszukommen. Aufgrund ihres Verlaufs über beide Knie- und Hüftgelenke spielen die rückseitigen Oberschenkelmuskeln bei explosiven Bewegungen eine entscheidende Rolle für die Kraftübertragung zwischen Knie und Hüfte. Angesichts der Tatsache, dass wir bei den meisten Disziplinen jeweils ein Bein einsetzen, ist es sinnvoll, viele einbeinige Übung en in Ihre Trainingsroutine aufzunehmen. Sie fördern neben der Entwicklung von Kraft und Stärke auch sensomotorischen Fähigkeiten, z. B. das Gleichgewicht.

Bei vielen Athleten sind im Verhältnis zur Oberschenkelrückseite überdimensionierte Quadrizepse zu beobachten; durch diese Dysbalance ergeben sich natürlich Defizite, was verletzungsanfällig macht. Deshalb ist auch die Entwicklung starker Oberschenkelrückseiten-Muskulatur unerlässlich. Kniebeugeübungen wirken mehr auf den distalen (knienahen) Teil, während Hüftstreckübungen mehr den proximalen (hüftnahen) Teil der Oberschenkelrückseite ansprechen. In diesem Kapitel habe ich eine Auswahl an Übungen speziell für die Oberschenkelrückseite zusammengestellt, mit denen Sie Ihre Muskulatur in allen Funktionen und im gesamten Bewegungsspektrum stärken können, damit an dieser Stelle keine Schwachpunkte entstehen.

Viele der hier beschriebenen Bewegungsmuster werden das Fundament für Ihren sportlichen Erfolg legen. Die wichtigsten Bewegungsabläufe bei BWT-Kniebeugen, Hüftbeugen, Ausfallschritten und Brückenstellungen haben großen Einfluss auf die Art, wie sie sich in energiereichen und schnellen Sportarten bewegen, wie Sie Belastungen verteilen, Kräfte übertragen sowie Stöße und Schläge absorbieren. Deshalb gilt: Beherrschen Sie zuerst die Grundlagen und lernen Sie die korrekte Ausführung, bevor Sie zu den anspruchsvolleren Übungen übergehen.

SUMO-KNIEBEUGE

Ausführung

1. In der Ausgangsstellung stehen Sie breitbeinig mit nach außen weisenden Fußspitzen, die Arme sind waagerecht vor dem Körper verschränkt. Die meisten Athleten tendieren zu einem 45°-Winkel der Füße, andere ziehen einen geringeren Winkel vor – das hängt von der Hüftanatomie ab.
2. Nun vollführen Sie mit aufrechtem Oberkörper eine rückwärtige Kniebeuge und drücken dabei die Knie druckvoll nach außen.
3. Der Bewegungsendpunkt ist erreicht, wenn die Oberschenkel parallel zum Boden stehen. Dann kehren Sie in den aufrechten Stand zurück.

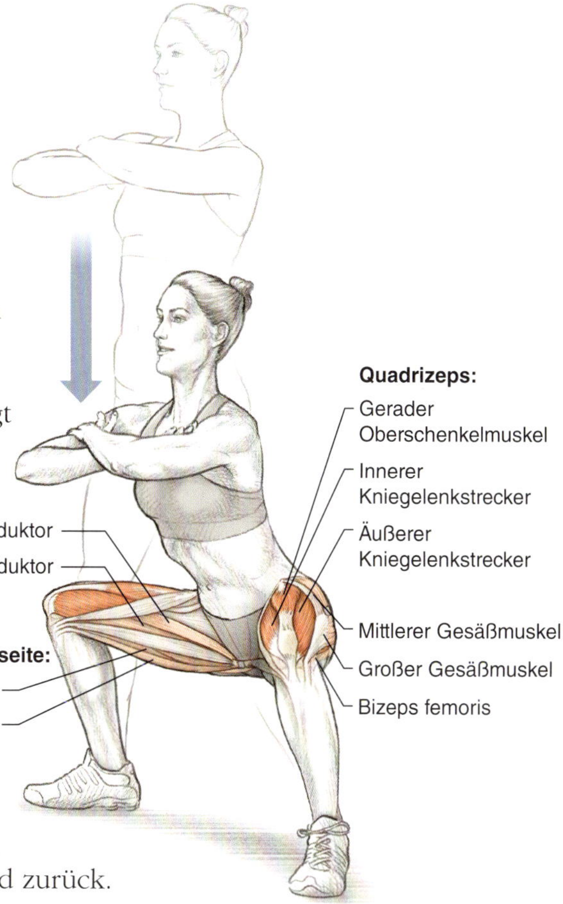

Trainierte Muskeln

Primär: Quadrizeps (Gerader Oberschenkelmuskel; Äußerer, Zwischenliegender und Innerer Kniegelenkstrecker)

Sekundär: Großer, Mittlerer und Kleiner Gesäßmuskel, Oberschenkelrückseite (Bizeps femoris, Halbsehnenmuskel, Plattsehnenmuskel), Großer, Langer und Kurzer Adduktor, Wirbelsäulenaufrichter (Dornfortsatzmuskel, Großer Rückenmuskel, Iliocostalmuskel), Tiefliegende Hüft-Außenrotatoren

Hinweise zur Übung

Die Sumo-Kniebeuge ist eine hervorragende Übung, die Ihnen beibringt, beim Kniebeugen mehr Muskeln als nur die Quadrizepse einzusetzen. Hier kommen wegen der biomechanischen Anforderungen die Hüftadduktoren und -abduktoren stärker ins Spiel. Achten Sie auf eine aufrechte Brust und effektive Spannung in den Hüftstreckern am unteren Bewegungsende.

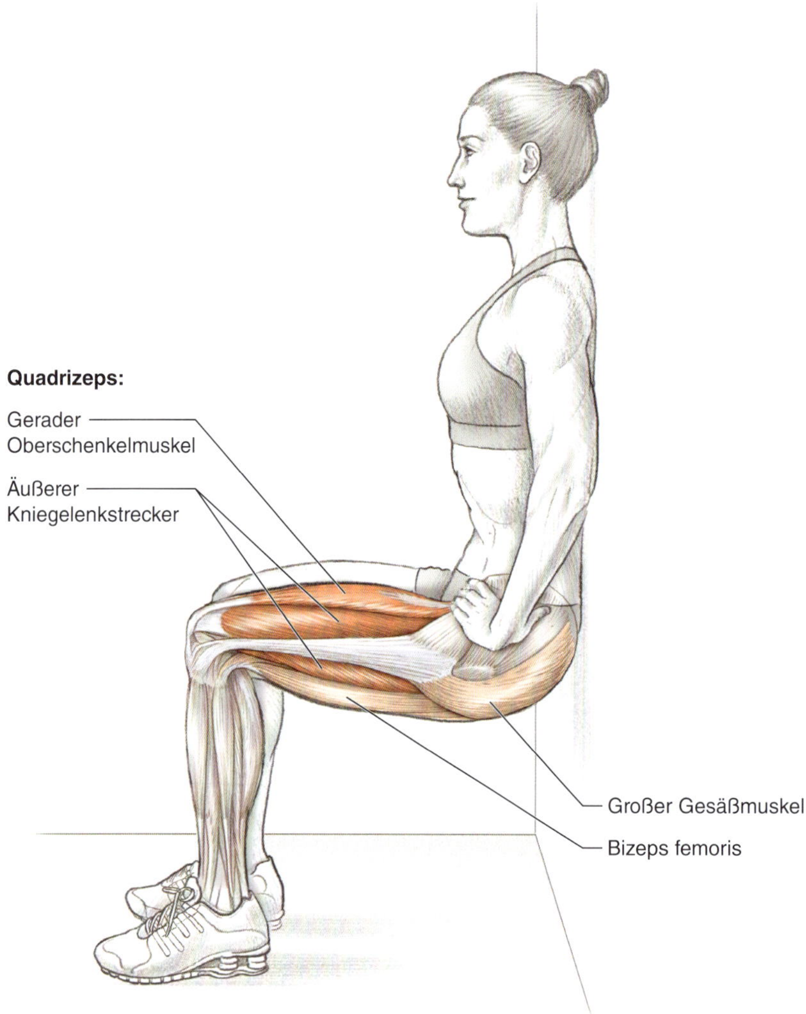

Ausführung

1. In der Ausgangsstellung lehnen Sie sich mit dem Rücken an die Wand und legen die Hände auf die Hüften.
2. Nun senken Sie den Körper, bis die Hüften und Knie 90° gebeugt sind; die Oberschenkel stehen parallel, die Schienbeine senkrecht zum Boden, die Füße liegen flach auf.
3. Diese Haltung halten Sie stabil über den Zielzeitraum: von 30 Sekunden für Einsteiger bis zu 120 Sekunden für Fortgeschrittene und Profis.

Trainierte Muskeln

Primär: Quadrizeps (Gerader Oberschenkelmuskel; Äußerer, Zwischenliegender und Innerer Kniegelenkstrecker)

Sekundär: Großer Gesäßmuskel, Oberschenkelrückseite (Bizeps femoris, Halbsehnenmuskel, Plattsehnenmuskel)

Hinweise zur Übung

Diese Halteübung an der Wand dient der grundlegenden Kraftausdauer der Quadrizepse und kann praktisch überall absolviert werden, wo Sie eine geeignete Wand finden. Achten Sie auf perfekte Körperhaltung während des gesamten Satzes: herausgedrückte Brust und gerader, aufrechter Rücken. Zur Abwechslung können Sie den Hüftwinkel während des Satzes variieren. Sie können z. B. mit einem schwierigeren Winkel (die Hüften niedriger als die Knie) starten, dann zu 90° Knie- und Hüftwinkel übergehen und schließlich bei steigender Ermüdung mit einer Stellung der Hüften höher als die Knie enden.

VARIANTE

Marschieren an der Wand

Sobald Sie die Halteübung an der Wand sicher beherrschen und nach einer größeren Herausforderung suchen, können Sie das Marschieren an der Wand ausprobieren: Zu Beginn werden Sie die Hüften wahrscheinlich höher als die Knie halten, um den Schwierigkeitsgrad nicht zu stark zu steigern. Im Laufe der Zeit sollten Sie einen 90°-Hüftwinkel anstreben. Dann heben Sie abwechselnd ein Bein durch Hüftbeugung angewinkelt vom Boden ab und halten es eine bestimmte Zeit in dieser Lage. Führen Sie die Übung bis zur Ermüdung des Quadrizeps fort.

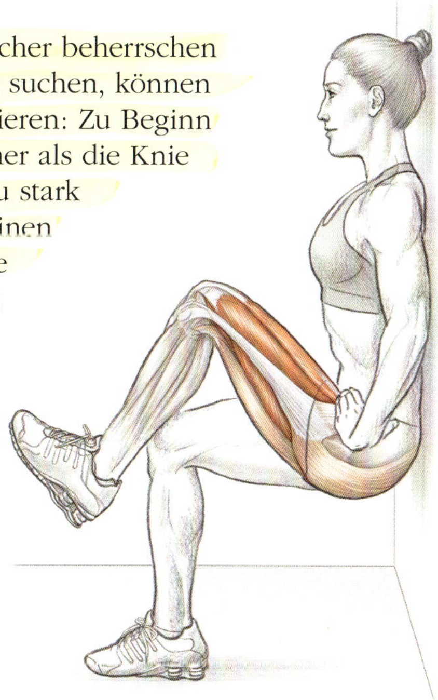

KNIEBEUGE MIT ABSETZEN

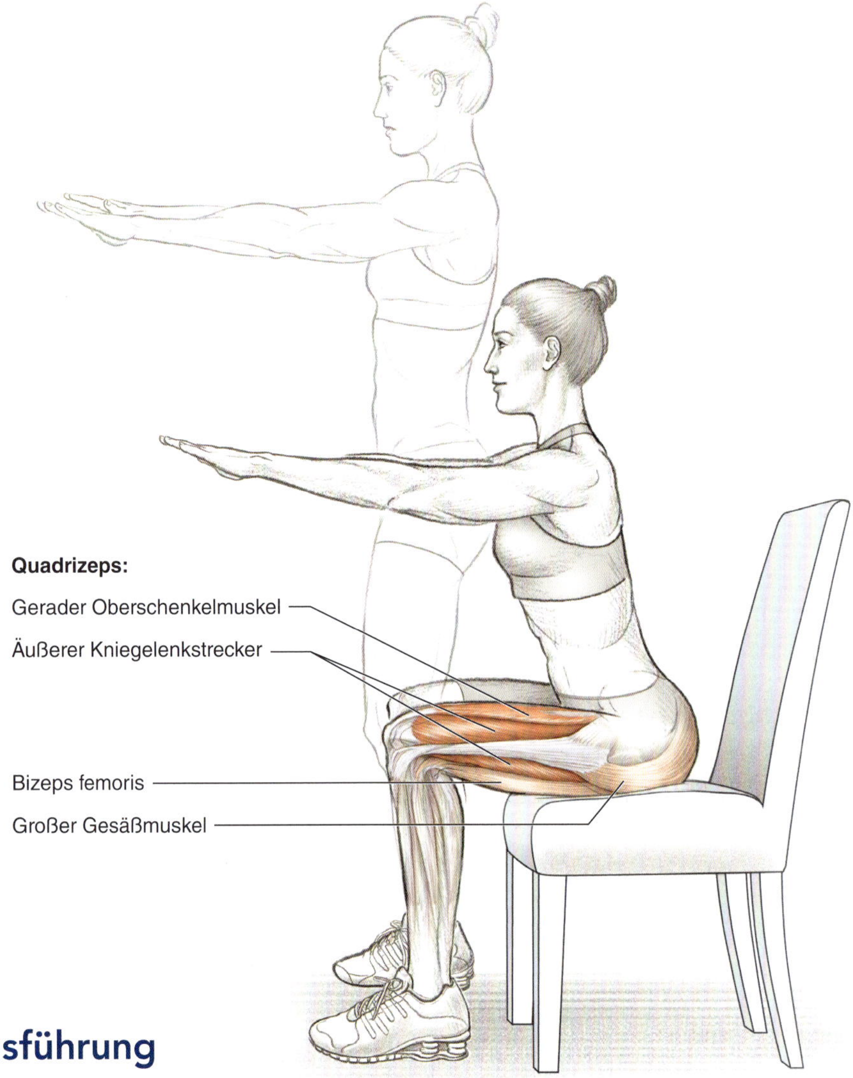

Ausführung

1. Sie stehen mit mehr als schulterbreit geöffneten Füßen dicht vor einer stabilen Bank etc.; Winkel der Füße zueinander nach Belieben.
2. Nun beginnen Sie mit einer Hüftbeuge und setzen sich nach hinten; halten Sie die Brust aufrecht, die Knie stehen über den Füßen, die Schienbeine senkrecht zum Boden. Achten Sie auf den Druck der Fersen auf den Boden.
3. Pausieren Sie einen Moment sitzend, dann erheben Sie sich wieder mit angespannten Gesäßmuskeln, bis die Knie gestreckt sind.

Trainierte Muskeln

Primär: Quadrizeps (Gerader Oberschenkelmuskel; Äußerer, Zwischenliegender und Innerer Kniegelenkstrecker)

Sekundär: Großer, Mittlerer und Kleiner Gesäßmuskel, Oberschenkelrückseite (Bizeps femoris, Halbsehnenmuskel, Plattsehnenmuskel), Wirbelsäulenaufrichter (Dornfortsatzmuskel, Großer Rückenmuskel, Iliocostalmuskel)

Hinweise zur Übung

Diese Übung trainiert das grundlegende Bewegungsmuster der Kniebeuge und lehrt Sie den Einsatz der Hüftmuskeln. Korrekt ausgeführt, verändern die Knie während der Bewegung nur ihren Winkel, werden jedoch weder nach vorn oder hinten, noch nach innen oder außen bewegt. Achten Sie während der gesamten Bewegung auf aufrechte Brust und Druck auf die Fersen. Die meisten Athleten beginnen mit einer Kastenhöhe, bei der die Oberschenkel im Sitzen waagerecht zum Boden stehen; mit einem etwas höheren Kasten wird es leichter, mit einem niedrigeren schwerer. Wichtig ist, dass Sie bewusst Ihre Hüftmuskeln einsetzen, damit Sie diese Praxis auf Sprung- und Beweglichkeitsaktivitäten übertragen können – das schont die Knie und verschafft Ihnen eine größere Explosivität.

VARIANTE

Tiefe Kniebeuge mit Kasten

Bei dieser Übung arbeiten Sie mit einem stabilen Kasten von etwa 30 cm Höhe. Auch wenn sich Ihre Knie beim Nach-hinten-Setzen etwas nach vorn bewegen werden und Sie damit die senkrechte Schienbeinstellung nicht einhalten können, liegt das Hauptaugenmerk auf dem bewussten Einsatz der stärkeren Hüftstrecker anstelle der Quadrizepse.

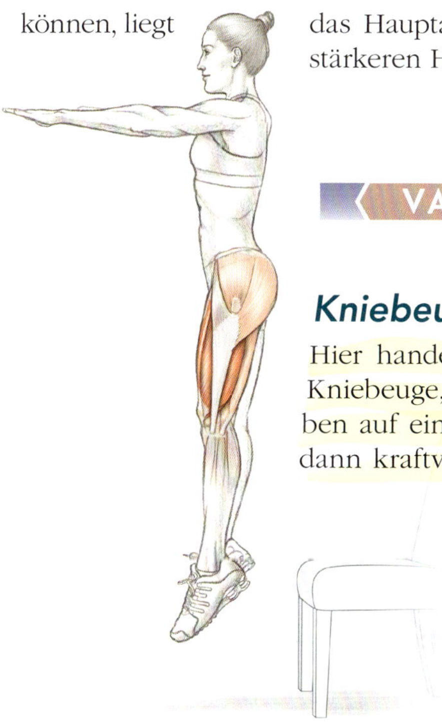

VARIANTE

Kniebeuge mit Kasten und Sprung

Hier handelt es sich um eine explosive Variante der Kniebeuge, bei der Sie sich wie vorhergehend beschrieben auf einen Kasten (oder stabilen Stuhl) setzen und dann kraftvoll mit einem Sprung senkrecht nach oben bewegen. Achten Sie auf eine sanfte Landung, bei der Sie den Aufprall absorbieren, indem Sie die Belastung auf alle beteiligten Gelenke, insbesondere die Hüften, verteilen.

Ausführung

1. In der Ausgangsstellung stehen die Füße dicht beieinander und leicht nach außen gekehrt, die meisten Athleten empfinden einen 30°-Winkel als angenehm, das hängt von der individuellen Hüftanatomie ab. Die Arme sind waagerecht vor dem Körper verschränkt.

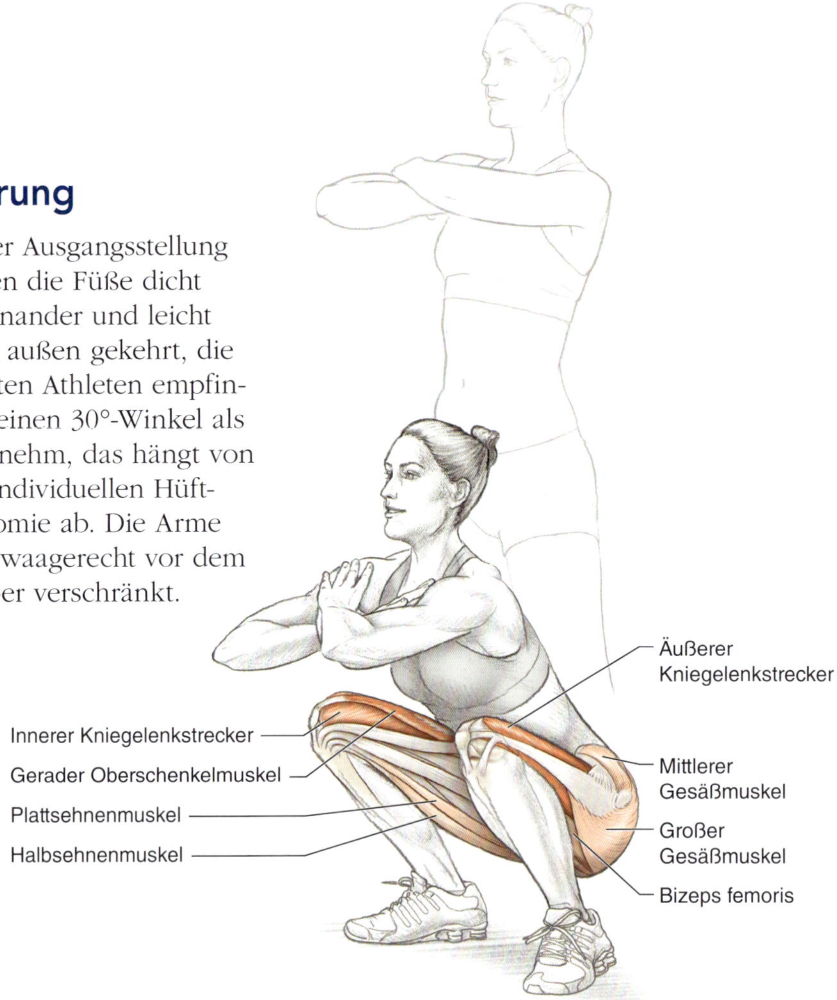

2. Die Bewegung beginnt durch gleichzeitiges Knie- und Hüftbeugen, wodurch sich Ihr Gesäß geradewegs dem Boden nähert. Tragen Sie Ihr Gewicht auf der gesamten Fußsohle, die Brust bleibt aufrecht und die Knie bewegen sich nach außen, sodass sie über der Fußmitte stehen.
3. Gehen Sie so tief wie möglich in die Hocke, halten Sie den Rücken, insbesondere den Lendenwirbelsäulen-Bereich, gerade gestreckt. Dann zurück.

Trainierte Muskeln

Primär: Quadrizeps (Gerader Oberschenkelmuskel; Äußerer, Zwischenliegender und Innerer Kniegelenkstrecker)

Sekundär: Großer, Mittlerer und Kleiner Gesäßmuskel, Oberschenkelrückseite (Bizeps femoris, Halbsehnenmuskel, Plattsehnenmuskel), Wirbelsäulenaufrichter (Dornfortsatzmuskel, Großer Rückenmuskel, Iliocostalmuskel)

Hinweise zur Übung

Die volle Kniebeuge scheint auf den ersten Blick einfach, erfordert jedoch beträchtliche Beweglichkeit im Fußgelenk (Fußheber), bei der Hüftbeugung und Brustwirbelsäulen-Streckung. Das bedeutet, dass ihre Knie sich am Bewegungstiefpunkt ziemlich weit nach vorn bewegen können müssen, ohne dass sich die Fersen heben. Die Hüften müssen sich ohne Rundrückenbildung oder Beckenkippen weit nach unten bewegen können. Deshalb müssen viele Athleten vor dieser Übung an Ihrer Beweglichkeit in den genannten Bereichen arbeiten. Für die volle Kniebeuge benötigen Sie auch eine ausreichende Core-Stabilität und Gesäßmuskelaktivierung. Haben Sie also Geduld und konzentrieren Sie sich auf Qualität statt Quantität. Im Laufe der Zeit werden Ihnen die vollen Kniebeugen leichter fallen, aber vernachlässigen Sie darüber nicht die Arbeit an Ihrer Beweglichkeit und Stabilität, um die Übung korrekt auszuführen (die Hüften müssen tiefer als die Knie stehen).

VARIANTE

Kniebeuge mit Gleichgewichtsausgleich

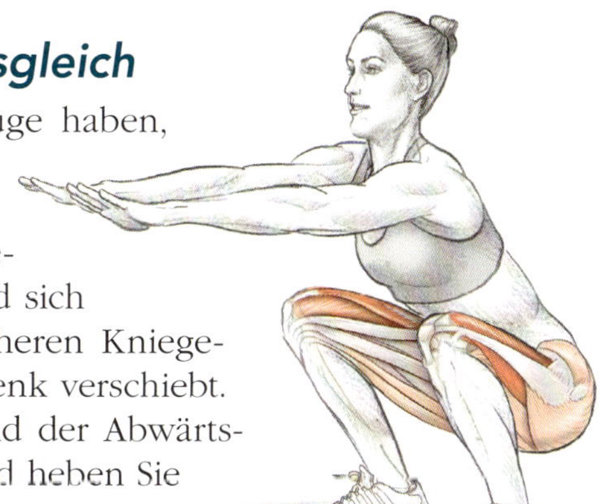

Wenn Sie Probleme mit der vollen Kniebeuge haben, können Sie bei der Abwärtsbewegung die Arme heben, wodurch sich das Gleichgewicht besser halten lässt und sich die Belastung vom schwächeren Kniegelenk zum stärkeren Hüftgelenk verschiebt. Beugen Sie einfach während der Abwärtsbewegung die Schultern und heben Sie die Arme parallel zum Boden.

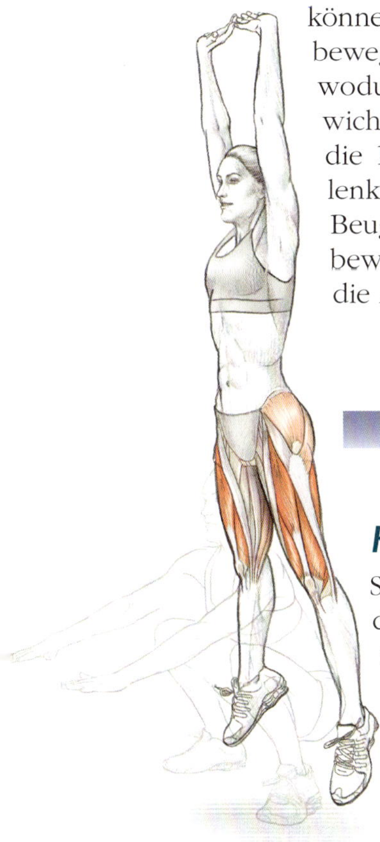

VARIANTE

Kniebeuge mit Sprung

Sie können die Beanspruchung steigern, indem Sie aus der tiefen Hocke kraftvoll nach oben springen. Gehen Sie tief in die Knie, halten Sie die Brust aufrecht und die Knie auswärts gekehrt; dann drücken Sie sich kraftvoll ab und springen so hoch wie möglich. Den Aufprall bei der Landung fangen Sie mit den Hüften ab.

KNIEBEUGE AN DER STANGE

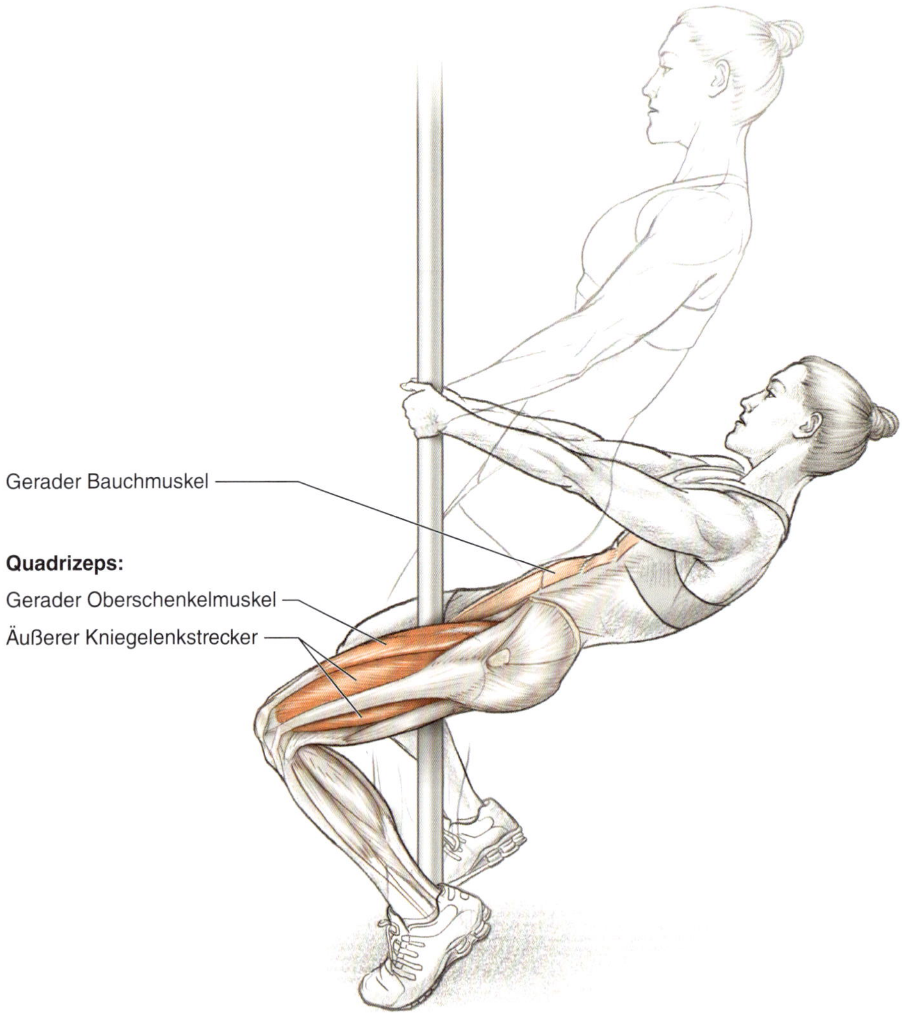

Ausführung

1. In der Ausgangsstellung stehen Ihre Füße relativ dicht beieinander. Halten Sie sich an einem Gegenstand vor Ihnen fest (idealerweise eine Stange), um das Gleichgewicht zu halten.
2. Nun gehen Sie in die Knie und schieben sie nach vorn; gleichzeitig lehnen Sie den Oberkörper zurück und gehen auf die Zehenspitzen.
3. Gehen Sie bis in die noch als angenehm empfundene Tiefe hinab, dann richten Sie sich wieder auf.

Trainierte Muskeln

Primär: Quadrizeps (Gerader Oberschenkelmuskel; Äußerer, Zwischenliegender und Innerer Kniegelenkstrecker)

Sekundär: Gerader Bauchmuskel

Hinweise zur Übung

Diese Übung kann man als BWT-Beinstreckung betrachten, weil sie die Quadrizepsmuskeln anspricht und die Hüftstrecker aus der Bewegung herausnimmt. Viele Athleten stellt diese Übung vor Probleme, weil beträchtlicher Druck auf die Kniegelenke ausgeübt wird; gehen Sie also auf Nummer sicher und steigern Sie bei dieser Übung langsam. Bewegen Sie sich nur so tief in die Knie, wie Sie es noch als angenehm empfinden, erhöhen Sie die Tiefe der Bewegung allmählich. Konzentrieren Sie sich darauf, wie Ihre Quadrizepsmuskeln die gesamte Bewegung kontrollieren.

EINBEINIGE KNIEBEUGE MIT ABSETZEN

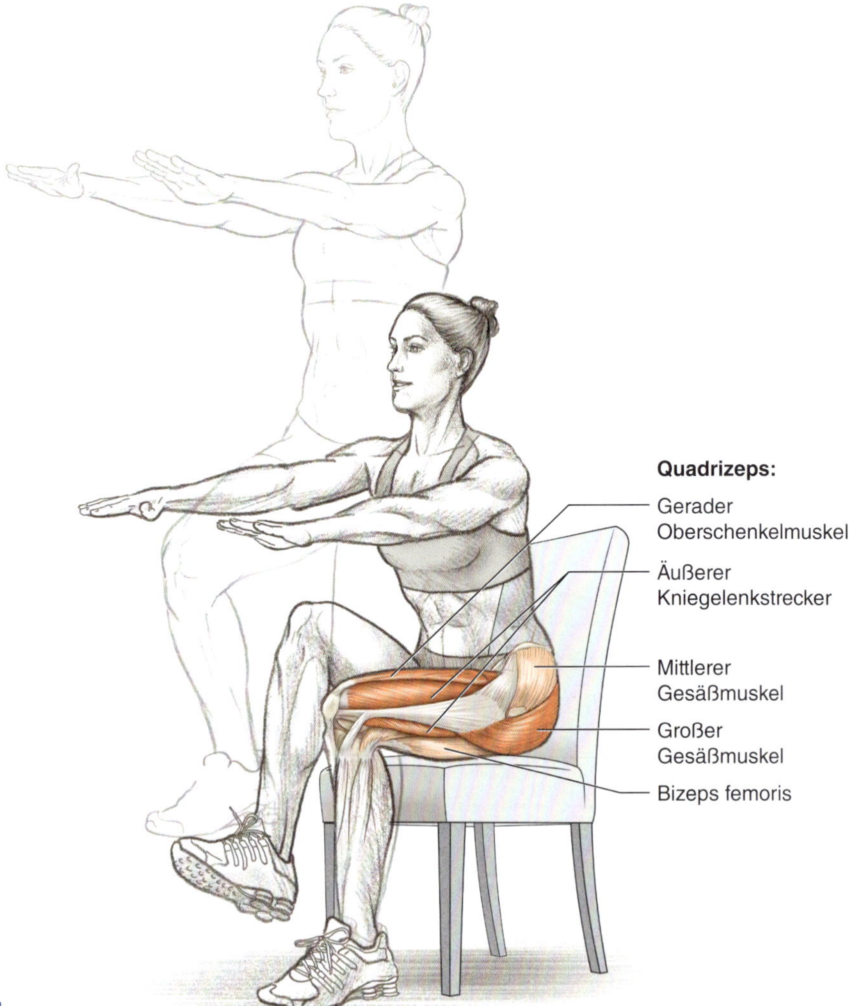

Ausführung

1. Sie stehen vor einer stabilen Bank etc., die Arme waagerecht vor dem Körper.
2. Sie heben ein Bein und setzen sich einbeinig nach hinten, die Brust aufrecht, den Rücken gerade gestreckt. Das belastete Knie steht über der Fußmitte, das Gewicht lastet auf der Ferse des Standbeins.
3. Pausieren Sie kurz in der Sitzstellung, dann erheben Sie sich unter bewusstem Einsatz der Gesäßmuskeln wieder und wechseln die Beine.

Trainierte Muskeln

Primär: Quadrizeps (Gerader Oberschenkelmuskel; Äußerer, Zwischenliegender und Innerer Kniegelenkstrecker), Großer Gesäßmuskel

Sekundär: Oberschenkelrückseite (Bizeps femoris, Halbsehnenmuskel, Plattsehnenmuskel), Großer, Langer und Kurzer Adduktor, Mittlerer und Kleiner Gesäßmuskel, Tiefe Hüft-Außenrotatoren

Hinweise zur Übung

Einsteiger sollten zuerst die beidbeinige Version beherrschen, bevor sie zur einbeinigen übergehen. Sobald das beidbeinige Bewegungsmuster problemlos ausgeführt werden kann, beginnen Sie mit der einbeinigen Variante: Wählen Sie zunächst einen relativ hohen Kasten, um sich die korrekte Ausführungsform anzueignen. Achten Sie darauf, dass das Knie weder nach vorn oder hinten, noch nach innen oder außen wandert. Durch das Heben der Arme als effektive Gegenbewegung können Sie das Gewicht von den Knien auf die Hüften verlagern.

VARIANTE

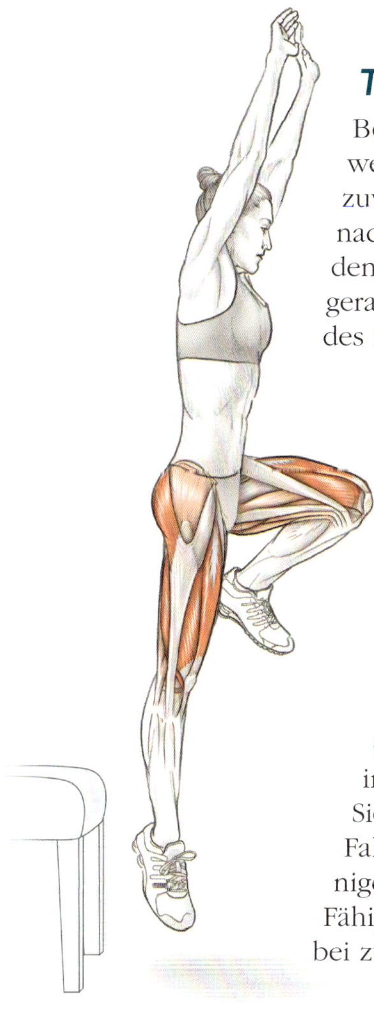

Tiefe einbeinige Kniebeuge

Bei immer geringerer, aber effektiverer Kastenhöhe werden Sie sich nicht so weit zurücksetzen können wie zuvor, und Ihre Knie bewegen sich eventuell ein wenig nach vorn, um das Gleichgewicht zu halten. Halten Sie den Rücken durch Anspannen der Wirbelsäulenaufrichter gerade gestreckt und vermeiden Sie ein Nach-hinten-Kippen des Beckens.

VARIANTE

Einbeinige Kniebeuge mit Sprung

Diese Variante beinhaltet eine fortgeschrittene Bewegung, die beträchtliche Hüftstabilität, Gleichgewicht und Körperstärke erfordert. Dazu wandeln Sie einfach das Aufstehen aus der Sitzstellung (konzentrische Phase) in einen (einbeinigen!) Sprung nach oben um. Achten Sie auf eine flüssige, natürliche Bewegung des Sprungs. Falls das nicht gelingt, sind Sie noch nicht bereit. Einbeinige Bewegungen fordern generell die sensomotorischen Fähigkeiten des Körpers und fördern das Gleichgewicht, was bei zunehmendem Alter immer wichtiger wird.

SKATER-KNIEBEUGE

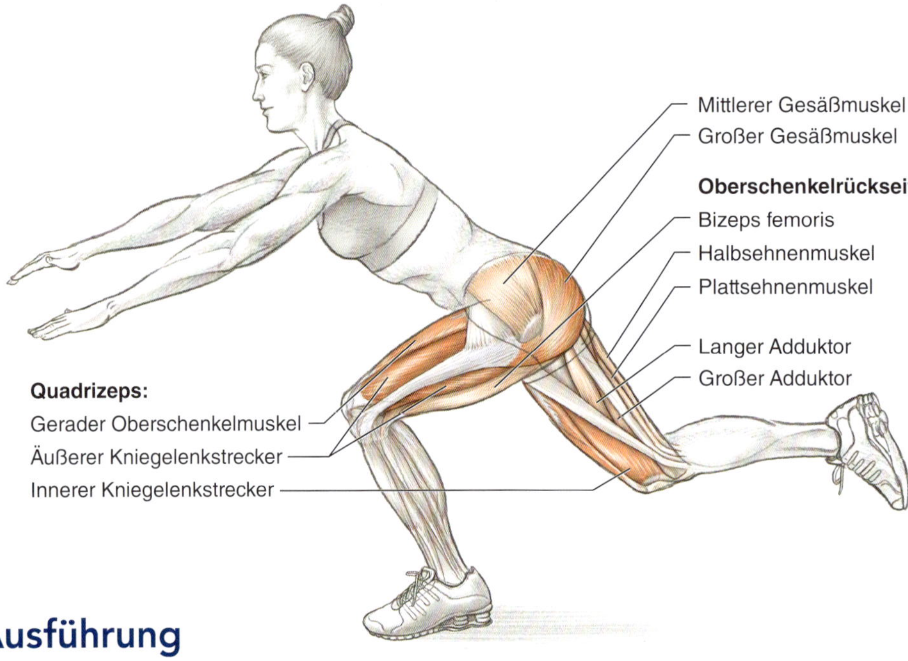

Ausführung

1. Sie stehen auf einem Bein, die Arme ausgestreckt vor dem Körper.
2. Nun senken Sie das Gesäß, als ob Sie sich setzen wollten; dabei beugen Sie die Hüften und Knie und lehnen sich mit dem Oberkörper nach vorn.
3. Gehen Sie, wenn möglich, so tief hinunter, dass das Knie des unbelasteten Beins den Boden berührt. Dann erheben Sie sich wieder. Beginnen Sie mit dem schwächeren Bein und wechseln dann zum stärkeren.

Trainierte Muskeln

Primär: Quadrizeps (Gerader Oberschenkelmuskel; Äußerer, Zwischenliegender und Innerer Kniegelenkstrecker), Großer Gesäßmuskel

Sekundär: Oberschenkelrückseite (Bizeps femoris, Halbsehnenmuskel, Plattsehnenmuskel), Großer, Langer und Kurzer Adduktor, Mittlerer und Kleiner Gesäßmuskel, Tiefe Hüft-Außenrotatoren

Hinweise zur Übung

Diese Variante ist eine fantastische Übung für den Unterkörper, die die Oberschenkel- und Hüftmuskeln gründlich trainiert.

Durch Schulterbeugung schaffen Sie ein Gegengewicht für die Balance. Zielpunkt ist die Bodenberührung mit dem Knie des unbelasteten Beins. Bei empfindlichen Knien können Sie ein Kissen etc. unterlegen. Da wir bei den meisten Sportarten jeweils nur ein Bein belasten, ist es ausgesprochen sinnvoll, viele einbeinige Übungen in das Training aufzunehmen. Ganz allgemein sind einbeinige Übungen eine Herausforderung der Seiten- und Drehstabilität der Hüften und erfordern eine gute Muskelkoordination zwischen Hüftadduktoren, -abduktoren und -rotatoren, Quadratischem Lendenmuskel und Wirbelsäulenstabilisatoren.

VARIANTE

Skater-Kniebeuge mit Kniehub

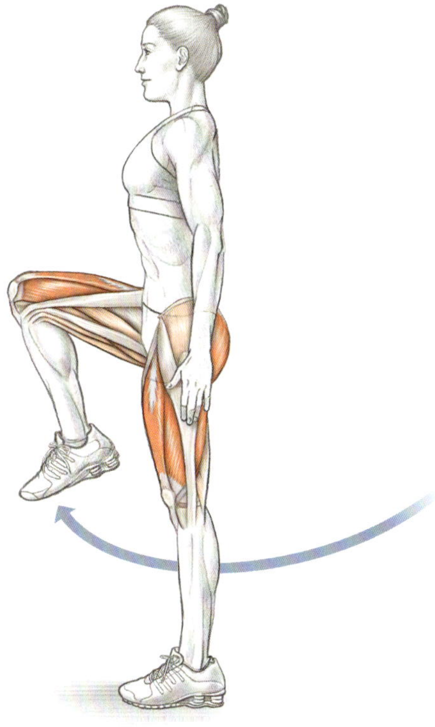

Um Ihre einbeinige Stabilität noch stärker zu trainieren, können Sie zusätzlich noch ein Knie vor dem Körper heben. Sie stehen dann die ganze Zeit auf einem Bein, während das nichtbelastete Bein vor dem Körper (Hüftbeugung) und nach hinten (Hüftstreckung) angehoben wird. Spannen Sie die Gesäßmuskeln auf der belasteten Seite an und achten Sie am höchsten Punkt der Hüftbeugung des schwebenden Beins auf einen gerade gestreckten Rücken.

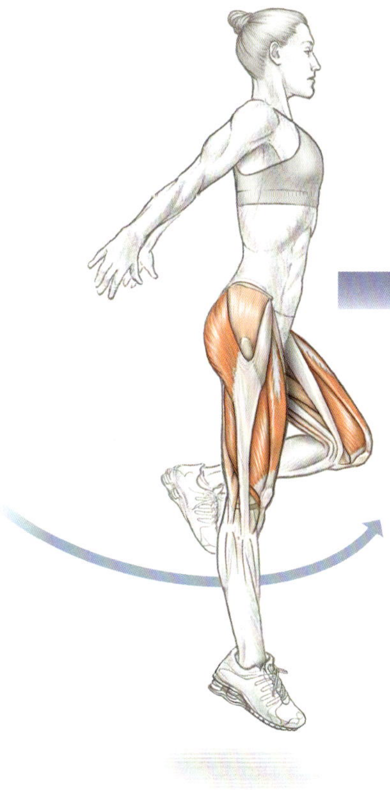

VARIANTE

Skater-Kniebeuge mit Sprung

Bei dieser fortgeschrittenen Kniebeuge-Variante sind Hüftstabilität, Gleichgewichtssinn und Körperkraft besonders gefordert. Vollführen Sie die Aufwärtsbewegung aus der Hocke mit so viel Kraft, dass auch das Stützbein den Boden verlässt. Wenn Ihnen das noch nicht in flüssiger Bewegung gelingt, sind Sie noch nicht fit genug für diese Übung.

EINBEINIGE KNIEBEUGE FÜR PROFIS

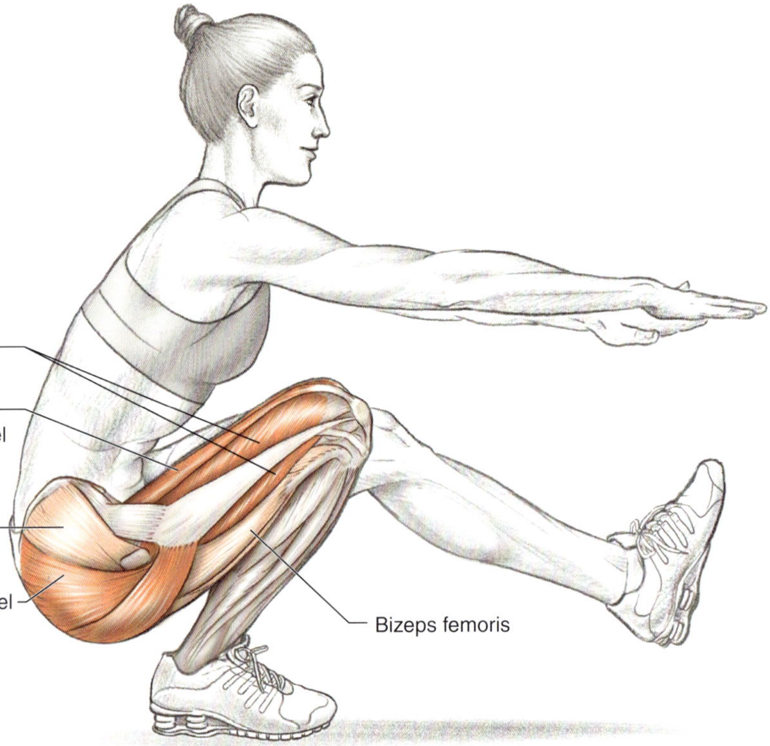

Ausführung

1. Ausgangsstellung ist der Einbeinstand.
2. Gehen Sie durch Hüft- und Kniebeugung des Standbeines in die tiefe Hocke; heben Sie die Arme in die Waagerechte, das unbelastete Bein wird nach vorn gestreckt. Betonen Sie den Druck auf die Ferse und achten Sie auf eine herausgestreckte Brust.
3. Erst aus der maximalen Tiefstellung heraus richten Sie sich wieder auf.

Trainierte Muskeln

Primär: Quadrizeps (Gerader Oberschenkelmuskel; Äußerer, Zwischenliegender und Innerer Kniegelenkstrecker), Großer Gesäßmuskel

Sekundär: Oberschenkelrückseite (Bizeps femoris, Halbsehnenmuskel, Plattsehnenmuskel), Großer, Langer und Kurzer Adduktor, Mittlerer und Kleiner Gesäßmuskel, Tiefe Hüft-Außenrotatoren

Hinweise zur Übung

Diese Übung ist wahrscheinlich die schwierigste BWT-Übung für den Unterkörper. Sie erfordert unglaubliche Hüft-, Becken- und Lendenwirbelsäulen-Stabilität sowie außergewöhnlich starke Gesäß- und Quadrizepsmuskeln im belasteten Bein, außerdem viel Kraft und Beweglichkeit im Hüftbeuger des unbelasteten Beins sowie gutes Gleichgewicht und gute Koordination insgesamt. Viele Athleten gehen so tief in die Hocke, dass das Gesäß die Waden berührt. Das ist zwar gut und effektiv, aber wenn Sie das Gefühl haben, dass so zu sehr ein Rundrücken entsteht und Ihr Becken zu stark kippt, dann sollten Sie den Umkehrpunkt der Bewegung höher ansiedeln, nämlich dort, wo die Hüftbeugung maximal ist. Achten Sie auf gerade gestreckten Rücken und aufrechte Brust.

VARIANTE

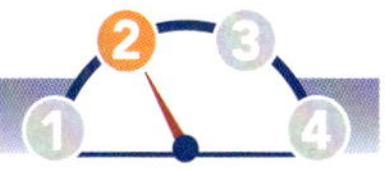

Einbeinige Kniebeuge am Handtuch

Den meisten Fitnesssportlern fehlt bei Weitem die Kraft und Koordination für die überaus anspruchsvolle einbeinige Kniebeuge für Profis; sie brauchen eine Hilfestellung, um die Übung korrekt auszuführen. Dazu können Sie ein Handtuch in eine Tür klemmen oder um eine Stange schlingen, an dem Sie sich während der Übung festhalten können.

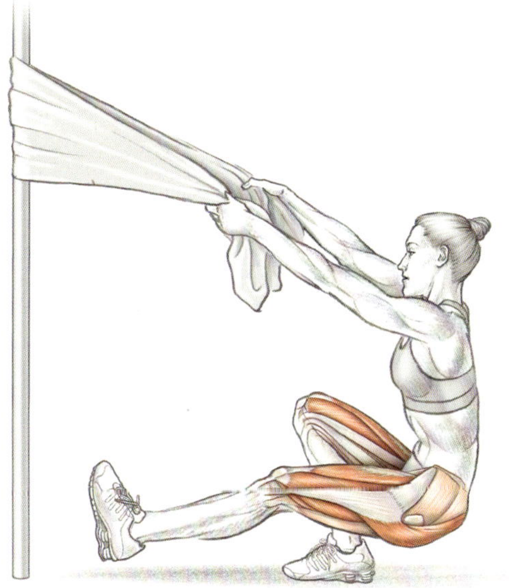

STATISCHER AUSFALLSCHRITT

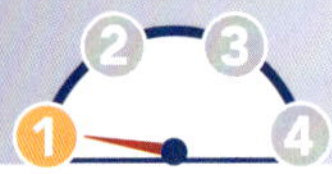

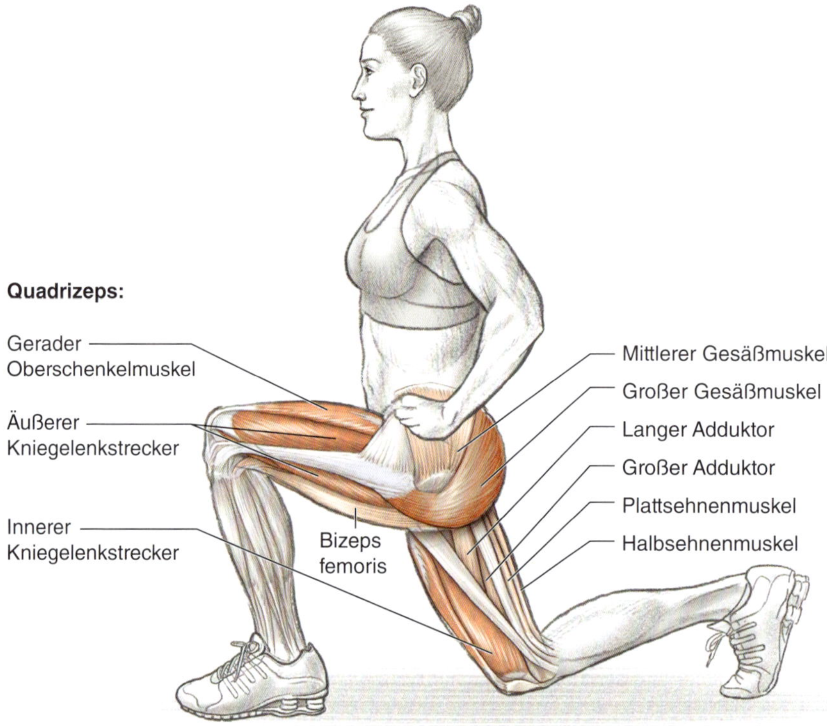

Ausführung

1. Ausgangsstellung ist ein gemäßigter Ausfallschritt, sodass das vordere Schienbein am Bewegungstiefpunkt senkrecht steht. Die Hände stützen Sie auf die Hüften, beide Fußspitzen weisen nach vorn.
2. Nun senken Sie den Körper ab, bis das hintere Knie den Boden berührt oder sich ihm zumindest annähert. Der Oberkörper bleibt aufrecht gestreckt.
3. Dann kehren Sie wieder in die Ausgangsstellung zurück.

Trainierte Muskeln

Primär: Quadrizeps (Gerader Oberschenkelmuskel; Äußerer, Zwischenliegender und Innerer Kniegelenkstrecker), Großer Gesäßmuskel

Sekundär: Oberschenkelrückseite (Bizeps femoris, Halbsehnenmuskel, Plattsehnenmuskel), Großer, Langer und Kurzer Adduktor, Mittlerer und Kleiner Gesäßmuskel, Tiefe Hüft-Außenrotatoren

Hinweise zur Übung

Der statische Ausfallschritt fällt den meisten Sportlern leicht. Er ist das grundlegende Bewegungsmuster für spätere, schwierigere Übungen. Spüren Sie Ihre Gesäßmuskeln, wenn Sie sich aus der tiefen Stellung des Ausfallschritts wieder erheben. Halten Sie den Oberkörper aufrecht. Idealerweise drehen Sie sich beim Beinwechsel um 180°. Bei empfindlichen Knien können Sie den Aufprallpunkt am Boden mit einem Kissen oder gefalteten Handtuch abpolstern. Ihr Gewicht sollte vorrangig auf dem vorderen Bein liegen.

VARIANTE 1 2 3 4

Ausfallschritt mit Sprung

Wenn Sie den statischen Ausfallschritt locker beherrschen, wird es Zeit für eine anspruchsvollere Variante. Eine Möglichkeit ist es, aus dem Ausfallschritt zurück in den aufrechten Stand zu springen. Das spricht besonders den Quadrizeps an, der die Kraft für zwei Bewegungsrichtungen (vorwärts und aufwärts) liefern muss.

VARIANTE 1 2 3 4

Ausfallschritt mit fliegendem Beinwechsel

Wenn Sie den Ausfallschritt mit Sprung beherrschen, können Sie einen plyometrischen Ausfallschritt versuchen, indem Sie die Beine bei jeder Wiederholung während eines Sprungs in die Luft wechseln. Springen Sie gerade und so hoch wie möglich in die Luft und fangen Sie den Aufprall bei der Landung federnd in der Ausfallschrittstellung ab.

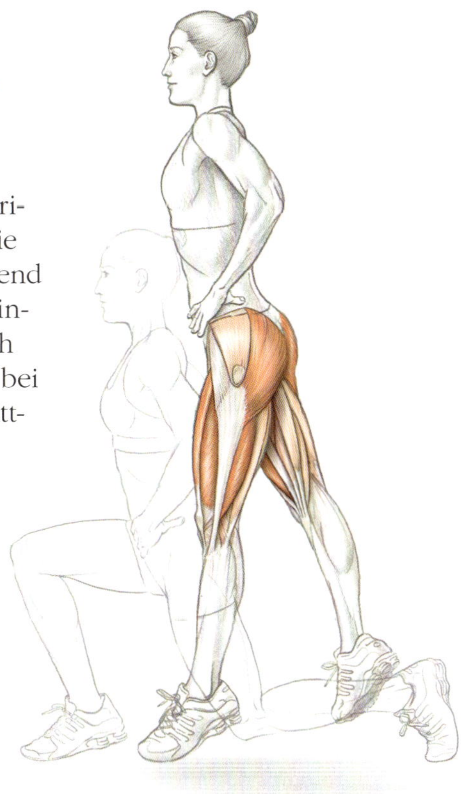

AUSFALLSCHRITT NACH HINTEN

Ausführung

1. Sie stehen in leichter Schrittstellung aufrecht, Hände auf den Hüften, Fußspitzen nach vorn.
2. Nun verlagern Sie Ihr Gewicht auf das vordere Bein und setzen das hintere weit nach hinten, lehnen sich mit einem Oberkörperwinkel von etwa 30° vor und senken den Körper durch Kniebeugung ab, bis das hintere Knie (fast) den Boden berührt.

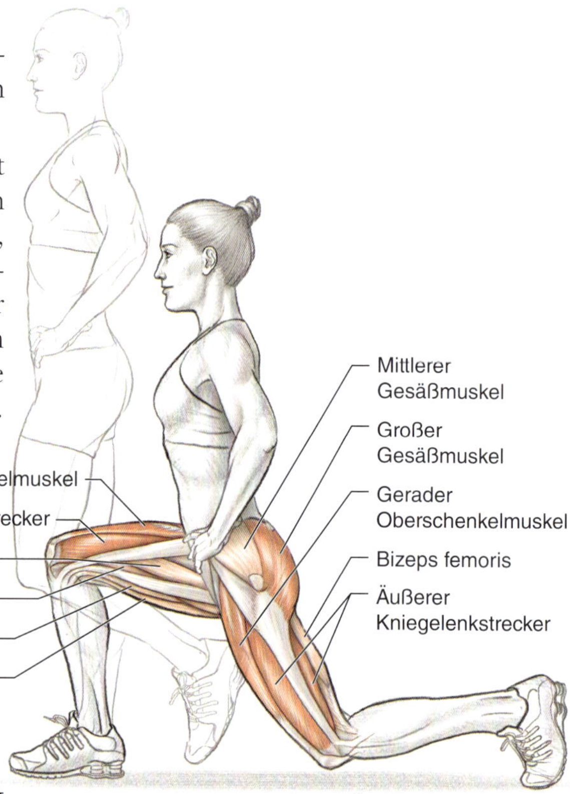

3. Dann erheben Sie sich wieder in die Ausgangsstellung.

Trainierte Muskeln

Primär: Quadrizeps (Gerader Oberschenkelmuskel; Äußerer, Zwischenliegender und Innerer Kniegelenkstrecker), Großer Gesäßmuskel

Sekundär: Oberschenkelrückseite (Bizeps femoris, Halbsehnenmuskel, Plattsehnenmuskel), Großer, Langer und Kurzer Adduktor, Mittlerer und Kleiner Gesäßmuskel, Tiefe Hüft-Außenrotatoren

Hinweise zur Übung

Während der Ausfallschritt nach vorn besonders den Quadrizeps beansprucht, legt der Ausfallschritt nach hinten besondere Betonung auf die Hüftmuskeln. Bei dieser Variante fällt die Notwendigkeit einer aufrechten Körperhaltung weg, weil Sie durch das Vorlehnen des Oberkörpers die Beweglichkeit und das Belastungsmoment der Hüfte trainieren bzw. steigern können. Versuchen Sie zu spüren, wie der Gesäßmuskel des vorderen Beins die Kräfte absorbiert und Sie bei der Rückkehr in die Ausgangsstellung unterstützt.

Viele Athleten treten nicht weit genug nach hinten. Jeder hat einen individuellen Wohlfühlpunkt, was die Schrittweite angeht, bei dem Sie am effektivsten trainieren können. Mit der Zeit werden Sie diesen optimalen Punkt herausfinden.

Ausfallschritte sind bekannt dafür, Muskelkater im Gesäß und den Adduktoren zu provozieren. Insbesondere der Große Adduktor wird bei dieser Übung stark beansprucht, was er aber gut verkraften kann, denn eigentlich sind die Adduktoren hervorragende Hüftstrecker.

VARIANTE

Ausfallschritt mit Kasten

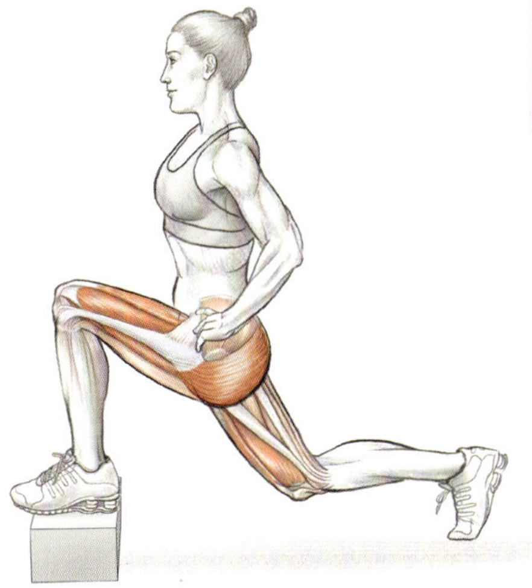

Sobald Sie die Übung beherrschen, können Sie den Schwierigkeitsgrad steigern, indem Sie mit dem vorderen Fuß auf eine Stufe o. Ä. steigen (empfohlene Höhe: 15–25 cm). Es gelten die gleichen Regeln für die Ausführungsform, doch diese Variante erweitert Ihr Bewegungsspektrum im Hüftbereich und sorgt für eine stärkere Streckung des belasteten Gesäßmuskels. Warten Sie den nächsten Tag ab: Sie werden sich 80-jährig fühlen und Probleme beim Hinsetzen haben, weil die Streckbelastung in den Hüften wahrscheinlich Ihre Gesäßmuskulatur überfordert hat.

VARIANTE

Kombi aus Kastensteiger und Ausfallschritt

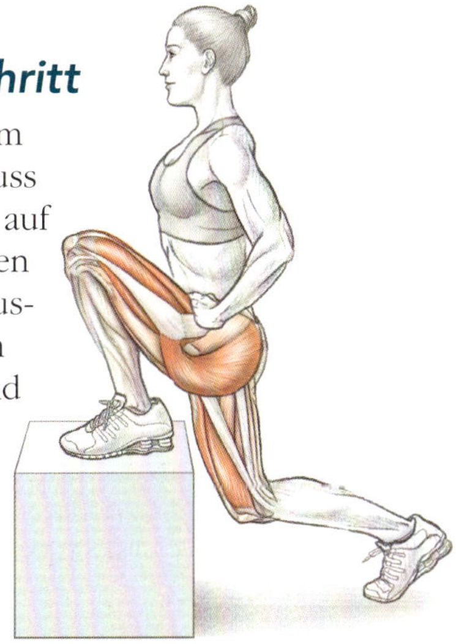

Eine hocheffektive Kombination: Steigen Sie mit einem Fuß auf einen fast kniehohen Kasten etc., der Fuß muss unbedingt komplett flach aufstehen, damit Sie Druck auf die Ferse ausüben können. Treten Sie mit dem anderen Bein nach hinten und gehen Sie gleichzeitig in die Ausfallschrittstellung, sodass Sie eine starke Streckung im Gesäß spüren. Achten Sie auf eine aufrechte Brust und leichte Vorwärtsneigung des Oberkörpers. Der Beinwechsel erfolgt im Sprung. Versuchen Sie die Belastung möglichst auf das vordere Bein zu verlagern, das hintere Bein sollte nicht allzu viel zur Unterstützung beitragen.

GLEITENDER AUSFALLSCHRITT

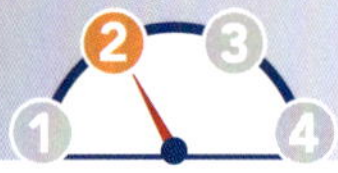

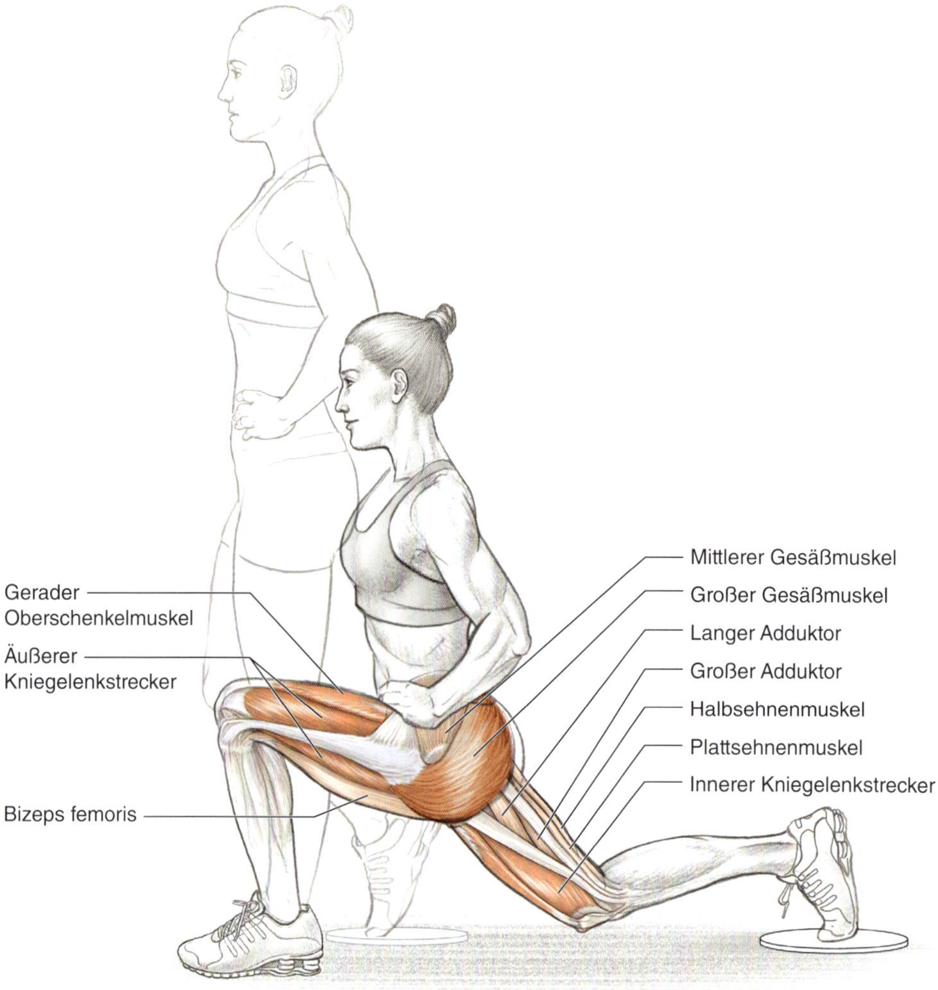

Ausführung

1. Sie stehen aufrecht, beide Füße weisen gerade nach vorn und sind etwa schulterbreit voneinander entfernt, die Hände sind auf die Hüften gestützt und ein Fuß steht auf einem Pappteller oder einer Sliding Disc (auf sehr glattem Boden funktioniert ein kleines Handtuch).
2. Verlagern Sie Ihr Gewicht größtenteils auf den Fuß ohne Pappteller. Nun lassen Sie den Papptellerfuß nach hinten gleiten und lehnen den Rumpf gleichzeitig etwa 30° nach vorn, dabei gehen Sie in den tiefen Ausfallschritt, bis das hintere Knie (fast) den Boden berührt.
3. Dann kehren Sie wieder in die Ausgangsstellung zurück.

Trainierte Muskeln

Primär: Quadrizeps (Gerader Oberschenkelmuskel; Äußerer, Zwischenliegender und Innerer Kniegelenkstrecker), Großer Gesäßmuskel

Sekundär: Oberschenkelrückseite (Bizeps femoris, Halbsehnenmuskel, Plattsehnenmuskel), Großer, Langer und Kurzer Adduktor, Mittlerer und Kleiner Gesäßmuskel, Tiefe Hüft-Außenrotatoren

Hinweise zur Übung

Diese Übung ähnelt dem Ausfallschritt nach hinten – mit der Ausnahme, dass hier der gleitende Fuß immer in Kontakt mit dem Boden bleibt. Viele Sportler bevorzugen diese Ausführungsform. Mir sagt der Standardausfallschritt nach hinten mehr zu, aber probieren Sie ruhig beides aus und entscheiden Sie dann selbst. Beide Formen sind auf jeden Fall großartige Übungen, und das Bewegungsmuster trainiert effektiv die Gesamtstärke im Hüftbereich, der abwechselnde Einsatz beider Varianten ist also keinesfalls verkehrt.

KASTENSTEIGER

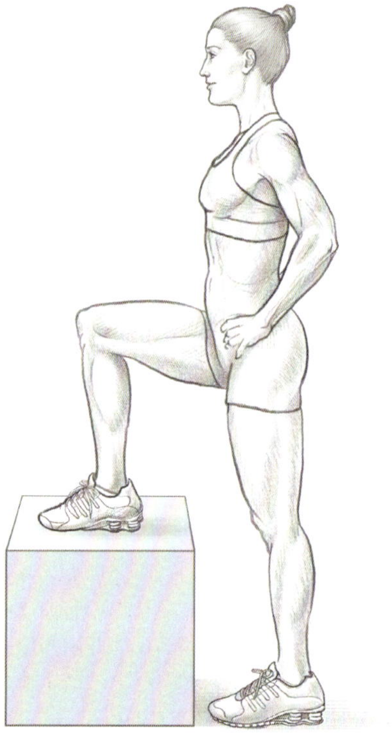

Ausgangsstellung

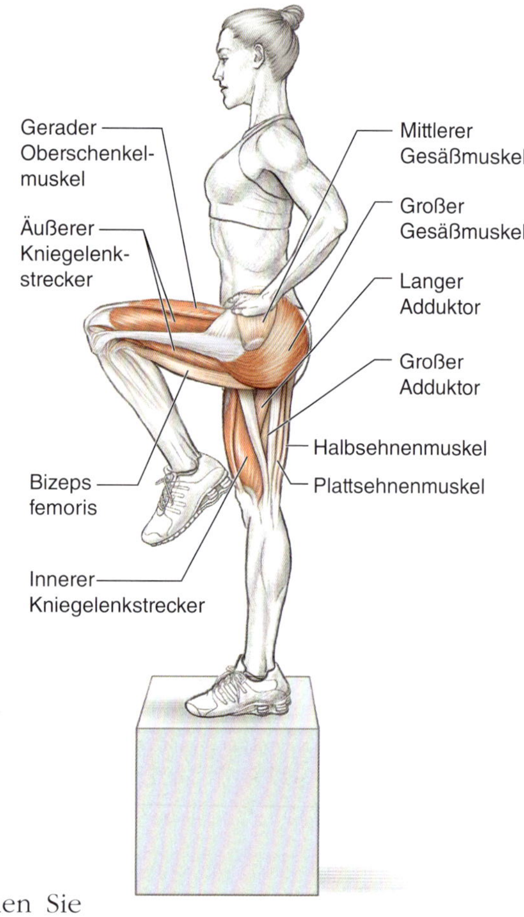

Ausführung

1. In der Ausgangsstellung stehen Sie aufrecht vor einem Kasten, ein Fuß steht komplett flach auf dem Kasten.
2. Verlagern Sie Ihr Gewicht nach vorn und heben Sie Ihr Körpergewicht an, indem Sie auf den Kasten steigen; dabei sollte das vordere Bein die meiste Arbeit verrichten und das untere nicht zu viel Aufwärtsschwung liefern.
3. Achten Sie auf aufrechte Körperhaltung und spannen Sie die Gesäßmuskeln an. Das hochgezogene Bein berührt den Kasten nicht, stattdessen schwingen Sie das Knie durch Hüftbeugung nach oben. Dann steigen Sie langsam und kontrolliert wieder vom Kasten zurück.

Trainierte Muskeln

Primär: Quadrizeps (Gerader Oberschenkelmuskel; Äußerer, Zwischenliegender und Innerer Kniegelenkstrecker), Großer Gesäßmuskel

Sekundär: Oberschenkelrückseite (Bizeps femoris, Halbsehnenmuskel, Plattsehnenmuskel), Großer, Langer und Kurzer Adduktor, Mittlerer und Kleiner Gesäßmuskel, Tiefe Hüft-Außenrotatoren, Lendenmuskel

Hinweise zur Übung

Der Kastensteiger ist eine klassische Übung, die sich über viele Jahre erfolgreich bewährt hat. Schwächere Athleten müssen zu Beginn eine geringere Kastenhöhe wählen und sich im Laufe der Zeit steigern. Begehen Sie nicht den Fehler, den oberen Fuß nur zur Hälfte auf den Kasten zu setzen, da Sie so keinen Druck auf die Ferse ausüben können. Nutzen Sie außerdem das untere Bein nicht zum Schwungholen, das mindert die Effektivität der Übung. Und schließlich: Bei korrekter Ausführung gibt es keine Berührung des unbelasteten Beins mit dem Kasten beim Aufsteigen! Nutzen Sie Ihr volles Bewegungsspektrum und legen Sie möglichst viel der Belastung auf das aufgesetzte Bein.

VARIANTE

1 2 3 4

Hoher Kastensteiger

Nach ausreichender Beschäftigung mit dem Standardkastensteiger können Sie den Schwierigkeitsgrad durch größere Kastenhöhen steigern. Dem ist jedoch da eine Grenze gesetzt, wo Sie Lendenwirbelsäulen-Bereich und Becken beim Aufsteigen nicht mehr in Neutralstellung halten können oder das Becken sogar nach hinten kippen. Die hier beschriebene Variante zählt zu den beliebtesten Gesäßübungen vieler meiner Athletinnen und bietet bei korrekter Ausführungsform einen hervorragenden Stimulus für die Einzelbeinkräftigung.

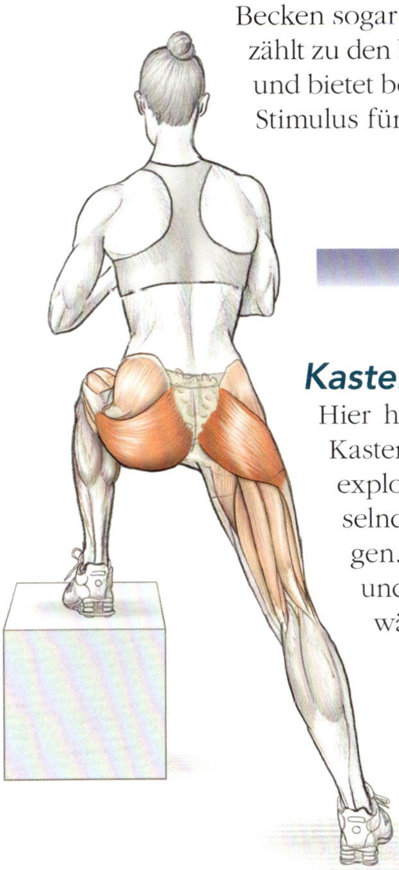

VARIANTE

1 2 3 4

Kastensteiger mit Seitenwechselsprung

Hier handelt es sich um eine plyometrische Version des Kastensteigers. Dazu fügen Sie der Standardübung eine explosive Aufsteigebewegung hinzu, um dann abwechselnd von einer Seite des Kasten auf die andere zu springen. Versuchen Sie Ihre Sprunghöhe zu maximieren und achten Sie auf Ihre korrekte, stabile Körperhaltung während des gesamten Satzes.

BULGARISCHER AUSFALLSCHRITT

Ausführung

1. In der Ausgangsstellung stehen Sie mit dem Rücken vor einer Parkbank, niedrigen Mauer oder Stuhl etc.; setzen Sie einen Fuß nach hinten mit dem Spann auf die Unterlage.

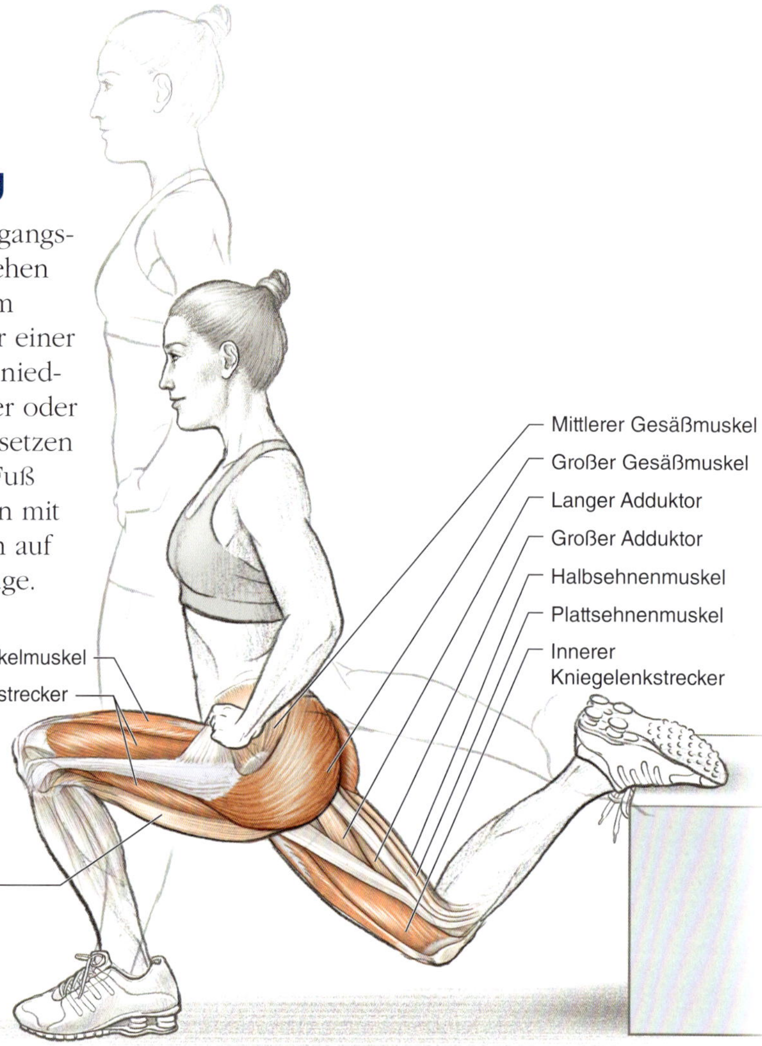

2. Sie senken den aufrechten oder leicht vorgeneigten Rumpf tief ab. Beide Knie sind gebeugt, die Hauptlast sollte das vordere Bein tragen.
3. Am tiefsten Punkt berührt das hintere Knie fast den Boden; danach zurück.

Trainierte Muskeln

Primär: Quadrizeps (Gerader Oberschenkelmuskel; Äußerer, Zwischenliegender und Innerer Kniegelenkstrecker), Großer Gesäßmuskel

Sekundär: Oberschenkelrückseite (Bizeps femoris, Halbsehnenmuskel, Plattsehnenmuskel), Großer, Langer und Kurzer Adduktor, Mittlerer und Kleiner Gesäßmuskel, Tiefe Hüft-Außenrotatoren

Hinweise zur Übung

Diese Übung hat in den letzten zehn Jahren immer mehr an Beliebtheit gewonnen. Vielen Athleten fällt es jedoch schwer, die optimale Schrittlänge zu finden. Normalerweise ist sie länger als man gemeinhin denkt, aber auch hier sollte nicht übertrieben werden. Bei korrekter Ausführungsform sollte sich das vordere Knie nicht über die Fußspitzen hinausbewegen, denn Sie sollen sich eher nach hinten „setzen". Üben Sie Druck mit der Ferse aus und achten Sie während der gesamten Übung auf korrekte Körperhaltung.

Ich empfehle, immer mit dem schwächeren Bein zu beginnen (das gilt übrigens für alle einbeinigen Übungen) und beim Seitenwechsel etwa eine Minute zu pausieren, damit Ihre Leistung nicht durch streckungsinduzierte Ermüdung beeinträchtigt wird.

VARIANTE 1 2 3 4

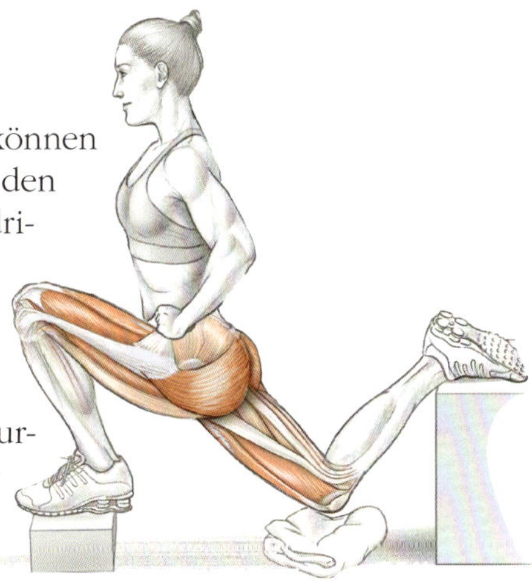

Bulgarisch forciert

Sobald Sie die traditionelle Übung beherrschen, können Sie zu einer extremeren Variante übergehen und den vorderen Fuß ebenfalls auf einen (allerdings niedrigeren) Kasten oder eine geeignete Stufe stellen. Dadurch erreichen Sie eine größere Gesamtabsenktiefe und vergrößern das trainierte Bewegungsspektrum der Hüfte. Gerade diese Variante ist bekannt dafür, schlimmen Muskelkater zu verursachen, weil es am Bewegungstiefpunkt zu einer extremen Dehnbelastung der beteiligten Muskeln kommt.

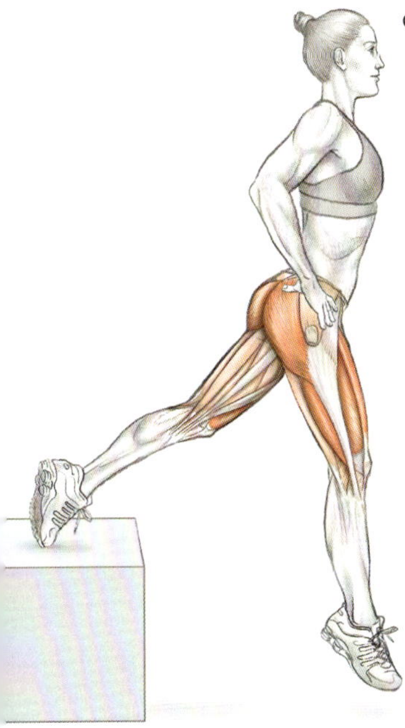

VARIANTE 1 2 3 4

Bulgarisch mit Kasten und Sprung

Wenn Sie quasi Profi sind, können Sie sich an die plyometrische Variante wagen, bei der Sie einen Sprung integrieren: Dazu erzeugen Sie aus tiefer Ausfallschrittstellung einen maximalen konzentrischen Aufwärtsimpuls und schnellen so hoch wie möglich nach oben. Achten Sie auf eine sanft abgefangene Landung.

RUSSISCHE OBERSCHENKELBEUGE

Ausführung

1. Sie befinden sich im Kniestand, die Füße sind fixiert. Mit einem Kissen oder Handtuch können Sie den Druck auf die Knie mindern.
2. Nun senken Sie mit gerade gestrecktem Rücken kontrolliert den Oberkörper; dabei spannen Sie die Gesäßmuskeln an und vermeiden ein zu starkes Vorbeugen der Hüften oder Vorkippen des Beckens.

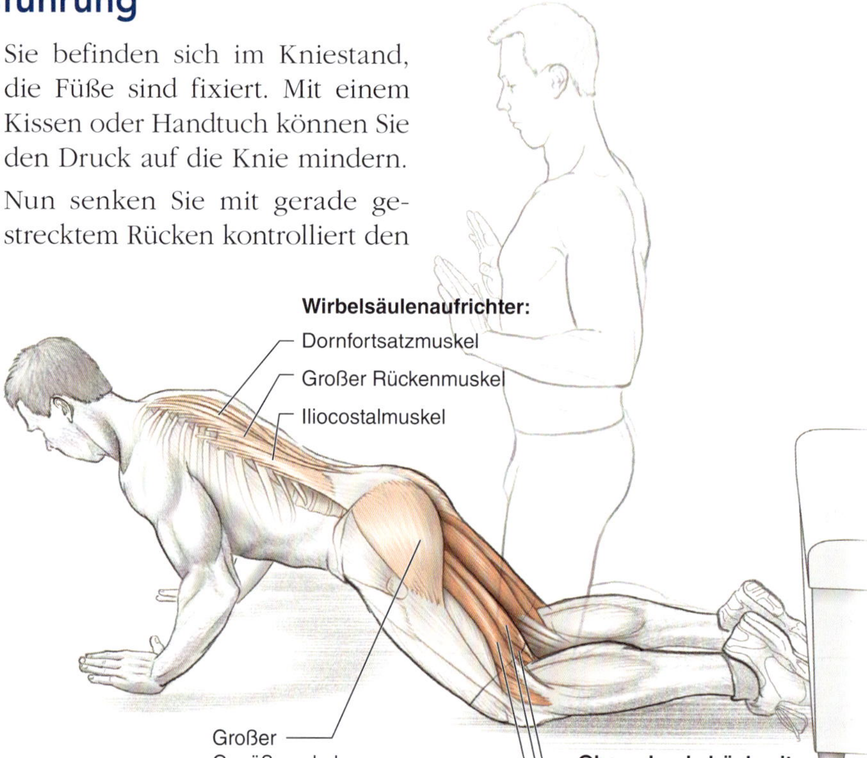

3. Am tiefsten Punkt fangen Sie sich in den Liegestütz ab und kehren schwungvoll um. Trotz Beteiligung der Arme initiieren das Kniegelenk und die Oberschenkelrückseite die Bewegung.

Trainierte Muskeln

Primär: Oberschenkelrückseite (Bizeps femoris, Halbsehnenmuskel, Plattsehnenmuskel)

Sekundär: Wirbelsäulenaufrichter (Dornfortsatzmuskel, Großer Rückenmuskel, Iliocostalmuskel), Großer Gesäßmuskel

Hinweise zur Übung

Am besten stellen Sie sich diese Übung wie einen umgekehrten Bein-Curl mit dem Körpereigengewicht vor. Sie stellt ein sehr effektives und anspruchsvolles Training für die Muskeln an der Oberschenkelrückseite dar, so sehr, dass die meisten Einsteiger sie wegen mangelnder Kraft in diesem Bereich nicht absolvieren sollten. Beim ersten Erlernen sinkt Ihr Körper sehr schnell ab, was in Ordnung ist. Halten Sie die korrekte Haltung ein und versuchen Sie, den Körper langsam zu senken. Mit der Zeit werden Sie in der Lage sein, die Bewegung kontrolliert auszuführen.

VARIANTE

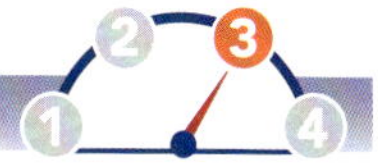

Russische Oberschenkelbeuge mit Partner

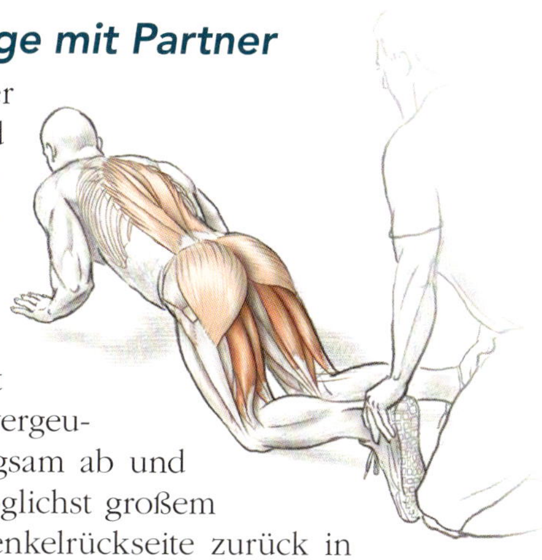

Bei dieser Variante muss Ihr Partner sich über Ihre Fußgelenke beugen und kräftig drücken, um Sie in der korrekten Stellung zu halten. Das stellt beim Absenken Ihres Körpers auch große Anforderungen an den Helfer, um Ihre Stellung so zu sichern, dass Ihre gesamte Energie in die Übung fließt und nicht zu Stabilisierungszwecken vergeudet wird. Senken Sie den Körper langsam ab und kehren Sie schwungvoll und unter möglichst großem Einsatz der Muskeln an der Oberschenkelrückseite zurück in die Ausgangsstellung. Achten Sie auf Anspannung der Gesäßmuskeln während der gesamten Bewegung, um ein Vorkippen des Beckens auszuschließen.

VARIANTE

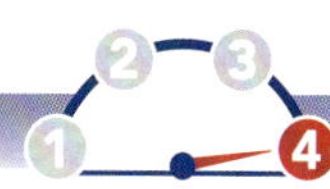

Russische Oberschenkelbeuge freihändig

Diese Übung ist nur etwas für Fortgeschrittene und Profis. Die meisten Athleten erreichen dieses Fitnessniveau nie, nur mit konsistentem, hartem Training ist das möglich. Die Muskulatur an Ihrer Oberschenkelrückseite sollte kräftig genug sein, um Ihren Körper ohne Unterstützung durch die Arme in der Abwärtsbewegung abzufangen und wieder aufzurichten. Legen Sie deshalb die Hände hinter den Rücken. Gegebenenfalls halten Sie die Arme seitlich des Körpers einsatzbereit, um nicht auf der Nase zu landen.

STANDWAAGE

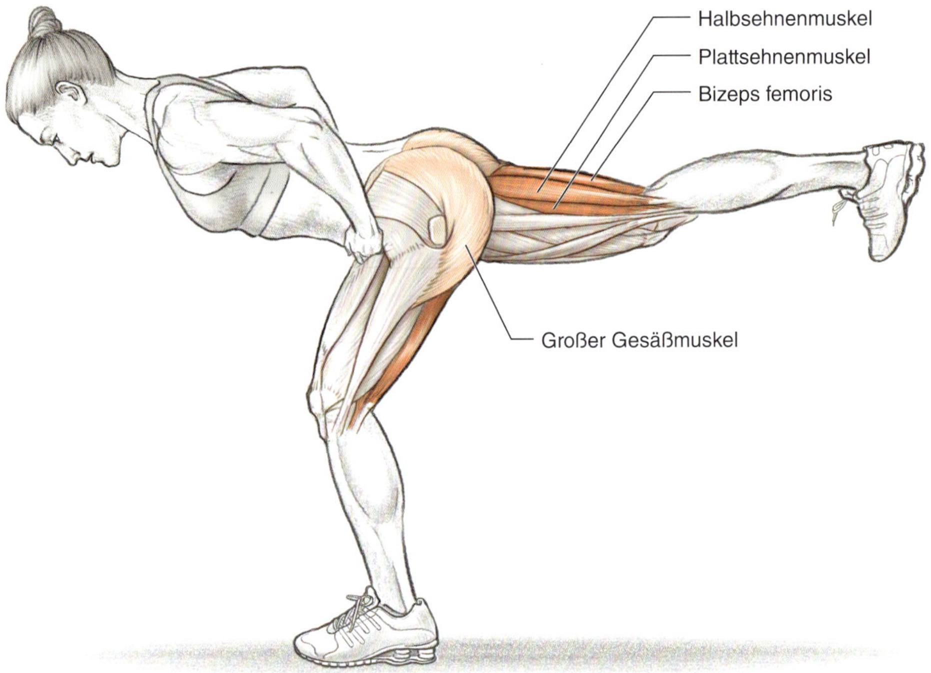

Ausführung

1. Ausgangstellung ist die Standwaage mit vorgebeugtem Oberkörper und einem nach hinten gestreckten Bein. Spannen Sie die Gesäßmuskeln des schwebenden Beins an und „frieren" Sie die Stellung ein.
2. Achten Sie darauf, dass das nach hinten gestreckte Bein in Verlängerung des Oberkörpers bleibt. Nun beugen Sie den Oberkörper bis in die Waagerechte und verlagern Ihr Gewicht nach hinten, bis Ihr Körper ein T bildet. Der Blick ist nach unten gerichtet, um den Hals nicht zu überstrecken. Die Brust herausgedrückt.
3. Spannen Sie Bauch- und Lendenwirbelsäulen-Muskulatur an, um diese Stellung mit stabilem Rücken (leichtem Hohlkreuz) wie ein Brett zu halten. Absolvieren Sie zuerst einen kompletten Satz Wiederholungen mit dem schwächeren Bein, bevor Sie zum stärkeren wechseln.

Trainierte Muskeln

Primär: Oberschenkelrückseite (Bizeps femoris, Halbsehnenmuskel, Plattsehnenmuskel)

Sekundär: Wirbelsäulenaufrichter (Dornfortsatzmuskel, Großer Rückenmuskel, Iliocostalmuskel), Großer Gesäßmuskel

Hinweise zur Übung

Die Standwaage arbeitet mit dem primären Bewegungsmuster der Hüfte als Dreh- und Angelpunkt, wie es auch für grundlegende Hebetechniken erforderlich ist. Gewichtheber müssen lernen, ihre Hüfte als „Scharnier“ einzusetzen, während der Lendenwirbelsäulen-Bereich ein leichtes, aber stabiles Hohlkreuz bildet. Viele Gewichtheber führen diese Übungen fehlerhaft aus, indem sie das hintere Bein beugen bzw. nicht in Verlängerung des Oberkörpers „einfrieren“, den Blick nach vorn richten und damit den Hals überstrecken oder einen Rundrücken bilden. Verriegeln Sie das hintere Bein durch Anspannen der Gesäßmuskeln in seiner Position, sodass Sie während der gesamten Übung vom Kopf bis zu den Fersen ein „Brett“ bilden. Korrekt ausgeführt, ist dies eine ausgezeichnete Übung für Beweglichkeit, Stabilität und Sensomotorik.

VARIANTE

1 2 3 4

Standwaage mit Kniehub

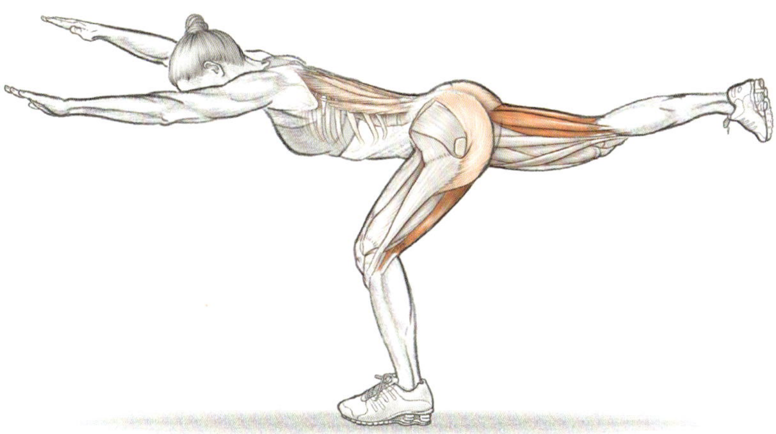

Wenn Sie die beschriebene Standwaage gut beherrschen, können Sie die Übung technisch erweitern, indem Sie die Arme gerade in Verlängerung des Körpers strecken. Idealerweise sind hinteres Bein, Rumpf und Arme parallel zum Boden. Zusätzlich können Sie auch noch einen Kniehub am höchsten Punkt der Bewegung einbauen, während Sie auf einem Bein stehen. Diese Variante fördert besonders die Beweglichkeit von Hüften und Brustwirbelsäule sowie die propriozeptive Kontrolle, also die Körperselbstwahrnehmung.

RÜCKENSTRECKER MIT PARTNER

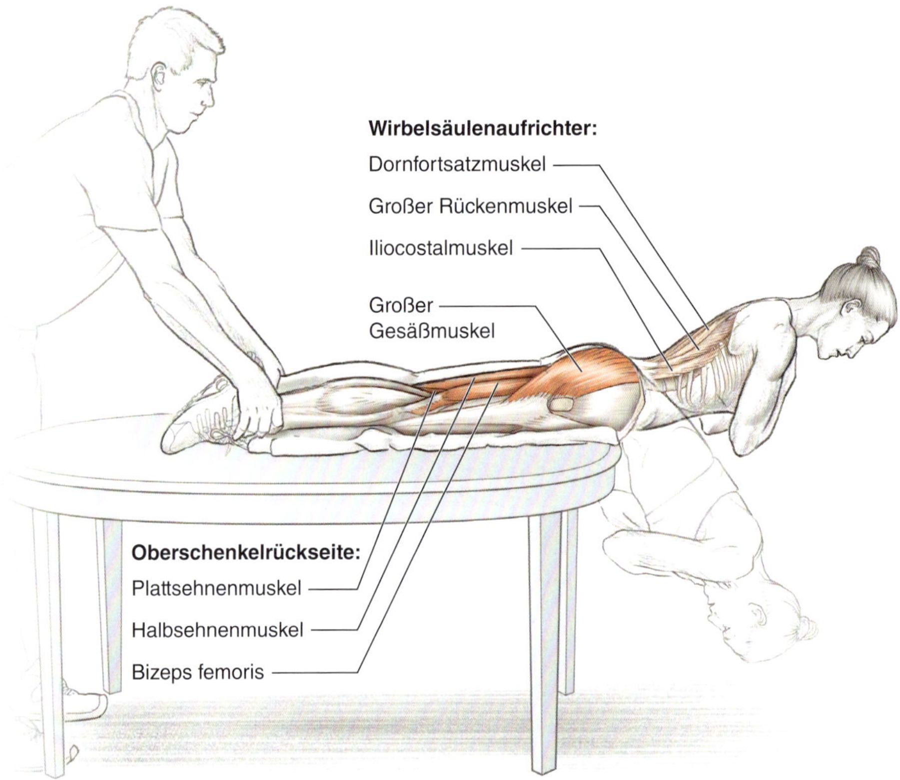

Ausführung

1. Sie liegen bäuchlings auf einer Couch etc., Ihre Beine lang gestreckt und von einem Partner fixiert. Den Oberkörper waagerecht halten, der Hals ist in Neutralstellung, die Hände sind vor dem Körper verschränkt.
2. Nun beugen Sie die Hüfte (nicht die Wirbelsäule!), bis Sie eine starke Dehnung in der Oberschenkelrückseite erreichen.
3. Sie heben den Oberkörper mit angespannten Gesäßmuskeln wieder an.

Trainierte Muskeln

Primär: Oberschenkelrückseite (Bizeps femoris, Halbsehnenmuskel, Plattsehnenmuskel), Großer Gesäßmuskel

Sekundär: Wirbelsäulenaufrichter (Dornfortsatzmuskel, Großer Rückenmuskel, Iliocostalmuskel)

Hinweise zur Übung

Der Rückenstrecker ist auch mit der Hilfe eines Partners eine hervorragend effektive Übung für die Oberschenkelrückseite, das Gesäß und die Wirbelsäulenaufrichter. Die meisten Sportler führen diese Übung jedoch nicht korrekt aus. Aufgrund des Namens meinen viele Athleten, die Wirbelsäule beugen und strecken zu müssen, und versuchen, bei der Bewegung die Wirbelsäulenaufrichter möglichst spürbar einzusetzen. Effektiver ist es jedoch, vorrangig mit der Gesäß- und Oberschenkelrückseiten-Muskulatur zu arbeiten und die Beugung und Streckung einzig in den Hüften zu vollziehen; die Wirbelsäule bleibt hingegen während der gesamten Bewegung starr und unbeweglich. Am höchsten Punkt der Bewegung spannen Sie die Gesäßmuskeln maximal an und stellen sich vor, wie diese Muskeln Ihren Körper in der Waagerechten halten.

VARIANTE

Rückenstrecker in Gefangenenhaltung

Sobald Ihnen der Rückenstrecker mit Hilfe zu leicht fällt, können Sie den Schwierigkeitsgrad steigern, indem Sie die Arme heben und die Hände wie bei einer Verhaftung im Nacken verschränken. Dadurch erhöht sich die Last am Ende des Hebels und Sie müssen mehr Drehmoment in den Hüften aufbringen.

VARIANTE

Einbeiniger Rückenstrecker

Wem die beidbeinigen Rückenstrecker zu leicht fallen, der kann sie auch wechselseitig einbeinig ausführen. Achten Sie auf separat versteiften Unter- und Oberkörper und vermeiden Sie Energieverlust durch Seitenneigung oder Verdrehung. Spüren Sie am Tiefpunkt der Bewegung die Muskeldehnung an der Oberschenkelrückseite und spannen Sie die Gesäßmuskeln am höchsten Punkt maximal an. Wenn Sie auch diese Variante sicher beherrschen, können Sie zusätzlich noch die Hände im Nacken verschränken.

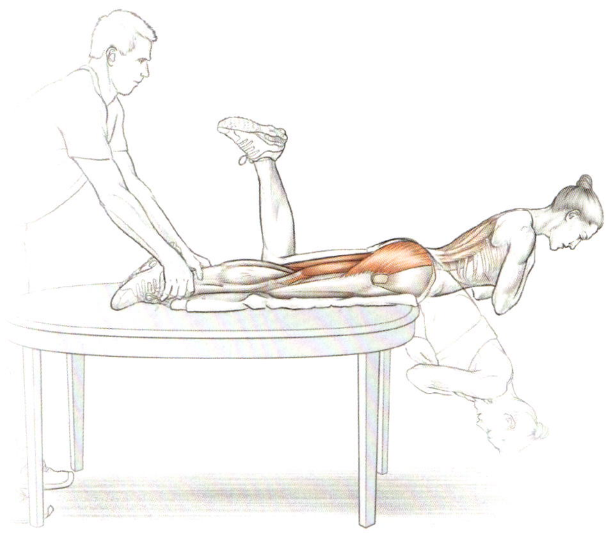

HÜFTSTRECKER BÄUCHLINGS

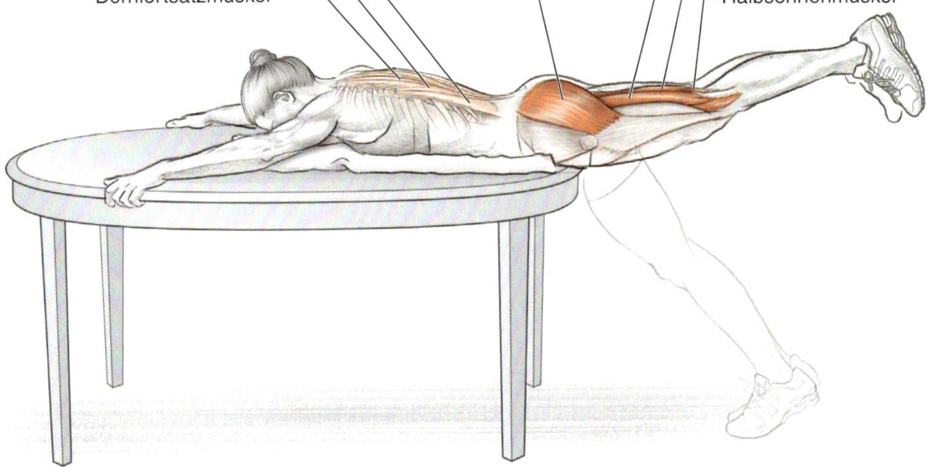

Ausführung

1. Sie liegen bäuchlings mit dem Oberkörper auf einem stabilen Tisch, Ihre Beine hängen mit gebeugten Hüften, aber durchgedrückten Knien von der Tischkante herab. Halten Sie sich an den Tischkanten fest.
2. Sie heben mit „eingefrorenem“ Oberkörper die Beine an; dabei spannen Sie die Gesäßmuskeln maximal und vermeiden eine Überstreckung des Lendenwirbelsäulen-Bereichs.
3. Dann senken Sie die Beine wieder; dabei halten Sie die Wirbelsäule stabil und vermeiden jede Rundrückenbildung im Lendenwirbelsäulen-Bereich.

Trainierte Muskeln

Primär: Großer Gesäßmuskel, Oberschenkelrückseite (Bizeps femoris, Halbsehnenmuskel, Plattsehnenmuskel)

Sekundär: Wirbelsäulenaufrichter (Dornfortsatzmuskel, Großer Rückenmuskel, Iliocostalmuskel)

Hinweise zur Übung

Der Hüftstrecker bäuchlings stellt eine effektive Verbundübung dar, mit der die gesamte Rückseite des Körpers gleichzeitig trainiert werden kann. Fixieren Sie den Körper durch festen Griff an den Tischkanten, auch die Wirbelsäule ist immobilisiert. Der Blick ist nach unten gerichtet, um eine Überstreckung des Halses zu vermeiden. Spüren Sie die größte Dehnung der Oberschenkelrückseite am tiefsten Punkt der Bewegung und spannen Sie die Gesäßmuskeln in der waagerechten Stellung maximal an. Bei korrekter Ausführung bietet diese Übung ein fantastisches Training für den Unterkörper und die Core-Muskulatur und kommt gleichzeitig hochgradig der Wirbelsäule zugute.

VARIANTE

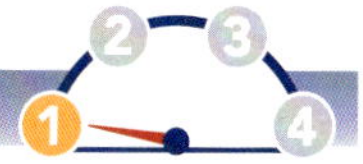

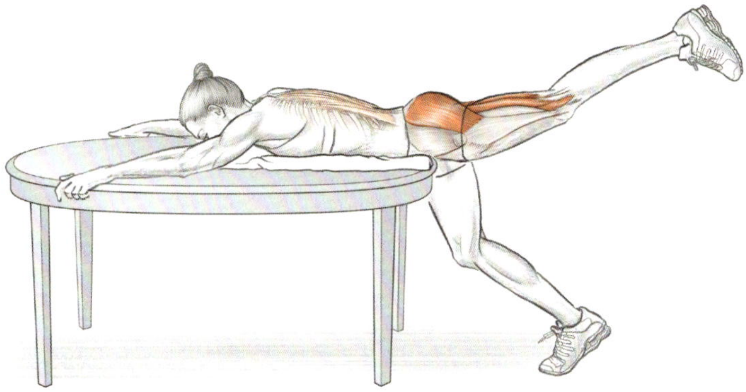

Einbeiniger Hüftstrecker

Für Trainierende mit Problemen beim beidbeinigen Hüftstrecker empfiehlt sich die leichtere einbeinige Variante, bei der den Wirbelsäulenaufrichtern weniger abverlangt wird. Konzentrieren Sie sich auf die korrekte Körperhaltung: Die Bewegung soll nur in den Hüften stattfinden, nicht in der Wirbelsäule. Schon bald werden Sie dann auch die beidbeinige Variante absolvieren können, meistern Sie jedoch unbedingt zuerst die einbeinige Variante.

1 2 3 4

GLEITENDE BEINBEUGE

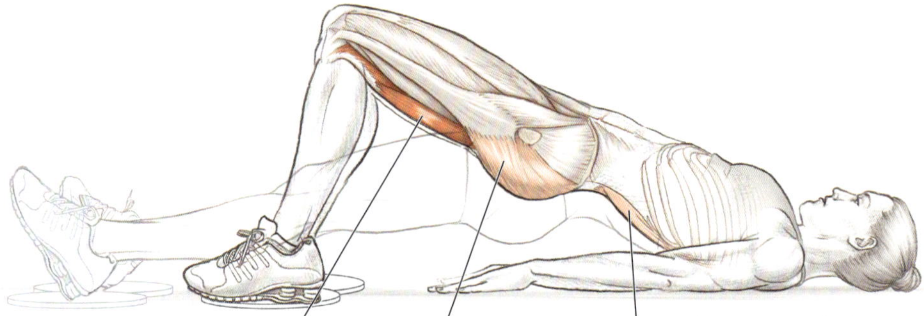

Ausführung

1. Sie liegen in Rückenlage mit flach aufgelegten Handflächen auf dem Boden; die Fersen stehen auf zwei Papptellern oder Sliding Discs (auf glattem Boden auch Handtücher).
2. Nun heben Sie die Hüften in die Brückenstellung, gleichzeitig bewegen Sie die Fersen gleitend in Richtung des Gesäßes.
3. Achten Sie auf permanent hohe Hüftstellung. Dann senken sie den Körper mit zurückgleitenden Fersen wieder in die Ausgangsstellung.

Trainierte Muskeln

Primär: Oberschenkelrückseite (Bizeps femoris, Halbsehnenmuskel, Plattsehnenmuskel)

Sekundär: Wirbelsäulenaufrichter (Dornfortsatzmuskel, Großer Rückenmuskel, Iliocostalmuskel), Großer Gesäßmuskel

Hinweise zur Übung

Die gleitende Beinbeuge ist eine effektive Trainingsmethode für die Oberschenkelrückseite, die sowohl die beiden Hüftstrecker als auch Kniebeuger gleichzeitig kräftigt. Die meisten Athleten führen diese Übung nicht korrekt aus, weil sie die Hüften absinken lassen und die Hüften nicht die ganze Übung über gestreckt halten. Die korrekte Ausführungsform erfordert ein fortgeschrittenes Niveau an Stärke und Disziplin, denn ständig lauert die Versuchung, die Hüften absinken zu lassen und einfach die Knie zu beugen und zu strecken. Spannen Sie die Gesäßmuskeln an, um die Hüften zu heben und halten Sie die Spannung, wenn Sie die Füße mit den Muskeln an der Oberschenkelrückseite nach hinten ziehen. Es gibt starke Athleten, die das mit jeweils einem Bein bewerkstelligen können – ich gehöre leider nicht dazu.

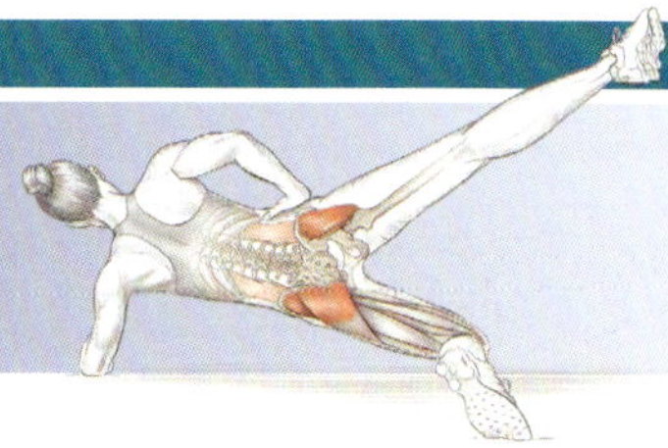

KAPITEL 8

GESÄSS

In den letzten Jahren bin ich als *Glute Guy* bekannt geworden. Es würde mich wundern, wenn jemand so viel oder mehr Interesse an der Gesäßmuskulatur hätte als ich. Tausende Stunden habe ich auf diesem Gebiet geforscht. Für Männer wie für Frauen ist dieses Training wichtig, um im Sport athletisch und kraftvoll aufzutreten und darüber hinaus die Blicke auf sich zu ziehen.

GESÄSSMUSKELN

Das Gesäß besteht aus drei Muskeln: dem Großen, Mittleren und Kleinen Gesäßmuskel (Abb. 7.1b). Der Große Gesäßmuskel wird oft als der stärkste und leistungsfähigste Muskel des Menschen bezeichnet. In der menschlichen Evolutionsgeschichte entwickelten sich die Glutes parallel zum aufrechten Gang. Zu einem weiteren glutealen Entwicklungsschritt kam es mit unserer zunehmenden Muskelkoordination, als wir lernten, die Gesäßmuskeln zum Sprinten sowie Werfen und Schleudern einzusetzen. Leider kommt es heute durch unsere sitzorientierte Lebensweise zu einer Rückentwicklung dieses Muskels. Der Große Gesäßmuskel ist verantwortlich für mehrere Gelenkbewegungen: konzentrische Kontraktionen (sich zusammenziehende Muskelfasern) sorgen für Hüftstreckung, seitliche Hüftdrehung, Hüftabduktion und Zurückkippen des Beckens. Er arbeitet isometrisch (fast keine Muskelverkürzung) und exzentrisch (Muskel verlängert sich bei Kontraktion), um Hüftbeugung zu verhindern oder zu absorbieren und Hüft-Innenrotation, Hüftadduktion sowie Vorkippen des Beckens zu bewirken. Der Mittlere und Kleine Gesäßmuskel ist je nach Muskelfasern und Grad der Hüftbeugung verantwortlich für Hüft-Innen-/Außenrotation sowie für die Hüftabduktion.

Alle Glutealmuskeln besitzen mehrere funktionale Abschnitte, d.h. die verschiedenen Fasern innerhalb der Muskeln können getrennte Funktionen erfüllen, um unterschiedliche Aktivitäten auszuführen. Die oberen Fasern des Großen Gesäßmuskels sind z.B. hochgradig bei der Hüftabduktion involviert, während seine unteren Fasern an dieser Gelenkbewegung nicht beteiligt sind. Der Große Gesäßmuskel spielt eine wichtige Rolle in der Mechanik von Fuß- und Fußgelenkbewegungen sowie bei der Kraftübertragung zwischen Ober- und Unterkörper beim Gehen und Laufen.

Die Glutes sind auch die Schlüsselmuskeln, die alles andere in Reih und Glied halten. Starke Gesäßmuskeln sind von entscheidender Bedeutung für das korrekte Funktionieren des Körpers. Schwache Glutes werden hingegen mit unzähligen dysfunktionalen Bewegungsmustern in Verbindung gebracht. Beim Klettern, Treppensteigen, Springen, Landen und bei Kniebeugen ist es wichtig, dass die Knie korrekt über den Zehen stehen. Da die Gesäßmuskeln bei Hüftbewegungen kontrahieren, um eine X-Bein-Stellung zu vermeiden, können schwache Gesäßmuskeln auf Dauer zu Knieschmerzen durch Überlastung des Kniescheiben-Schienbein-Bereichs führen. Außerdem sorgen starke Glutes für eine Kräfteverschiebung, um mehr Kraft im Hüft- und weniger im Kniebereich zu absorbieren bzw. aufzubringen. Gluteal starke Menschen können sich z. B. bei Kniebeugen weiter nach hinten setzen, während Menschen mit dominantem Quadrizeps oder schwachen Hüftstreckern sich aufrechter halten und im Kniebereich weiter vorbeugen, was im Laufe der Zeit zu Knieschmerzen führen kann.

Weiterhin ist es wichtig, die Wirbelsäule bei Beuge- und Hebebewegungen in relativ neutraler Stellung zu halten, um die natürliche Kurvenform der Lendenwirbelsäule (LWS) beizubehalten. Gluteal-muskulöse Menschen sind dazu bei Bewegungen und Heben im Hüftbereich eher in der Lage als Menschen mit schwachen Glutes, die mehr zu übermäßigem Rundrücken im LWS-Bereich (lumbale Kompensation) neigen, was über längere Zeit LWS-Beschwerden verursachen kann. Auch Schmerzen im Iliosakralgelenk (ISG) rühren oft von unterentwickelten Gesäßmuskeln her: Weil der Große Gesäßmuskel die Bänder strafft, um das ISG ausreichend zu umschließen, sind Sportler mit schwachen Gesäßmuskeln bei anstrengender sportlicher Betätigung anfälliger für ein instabiles ISG, was ebenfalls zu Schmerzen führen kann.

Starke Gesäßmuskeln üben Vorwärtszug auf das Becken aus und unterstützen damit die korrekte Körperhaltung. Schwache Gesäßmuskeln können zu Muskeldysbalance im Becken führen. Dieser Defekt ist charakterisiert durch ungleiche Kräftepaare (Agonist und Antagonist) im gesamten Lenden-Becken-Bereich. Im Wesentlichen ist der Zug der Wirbelsäulenaufrichter und Hüftbeuger stärker als der der Gesäß- und Bauchmuskeln, was im Laufe der Zeit ein allmähliches Vorkippen des Beckens begleitet von Hyperlordose (Hohlkreuz) der LWS bewirkt, eine häufige Rückenschmerzursache.

Der Große Gesäßmuskel zieht bei Hüftstreckung am Oberschenkelkopf nach hinten, weshalb Menschen mit schwachen Glutes anfällig für Schmerzen im vorderen Hüftbereich sind, die entstehen, wenn der Oberschenkelkopf gewaltsam in die vordere Hüftpfanne stößt. Je nach Aufgabe kann unzureichende gluteale Kraft mehr Leistung von Quadrizeps, Hüftadduktoren, Oberschenkelrückseite, Hüftrotatoren, Quadratischem Lendenmuskel, den Wirbelsäulenaufrichtern und sogar den Bauchmuskeln fordern. Das kann zu Rissen in der angrenzenden Muskulatur durch Überlastung der Synergisten (Hilfsmuskeln) führen. Beispiel: Eine Zerrung im Oberschenkelbizeps oder im Großen Adduktor beim Sprint kann daher rühren, dass einer dieser Muskeln die Funktion eines zu schwachen Großen Gesäßmuskels übernehmen musste.

Gluteale Amnesie beschreibt den heutigen Zustand der menschlichen Gesäßmuskulatur: Durch unsere sitzende Lebensweise ist die Muskulatur unterentwickelt, sie atrophiert sogar (d. h. Muskelschwund setzt ein) und arbeitet darüber hinaus unkoordiniert, sodass korrekte funktionale Bewegungen kaum noch möglich sind. Dieser Mangel an funktionaler Koordination kann unzählige Gründe haben: Mit der „sitzenden Lebensweise“ nimmt die Beweglichkeit in den Hüftstreckern und die gluteale Aktivierung ab; zudem wird durch das zusammengedrückte gluteale Muskelgewebe der Blutzufluss behindert wird, was die Nährstoffversorgung und neurale Funktionsfähigkeit beeinträchtigt. Und schließlich wirkt sich die biologische

Gesetzmäßigkeit, dass unbenutzte Körperteile verkümmern, besonders schwer auf die Gesäßmuskulatur aus.

GESÄSSMUSKELN BEI DER ARBEIT

Die Gesäßmuskeln sind von wesentlicher Bedeutung für unsere funktionalen Bewegungen: Gehen, Aufstehen, Treppensteigen, Aufheben von Objekten, Tragen von Gegenständen – alle diese Tätigkeiten erfordern ein korrektes Funktionieren der Körperrückseitenmuskulatur (Wirbelsäulenaufrichter, Großer Gesäßmuskel, Oberschenkelrückseite). Der Große Gesäßmuskel spielt eine Hauptrolle bei den meisten sportlichen Aktivitäten. Im Reifeprozess vom Anfänger bis zum Spitzenathleten lernt der Sportler, zunehmend mehr Antriebskraft aus den Hüften zu generieren. Diese Kraft hängt beträchtlich von der Stärke des Großen Gesäßmuskels ab, weil dieser an fast allen primären Sportbewegungen, einschließlich Laufen, Hakenschlagen, Springen, Werfen und Schlagen, beteiligt ist.

Erst durch die starke Kontraktion des Großen Gesäßmuskels wird die Hüftstreckung beim Sprinten, vertikalen Sprung, Kraulen im Wasser und Bergsteigen möglich; ebenso beim Befreien aus der Bodenlage im Judo. Und erst die Außenrotationskraft des Großen Gesäßmuskels bringt das Drehmoment in den Hüften auf, das Sie zum kräftigen Schwingen eines Baseball- oder Tennisschlägers benötigen; das Gleiche gilt für die Wurfbewegung im American Football oder Baseball, beim Kugelstoßen, Diskus- und Hammerwurf oder bei Geraden, Seitwärts- und Aufwärtshaken im Boxen. Durch sein Abduktionspotenzial sorgt der Große Gesäßmuskel für seitliche Stabilität beim Laufen, verhindert damit durchhängende Hüften und liefert Seitwärtskraft beim Richtungswechsel in vielen Ballsportarten.

Der Große Gesäßmuskel ist nicht nur bei kraftintensiven schnellen Sportarten wie der Leichtathletik stark gefordert, sondern auch im Kraftsport, wie z. B. bei Kniebeuge und Kreuzheben oder in Strongman-Disziplinen wie Stonelifting und Truckpulling. Beim Gewichtheben muss der Große Gesäßmuskel eine immense Leistung aufbringen, um die Langhantel zu beschleunigen.

Wissenswert ist auch, dass der Große Gesäßmuskel konzentrisch, exzentrisch und isometrisch arbeitet, um im Sport Kräfte zu generieren oder reduzieren. Außerdem beugt er Energiefehlleitung vor und maximiert damit die Bewegungseffizienz. Natürlich brauchen Sie im Sport viele koordiniert und synergistisch arbeitende Muskeln. Doch der Große Gesäßmuskel ist wegen seiner Multifunktionalität im Hüftbereich zweifellos der vielseitigste und wichtigste Muskel für alle sportlichen Betätigungen.

Mit BWT können Sie Ihre Glutes effektiv aufbauen; Sie müssen jedoch mit den Grundübungen erst die korrekte Ausführungsform erlernen, bevor Sie sich den fortgeschrittenen Varianten zuwenden. Die meisten Athleten sprechen ihre Gesäßmuskeln nicht richtig an oder sie nutzen das große Potenzial des Großen Gesäßmuskels nur unzureichend. Erst wenn Sie die richtige Aktivierung dieses Muskels in perfekter Ausführungsform beherrschen, können Sie den Großen Gesäßmuskel optimal für unzählige primäre Bewegungsmuster nutzen. Es heißt doch, Bauchmuskeln werden in der Küche gemacht. Nun, Gesäßmuskeln werden im Krafttraining gemacht!

BRÜCKE

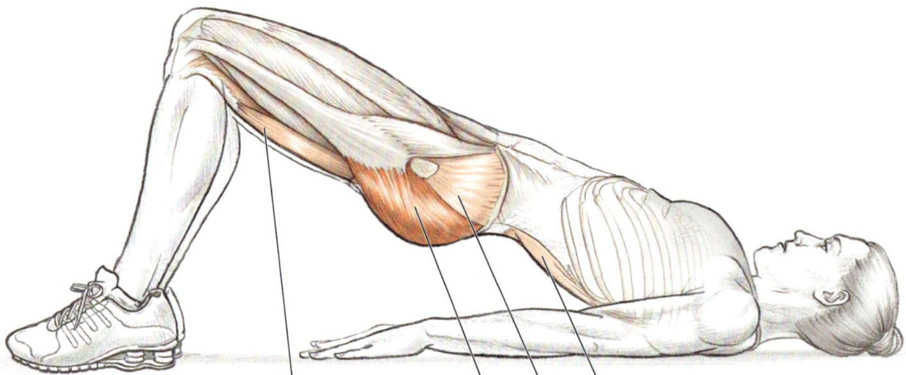

Ausführung

1. In der Ausgangsstellung liegen Sie in Rückenlage mit 90° angewinkelten Knien und den Handflächen flach auf dem Boden.
2. Heben Sie die Hüften durch Anspannen der Gesäßmuskeln so hoch wie möglich an, indem Sie Druck auf die Fersen ausüben. Die Bewegung sollte sich im Hüftgelenk abspielen, während der Lendenwirbelsäulen-Bereich neutral bleibt.
3. Halten Sie in der Brückenstellung am höchsten Punkt einen Moment inne, dann senken Sie die Hüften wieder.

Trainierte Muskeln

Primär: Großer Gesäßmuskel

Sekundär: Oberschenkelrückseite (Bizeps femoris, Halbsehnenmuskel, Plattsehnenmuskel), Wirbelsäulenaufrichter (Dornfortsatzmuskel, Großer Rückenmuskel, Iliocostalmuskel), Großer, Langer und Kurzer Adduktor, Mittlerer und Kleiner Gesäßmuskel

Hinweise zur Übung

Die Brücke ist die grundlegende Hüftstreckerübung mit gebeugten Beinen, auf die alle Brückenbewegungen aufbauen. Ziel ist es, zu spüren, wie die Gesäßmuskeln (und nicht die Oberschenkel- oder Rückenmuskeln!) die Hüften anheben. Vermeiden Sie eine Überdehnung der Lendenwirbelsäule und ein Vorkippen des Beckens. Durch die Kniebeugung werden die Muskeln an der Oberschenkelrückseite verkürzt, dadurch verringert sich automatisch deren Beitrag zur Bewegung, die dann vorrangig vom Großen Gesäßmuskel getragen wird. Viele Athleten verkrampfen bei der Brücke anfangs an der Oberschenkelrückseite, weil die dortigen Muskeln an eine solche Bewegung nicht gewöhnt sind. Dies nimmt schnell ab, in dem Maße, in dem die Gesäßmuskeln lernen, ihre Rolle als primärer Hüftstrecker anzunehmen. Starke, aktiv eingesetzte Gesäßmuskeln verhindern ein Vorkippen des Beckens und ein zu starkes Hohlkreuz – beides wesentliche Kriterien für eine optimale Ausführungsform dieser Übung.

VARIANTE

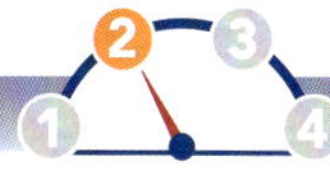

Marschieren in Brückenlage

Wenn Sie die Brücke gut beherrschen, können Sie den Schwierigkeitsgrad erhöhen, z. B. indem Sie am höchsten Punkt der Bewegung Ihre Körperhaltung „einfrieren“ und ein Bein mittels Hüftbeugung anheben. Die Schwierigkeit besteht hier darin, dass Sie Ihr Körpergewicht nun auf nur einem Bein stabilisieren müssen. Dann senken Sie das erhobene Bein wieder ab und heben das andere Bein.

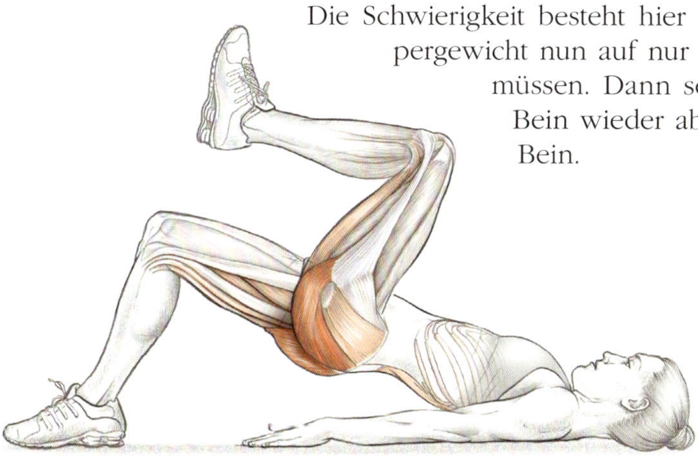

VARIANTE

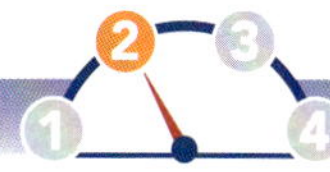

Einbeinige Brücke

Wenn Sie auch das Marschieren in Brückenlage gut absolvieren können, bietet sich die einbeinige Brücke an. Halten Sie einfach ein Bein mit 90°-Beugung in Hüfte und Knie erhoben. Absolvieren Sie erst eine komplette Serie mit einem Bein, dann mit dem anderen.

Ausgangsstellung

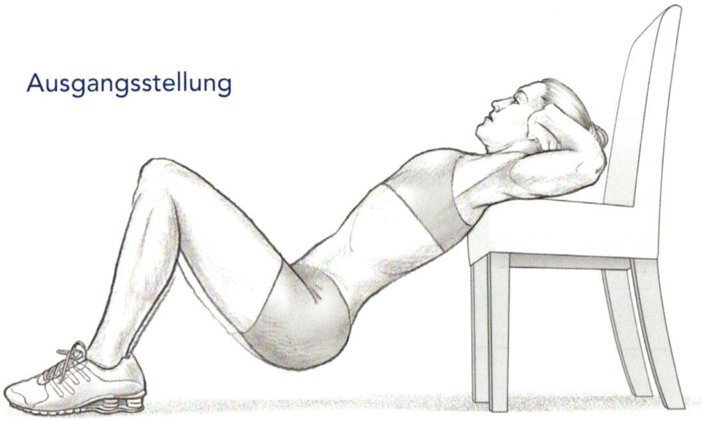

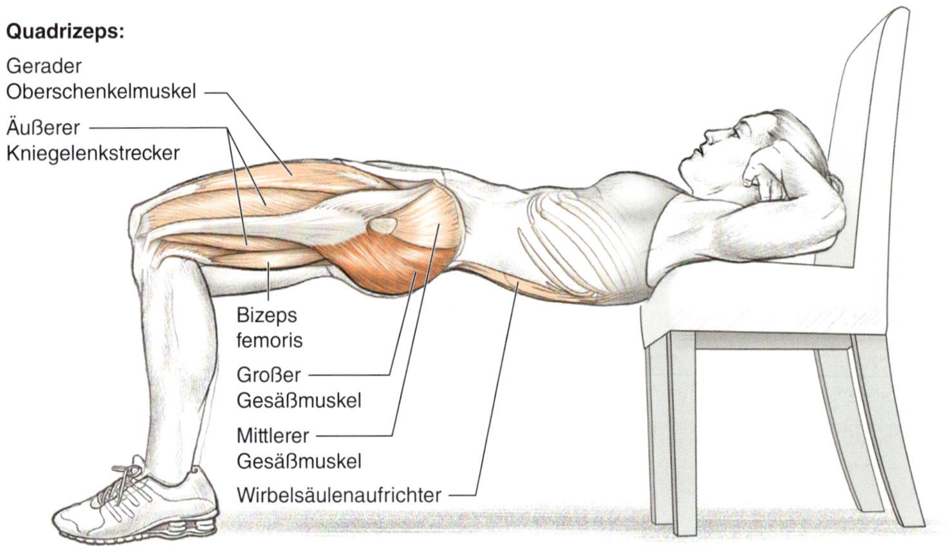

Ausführung

1. Im Rückenstütz liegen Sie mit dem Brustwirbelsäulen-Bereich auf einem stabilen Stuhl, einer Hantelbank etc., die Füße flach auf dem Boden, die Hände an die Ohren.
2. Strecken Sie die Hüften durch Einsatz der Gesäßmuskeln, dabei üben Sie Druck auf die Fersen aus. Der Lendenwirbelsäulen-Bereich bleibt in Neutralstellung.
3. Heben Sie Ihren Körper durch die Hüften so hoch wie möglich. Anschließend kehren Sie in die Ausgangsstellung zurück.

Trainierte Muskeln

Primär: Großer Gesäßmuskel

Sekundär: Oberschenkelrückseite (Bizeps femoris, Halbsehnenmuskel, Plattsehnenmuskel), Wirbelsäulenaufrichter (Dornfortsatzmuskel, Großer Rückenmuskel, Iliocostalmuskel), Großer, Langer und Kurzer Adduktor, Mittlerer und Kleiner Gesäßmuskel, Quadrizeps (Gerader Oberschenkelmuskel; Äußerer, Zwischenliegender und Innerer Kniegelenkstrecker)

Hinweise zur Übung

Verglichen mit der Brücke aus der Bodenposition wird der Quadrizeps stärker gefordert und die Hüften durchlaufen ein größeres Bewegungsspektrum. Der Belastungsschwerpunkt liegt am höchsten Punkt der Bewegung, an dem die Hüfte sich in neutraler oder leicht überstreckter Stellung befindet. Stärke in diesem Bewegungsbereich ist wichtig für effektives Laufen. Bei den Kniebeugeübungen wird diese Hüftbewegung nicht gestärkt. Deshalb ergänzen sich Kniebeuge- und Brückenübung ideal.

VARIANTE

Marschieren in Hüfthebestellung mit erhöhten Schultern

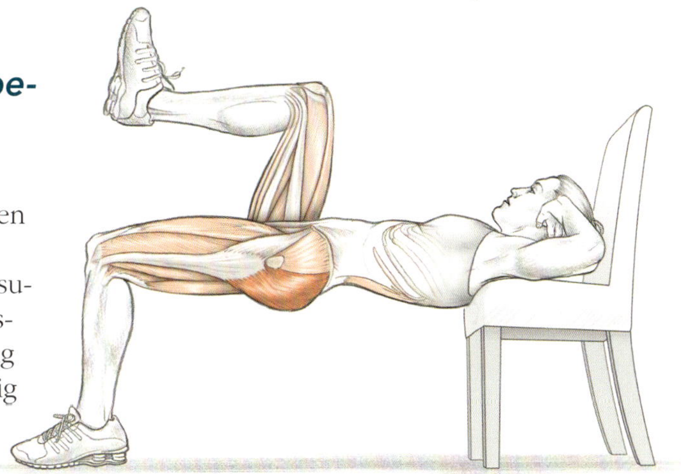

Wenn Sie das statische Hüftheben beherrschen, können Sie es mit einer dynamischen Variante versuchen. Dazu heben Sie am höchsten Punkt der Brückenbewegung durch Hüftbeugung wechselseitig ein Bein. Achten Sie auf stabile Körperhaltung, also keine Seitenneigung des Körpers.

VARIANTE

Einbeiniges Hüftheben

Diese fortgeschrittene Variante erfordert beträchtliche Hüftstreckungskraft und Drehbewegungsstabilität im Lenden-Becken-Bereich. Nutzen Sie das gesamte Bewegungsspektrum; viele Trainierende brechen die Bewegung schon zu früh ab, wenn es schwierig wird.

HÜFTHEBEN MIT DOPPELTER ERHÖHUNG

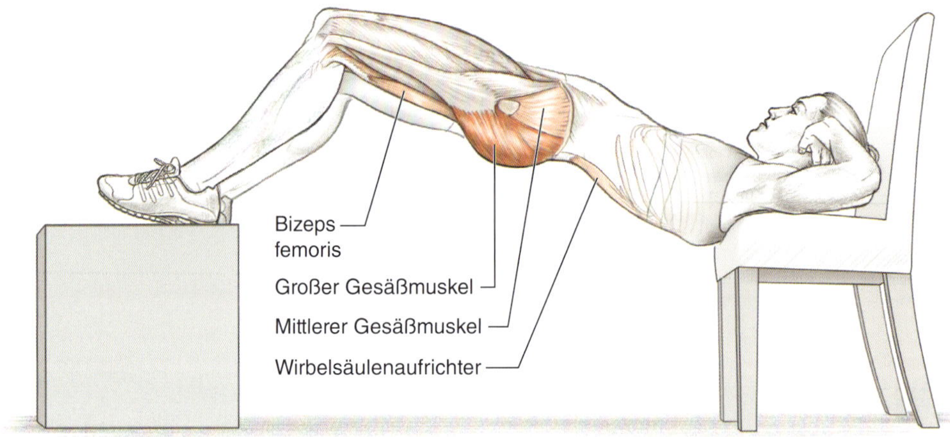

Ausführung

1. In der Ausgangsstellung ruht Ihr Brustwirbelsäulen- und Schulterbereich rücklings auf einem stabilen Stuhl, einer Hantelbank etc., die Füße auf einem niedrigen Tisch, Hocker oder Stuhl; beide Erhöhungen sind annähernd gleich hoch.
2. Heben Sie die Hüften durch Anspannen der Gesäßmuskulatur an. Der Druck liegt auf den Fersen, der Lendenwirbel-Bereich ist neutral.
3. Versuchen Sie, die Hüften möglichst hoch zu heben, bevor Sie in die Ausgangsstellung zurückkehren.

Trainierte Muskeln

Primär: Großer Gesäßmuskel

Sekundär: Oberschenkelrückseite (Bizeps femoris, Halbsehnenmuskel, Plattsehnenmuskel), Wirbelsäulenaufrichter (Dornfortsatzmuskel, Großer Rückenmuskel, Iliocostalmuskel), Großer, Langer und Kurzer Adduktor, Mittlerer und Kleiner Gesäßmuskel

Hinweise zur Übung

Diese Übung ist die anspruchsvollste Brückenübung, weil die Hüften ein maximales Bewegungsspektrum durchlaufen und beträchtliche Anforderungen an die Oberschenkelrückseite gestellt werden. Deshalb ist die Übung auch für viele fortgeschrittene Athleten eine Herausforderung, noch bessere Athleten werden sie jedoch einbeinig ausführen, um ihre Hüftstrecker genügend zu fordern. Der Grund für die erhöhte Belastung der Oberschenkelrückseite liegt darin, dass die Hüften tiefer absinken als die Füße und sowohl für die Kniebeugung als auch Hüftstreckung Kraft aufgebracht werden muss.

VARIANTE

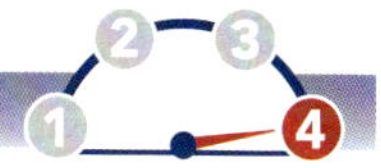

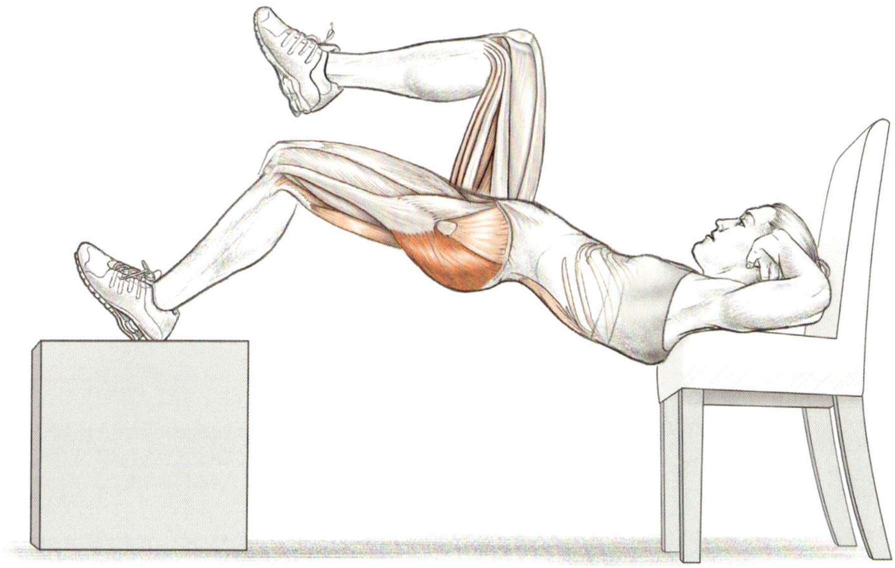

Einbeiniges Hüftheben mit doppelter Erhöhung

Sobald Sie die zweibeinige Variante gut beherrschen, können Sie es mit einem Bein versuchen. Man sollte dies jedoch nicht überstürzen. Die einbeinige Variante ist wahrscheinlich die schwierigste BWT-Übung für die Hüften, weil sie enorme Kraft und Stabilität erfordert, die den meisten Einsteigern und auch Fortgeschrittenen fehlt. Tasten Sie sich deshalb schrittweise an diese Variante heran. Das gesamte Bewegungsspektrum hindurch müssen die Hüften kontrolliert werden, ohne Seitenbewegung oder Verdrehung. Pausieren Sie bei jeder Wiederholung kurz am oberen Bewegungspunkt, um eine korrekte Ausführung sicherzustellen.

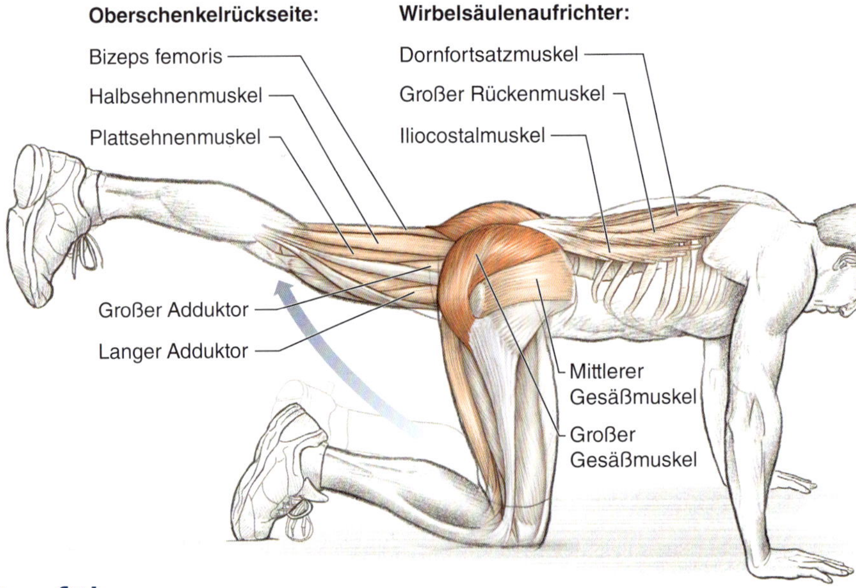

Ausführung

1. Ausgangsstellung ist der Vierfüßlerstand, Kopf, Hals und Wirbelsäule in neutraler Stellung, die Hände stehen unter den Schultern und die Knie unter den Hüften.
2. Strecken Sie ein Bein komplett nach hinten weg.
3. Kehren Sie in die Ausgangsstellung zurück. Führen Sie erst alle Wiederholungen mit einem Bein durch, bevor Sie wechseln.

Trainierte Muskeln

Primär: Großer Gesäßmuskel

Sekundär: Oberschenkelrückseite (Bizeps femoris, Halbsehnenmuskel, Plattsehnenmuskel), Wirbelsäulenaufrichter (Dornfortsatzmuskel, Großer Rückenmuskel, Iliocostalmuskel), Großer, Langer und Kurzer Adduktor, Mittlerer und Kleiner Gesäßmuskel, Wirbelsäulenstabilisierer

Hinweise zur Übung

Der Beinstrecker ist eine grundlegende Übung für die Hüftstreckung und trainiert Ihre Fähigkeit, während der gesamten Bewegung Wirbelsäule und Becken neutral zu halten. Viele Einsteiger haben Probleme mit diesen Bewegungen, weil sie eine Kompensation durch die Wirbelsäulenaufrichter (Vorkippen des Beckens und Überstreckung der Lendenwirbelsäule) gewohnt sind. Dadurch kommt es zu der Illusion einer vollen Hüftstreckung, doch bei genauerem Hinsehen ist dies nicht der Fall. Daher ist es wichtig, die volle Streckung in den Hüften ohne diese Kompensation zu erlernen.

VARIANTE

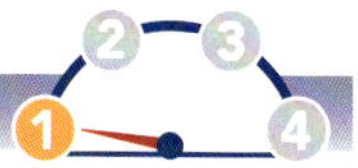

Beinstrecker mit gebeugtem Bein

Bei dieser Variante mit 90° gebeugtem Knie im erhobenen Bein wird die Oberschenkelrückseite verkürzt und hat deshalb weniger Anteil an der Bewegung. Dadurch müssen die Gesäßmuskeln stärker eingesetzt werden. Spannen Sie die Gesäßmuskeln am oberen Bewegungspunkt an und halten Sie die Wirbelsäule gerade gestreckt, während sich die Hüfte hebt.

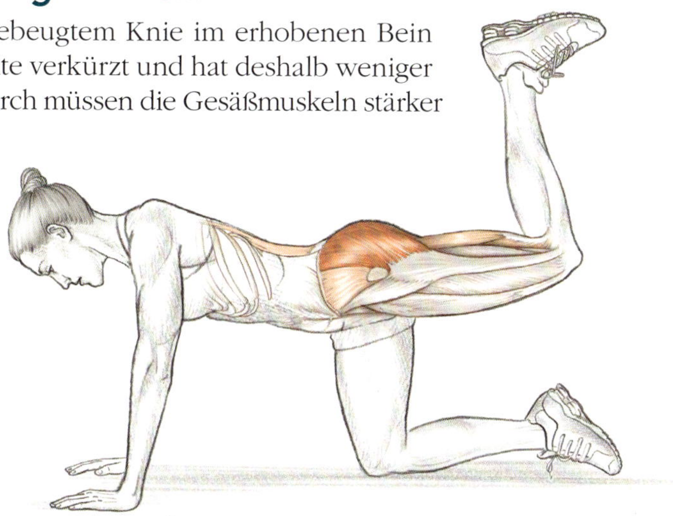

VARIANTE

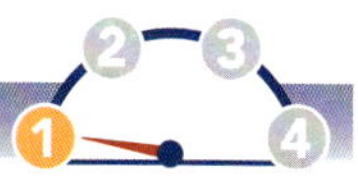

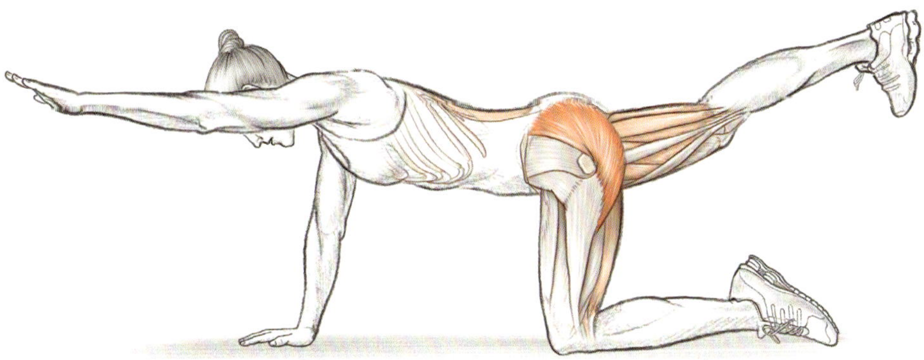

Beinstrecker mit erhobenem Arm

Bei dieser Variante kommt noch eine Oberkörperbewegung hinzu, wodurch die Core-Muskulatur aktiviert wird. Dazu heben Sie jeweils gegenüberliegende Bein- und Armpaare. Dieses diagonale Bewegungsmuster aktiviert die Wirbelsäulenstabilisierer, um eine Drehbewegung zu verhindern, was diese Übung auch zu einer effektiven Übung für die Core-Muskulatur macht.

GESÄSSARBEIT IN SEITENLAGE

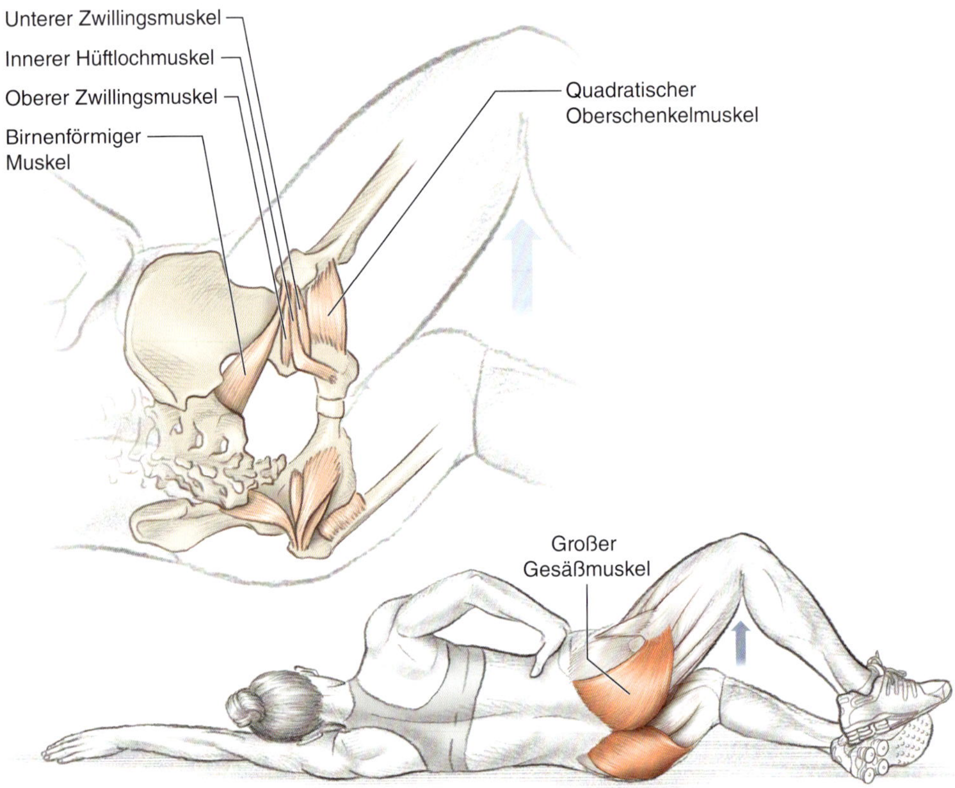

Ausführung

1. Ausgangsstellung ist die Seitenlage mit etwa 135° gebeugten Hüften und 90° angewinkelten Knien. Der Hals ruht auf dem ausgestreckten Arm auf dem Boden. Der andere Arm ist auf die obere Hüfte gestützt.
2. Heben Sie mit dem oberen Hüftgelenk das obere Bein, die Füße bleiben während der gesamten Übung geschlossen. Konzentrieren Sie sich auf die Hüftarbeit, lehnen Sie sich nicht vor oder zurück. Die Wirbelsäule wird nicht bewegt.
3. Dann kehren Sie in die Ausgangsstellung zurück. Absolvieren Sie erst alle Wiederholungen auf einer Seite, bevor Sie zur anderen Seite wechseln.

Trainierte Muskeln

Primär: Großer Gesäßmuskel

Sekundär: Tiefe Hüft-Außenrotatoren (Birnenmuskel, Oberer Zwillingsmuskel, Innerer Hüftlochmuskel, Unterer Zwillingsmuskel, Äußerer Hüftlochmuskel, Quadratischer Oberschenkelmuskel)

Hinweise zur Übung

Diese Übung in Seitenlage ist erstaunlich effektiv und wird vorzugsweise von Frauen zum Aufwärmen absolviert, weil sie bei korrekter Ausführung die Gesäßmuskulatur und die Hüft-Außenrotatoren „brennen" fühlen. Häufige Fehler sind nicht geschlossen Füße und Vor- oder Zurücklehnen des Torsos. Die Übung kräftigt trotz des geringen Bewegungsspektrums besonders die Hüft-Außenrotatoren, die für zahlreiche Sportarten von wesentlicher Bedeutung sind.

VARIANTE

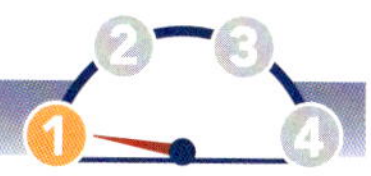

Gesäßarbeit in Neutralstellung

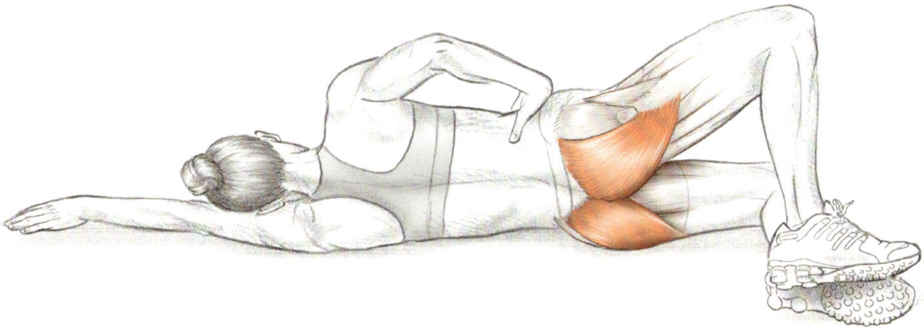

Die Übung lässt sich auch ohne Hüftbeugung (aber mit Hüftrotation!) trainieren, dabei liegt der Körper gestreckt von den Schultern bis zu den Knien auf der Seite. Die Füße bleiben während der gesamten Übung wieder geschlossen. Vermeiden Sie Vorneigung und Verdrehung der Wirbelsäule.

HÜFTHEBEN MIT BEINHEBEN

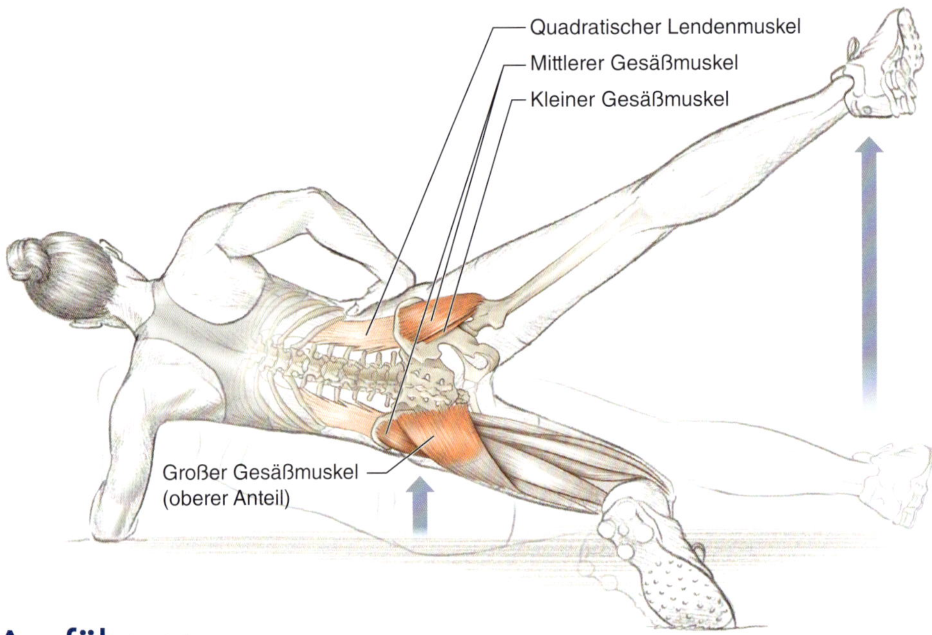

Ausführung

1. Ausgangsposition ist die Seitenlage mit einem aufgestützten Ellenbogen auf dem Boden. Die Hand des anderen Arms stützen Sie auf die Hüfte.
2. Heben Sie die Hüfte und gleichzeitig das obere Bein. Achten Sie während der gesamten Übung auf eine gerade, gestreckte Körperhaltung (kein Vor- oder Zurückkippen!).
3. Kehren Sie in die Ausgangsstellung zurück. Absolvieren Sie erst alle Wiederholungen auf der einen Seite, bevor Sie auf die andere Seite wechseln.

Trainierte Muskeln

Primär: Mittlerer und Kleiner Gesäßmuskel, Großer Gesäßmuskel (oberer Anteil)

Sekundär: Schräge Bauchmuskeln innen und außen, Quadratischer Lendenmuskel

Hinweise zur Übung

Das Hüftheben mit Beinheben ist eine fortgeschrittene Übung, die besonders die Gesäßmuskeln und die Core-Muskulatur stärkt. Das untere Knie ist immer angewinkelt, für das obere Knie sind beide Positionen möglich, wobei die Version mit angewinkeltem Knie die einfachere ist. Die gesamte Bewegung soll ruckfrei und kontrolliert erfolgen. Sie stärken Ihre Hüftadduktoren, was Ihnen in vielen Sportarten zugutekommen wird.

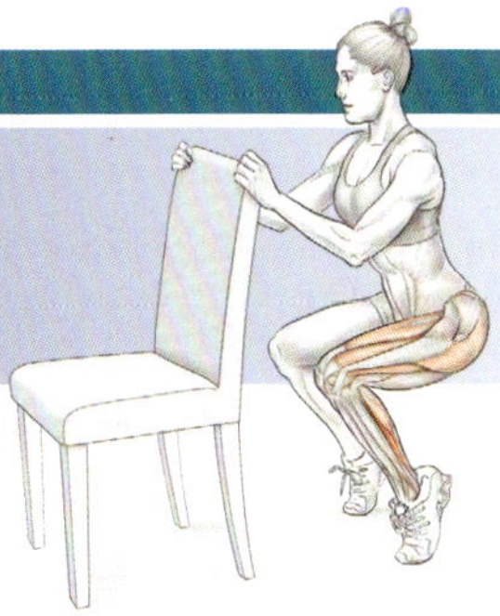

KAPITEL 9

WADEN

Die Wadenmuskeln sind einzigartig. Manche Athleten tun vergeblich alles, um ihren Umfang zu erhöhen, bei anderen wachsen sie von selbst, weil es genetisch vorherbestimmt ist. Die Gene bestimmen, wer wohlgeformte Waden mit kurzen Achillessehnen und ein gutes Verhältnis zwischen roten („slow-twitch") und weißen („fast-twitch") Muskelfasern erhält. Trotzdem gelingt es vielen Menschen durch hartes, konsistentes Training, ihre Grenzen zu überschreiten; etwa Arnold Schwarzenegger, der seine Waden in den ersten Jahren des Erfolgs versteckte, wenn er fotografiert wurde.

Ein anderes Beispiel: Die Waden eines Durchschnittsamerikaners sind für ungefähr 7000 Schritte pro Tag gemacht – verglichen mit 18 000 Schritten bei den Amish People. Diese Lebensweise entspricht einem Training niedriger Intensität. Für wirkliche Zuwächse an Umfang müssen Sie mit jedoch mit wirklich hoher Muskelspannung arbeiten, weil diese Muskeln schon so an Aktivitäten auf niedrigem Niveau gewöhnt sind.

WADENMUSKELN

Die Waden bestehen aus dem Zweiköpfigen Wadenmuskel und dem Schollenmuskel. Sie sind in Abb. 9.1 dargestellt. Diese beiden arbeiten über die Achillessehne mit dem Fußsohlenmuskel zusammen, der nur 5 bis 10 cm lang ist und bei rund 10 Prozent der Bevölkerung völlig fehlt. Der Schollenmuskel liegt unter dem zweiköpfigen Wadenmuskel, er kreuzt lediglich das Fußgelenk, hat also keinen Einfluss auf das Kniegelenk. Der zweiköpfige Wadenmuskel läuft hingegen über beide Gelenke und verkürzt sich daher bei Kniebeugung.

Schollenmuskel und Zweiköpfiger Wadenmuskel dienen zwar beide als Fußsohlenbeuger (Fersenhub im Stand), aber nur der Wadenmuskel kann eine leichte Kniebeugung bewirken. Die anderen Fußsohlenbeuger können Sie der Abb. 9.1 entnehmen.

Im Vergleich zum Zweiköpfigen Wadenmuskel hat der Schollenmuskel generell mehr rote Muskelfasern. Der Wadenmuskel tendiert hingegen mehr zu den schnellen Kontraktionen. Die beiden Köpfe des Wadenmuskels kann man durch Änderung der Fußposition separat ansprechen. Bei nach außen gedrehter Fußstellung wird eher der mittlere Kopf angesprochen, bei Innenrotation eher der seitliche Kopf.

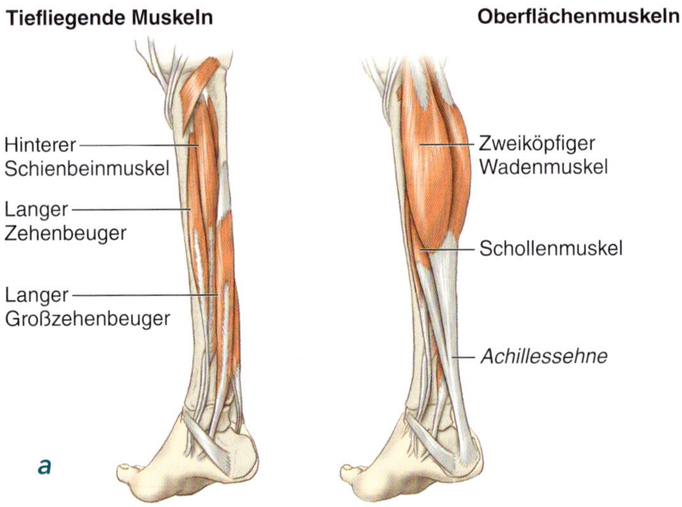

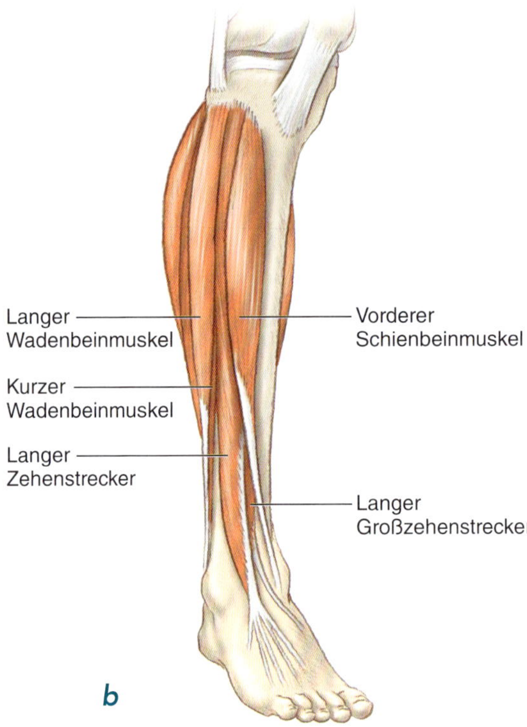

Abb. 9.1 Wadenmuskeln Vorderseite (a) und Rückseite (b)

AKTIVITÄTEN DER WADENMUSKULATUR

Im normalen Leben dienen die Waden eher Low-Energy-Aktivitäten wie Gehen und Stehen und liefern viel Gleichgewicht. Im Sport brauchen wir die Waden dringend zum Laufen, Springen, Sprinten und Richtungswechseln. Erwiesenermaßen ist der Schollenmuskel wichtiger für den Hochsprung als der Wadenmuskel. Der ist wiederum bei der Druckphase im Sprint hochaktiv. Wir brauchen also beide. Nicht nur Kraft ist wichtig, sondern auch Leistung und Stabilität. Dafür eignen sich plyometrische Übungen mit wiederholter Kontraktion und Streckung der Muskulatur besonders gut.

WADENHEBER AUF DER TREPPE

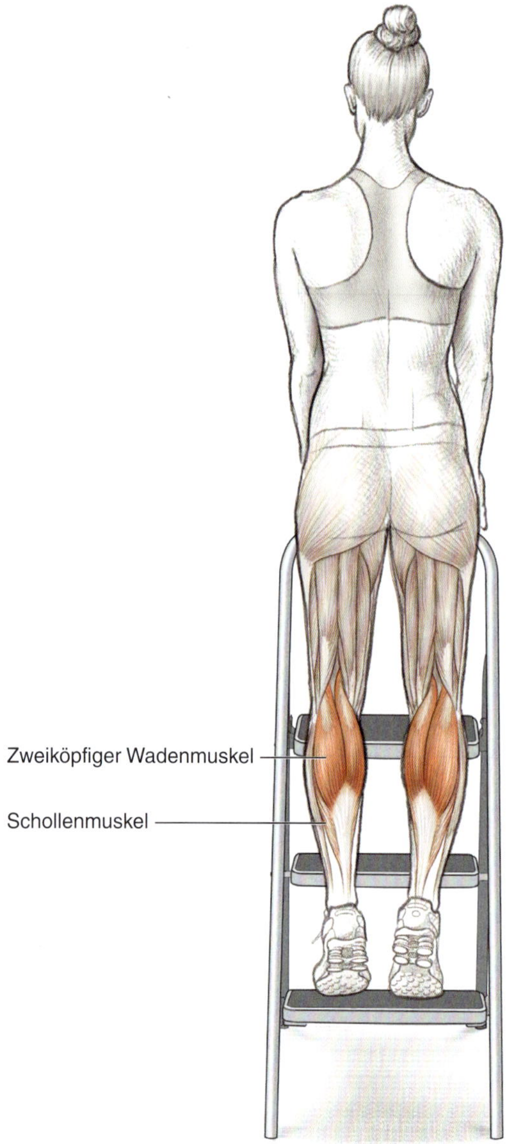

Ausführung

1. Sie stehen aufrecht auf dem Fußballen auf einer Treppe oder einem Kasten.
2. Senken Sie den Körper, bis Sie eine gute Spannung in den Waden erreichen. Am besten halten Sie sich dabei irgendwo fest.
3. Heben Sie den Körper so hoch wie möglich auf die Zehenspitzen und pausieren am höchsten Punkt für eine Sekunde.

Trainierte Muskeln

Primär: Zweiköpfiger Wadenmuskel

Sekundär: Schollenmuskel

Hinweise zur Übung

Der Wadenheber auf der Treppe ist eine hervorragende Übung, die auch in hohen Umfängen trainiert werden kann. Viele Athleten „pfuschen" beim Bewegungsspektrum – senken Sie den Körper maximal ab und heben Sie ihn maximal an. Beides ist möglich: schnelle Wiederholungen oder kontrollierte langsame, zudem können Sie die Pause am oberen Ende ausdehnen und das Absenken extrem verlangsamen, um die exzentrische Komponente zu betonen.

VARIANTE

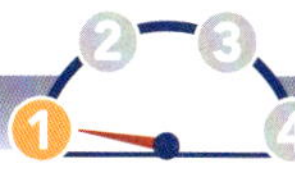

Einbeiniger Wadenheber auf der Treppe

Sobald Ihnen die zweibeinige Variante zu leicht fällt, können Sie zur einbeinigen Variante übergehen. Nutzen Sie Ihr gesamtes Bewegungsspektrum, aber gehen Sie kein Verletzungsrisiko ein. Vergessen Sie nicht das Pausieren am Bewegungshöhepunkt. Ich kämpfe immer noch mit 20 Wiederholungen dieser Bewegung.

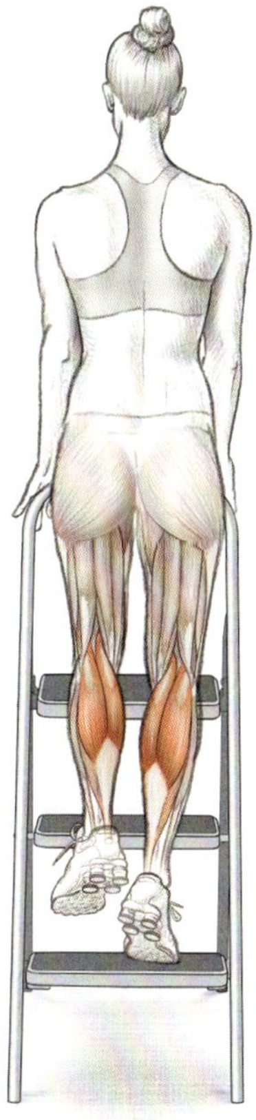

WADENKNIEBEUGE

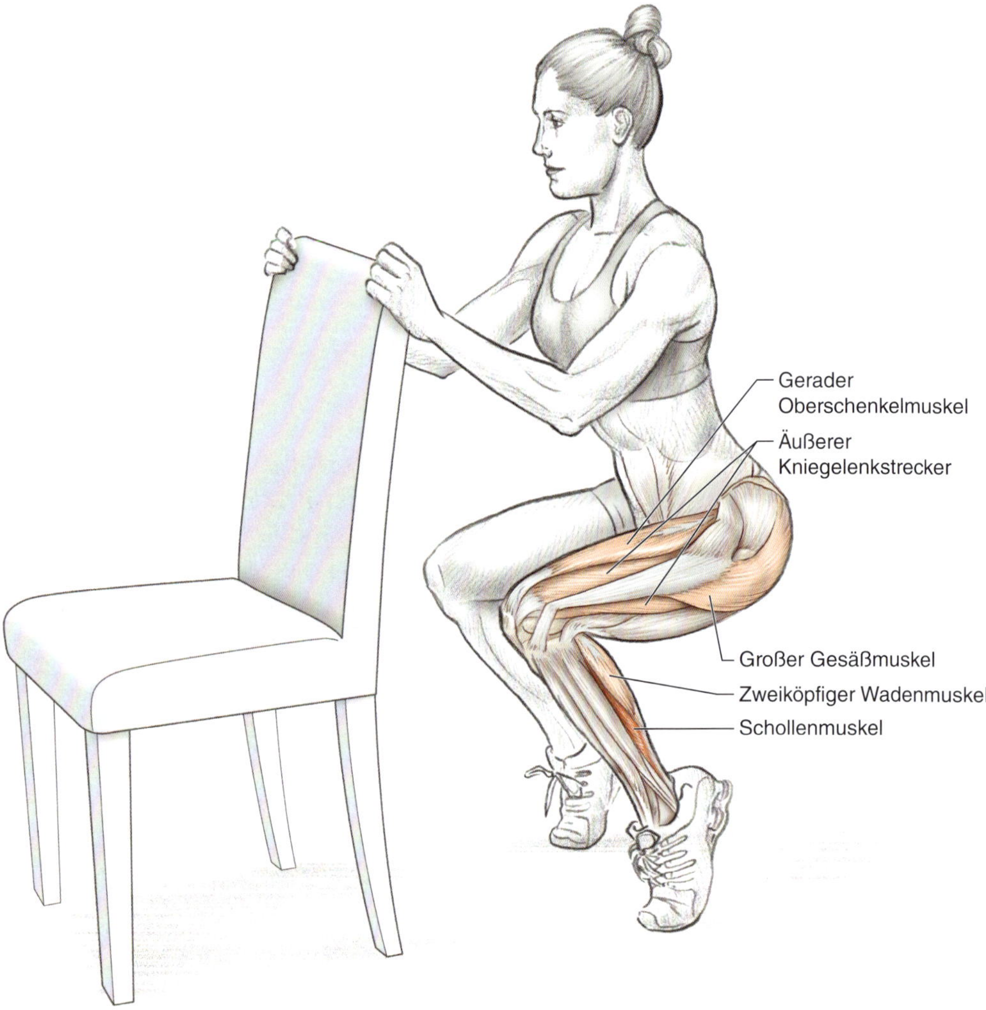

Ausführung

1. Beginnen Sie mit dem Körpergewicht auf den Zehenspitzen und gehen Sie dann in die Kniebeugeposition, bis die Knie etwa 90° gebeugt sind.
2. Gegebenenfalls halten Sie sich zur Stabilisierung an einem Stuhl etc. fest und halten diese Stellung eine gewisse Zeit.
3. Heben und senken Sie den Körper nur durch Wadenarbeit, Knie- und Hüftwinkel bleiben dabei unverändert. Pausieren auch auf dem höchsten Punkt der Bewegung eine Sekunde.

Trainierte Muskeln

Primär: Schollenmuskel

Sekundär: Zweiköpfiger Wadenmuskel, Quadrizeps (Gerader Oberschenkelmuskel; Äußerer, Zwischenliegender und Innerer Kniegelenkstrecker), Großer Gesäßmuskel

Hinweise zur Übung

Bei dieser Übung wird der Zweiköpfige Wadenmuskel aus der Bewegung herausgenommen und gezielt der Schollenmuskel angesprochen. Die Bewegung ist ein wenig kompliziert, also konzentrieren Sie sich auf die korrekte Ausführung. Halten Sie die Winkel in Hüfte und Knie stabil, während Sie sich nur aus dem Fußgelenk (Fußsohlenbeuger) heraus bewegen. Daran muss man sich gewöhnen, denn anfangs will man wie gewohnt aus der Hüfte und den Knien arbeiten. Die Quadrizepse und die Gesäßmuskeln erhalten bei dieser Übung ein gutes isometrisches Training.

FUSSGELENKSPRUNG

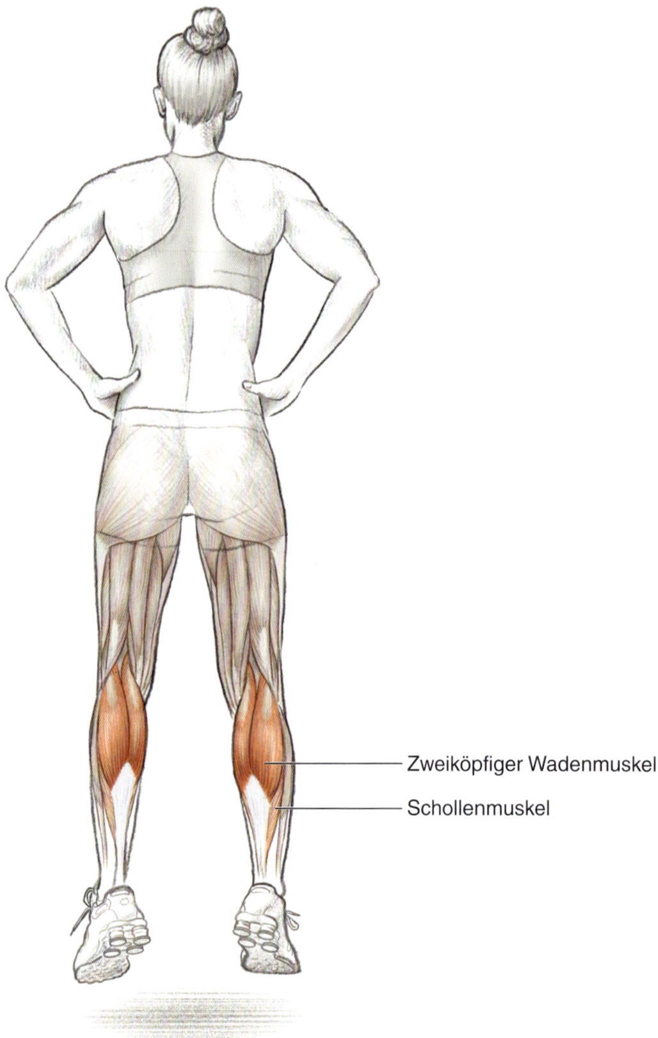

Ausführung

1. Sie stehen aufrecht mit den Händen seitlich oder auf den Hüften. Die Füße sind schulterbreit geöffnet.
2. Nun springen Sie senkrecht auf und nieder und versuchen dabei, die Bewegung lediglich aus den Waden und Fußgelenken zu initiieren.
3. Die Hüften und Knie bleiben dabei möglichst gestreckt.

Trainierte Muskeln

Primär: Zweiköpfiger Wadenmuskel

Sekundär: Schollenmuskel

Hinweise zur Übung

Fußgelenksprünge sind eine gute plyometrische Übung für die Wadenmuskulatur. Finden Sie Ihren Rhythmus und bewegen Sie sich wie ein Sprungstock, alles nur aus den Waden heraus. Knie- und Hüftbeugung minimieren, dadurch werden die Quadrizepse und Gesäßmuskeln beansprucht. Halten Sie den Körper aufrecht.

VARIANTE

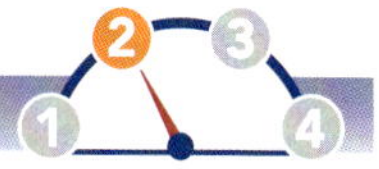

Einbeiniger Fußgelenksprung

Sobald Sie die beidbeinigen Fußgelenksprünge locker beherrschen, können Sie zu einbeinigen Sprüngen übergehen, was deutlich schwieriger ist, weil es viel mehr Wadenkraft und Balance erfordert. Wenn Ihre Bewegung noch instabil abläuft, dann sollten Sie zu den zweibeinigen Sprüngen zurückkehren, um die Ausführung zu verbessern.

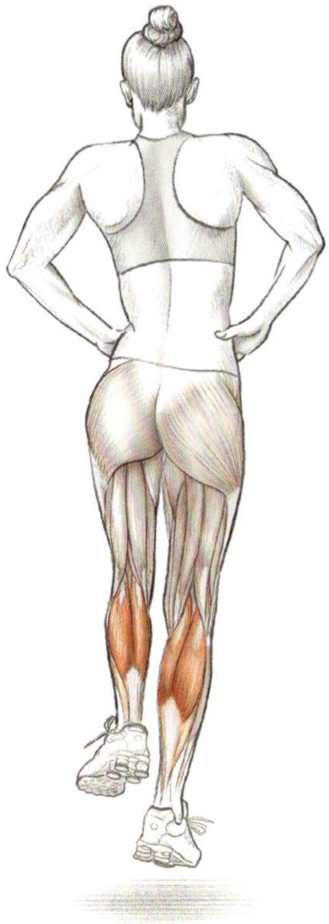

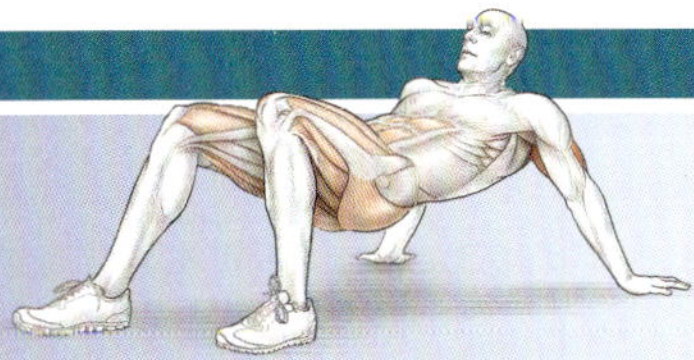

KAPITEL 10

GANZKÖRPERTRAINING

Kaum zu glauben: Aerobes Training hat kaum einen Vorteil gegenüber einer reinen Diät. Wenn Sie aber gleichzeitig die Körperhaltung oder den Körperfettanteil optimieren wollen, sollten Sie sich auf Ernährung und Training konzentrieren.

Für Muskelaufbau und definierte Muskulatur ist progressives Krafttraining unerlässlich, um die Muskeln zur Anpassung zu zwingen. Wenn Sie nur mit Ihrem Körpergewicht arbeiten, müssen Sie die Belastung durch schwierigere Übungen oder größere Umfänge realisieren. Nur so können Sie sicherstellen, dass Sie Muskelmasse aufbauen oder behalten und gleichzeitig Körperfett verlieren.

Natürlich ist die richtige Zusammensetzung von Eiweiß, Kohlenhydraten und Fett im Speiseplan wichtig. Die meisten Menschen neigen zu magerem Fleisch, Fisch und Gemüse, viel frischem Obst, Milchprodukten sowie Nüssen und vermeiden Einfachzucker wie gesättigte Fettsäuren – die Gesamtkalorien immer im Blick.

STOFFWECHSELTRAINING

Ergänzt wird das Programm durch Stoffwechseltraining (metabolisches Training). Dadurch kann man die Effizienz der drei Energiesysteme unseres Körpers steigern: das Kreatinphosphat-, das glykolische und das aerobe System. Bei jedem Training nutzen wir alle drei Systeme in unterschiedlicher Gewichtung – z. B. verlassen sich Gewichtheber vorrangig auf die Kreatin-Phosphatase, während Läufer am meisten von ihrem aeroben System abhängen. Generell ist die Energiebereitstellung durch Kreatin-Phosphatase am effektivsten bei Maximalbelastungen von höchstens 10 Sekunden, danach verschiebt sich der Energiebedarf schon zur Glykose. Und nach ein paar Minuten Dauerleistung setzt das aerobe System ein. Alle drei tragen zum Energiepool bei, die Aufteilung hängt von der Trainingsbelastung ab.

Hochintensives Intervalltraining (HIIT)

Es gibt viele Methoden, um unseren Stoffwechsel zu trainieren. Lange Belastungen geringer Intensität konzentrieren sich auf das aerobe System. Kurze Sprints mit langen Erholungspausen zielen auf Kreatinphosphat. Viele Methoden sprechen erfolgreich alle drei Systeme an – mit einer Vorrangstellung der Glykolyse, die wichtig für maximalen Fettabbau ist. HIIT ist eine von ihnen und kann vielerlei beinhalten: z. B. Sprints, Rad- und Schwimmintervalle. Normalerweise wechselt HIIT zwischen kurzen Perioden hoher Intensität (10–40 s) und Erholungsphasen zwischen 30 und 120 Sekunden. So würde man z.B. eine Hochbelastung von 10 x 30 s zwischen 60-sekündige Intervalle geringer Intensität packen.

Eine HIIT-Studie dokumentierte eine um 21 Prozent erhöhte Stoffwechselaktivität bei den Probanden nach 24 Stunden und noch immer eine um 19 Prozent höhere Stoffwechselaktivität nach 48 Stunden. Eine andere Untersuchung verglich aerobes Training (inkl. der nach dem Training verbrannten Kalorien; EPOC oder Excess Postexercise Oxygen Consumption) und HIIT-Training und fand heraus, dass eine aerobe Belastung von dreieinhalb Minuten 39 Kalorien verbrannte, HIIT dagegen 65 Kalorien bei drei Sprints von 15 Sekunden. Mit HIIT verbrannte der Körper in 45 Sekunden mehr Kalorien als mit langsamen Training in 210 Sekunden.

Metabolic Resistance Training (MRT)

MRT ist das HIIT-Äquivalent für Kraftsport. Hier ein paar Tricks, um Ihre MRT-Effizienz zu steigern:

1. Wählen Sie Verbundübungen oder solche, die möglichst viele Muskeln beanspruchen.
2. Wechseln Sie zwischen Übungen für den Unter- und Oberkörper. Dadurch ist das Herz zu einem ständigen Blutaustausch gezwungen.
3. Ganzkörperübungen sind auch wichtig für das Herzkreislaufsystem und die Herzfrequenz (s. Kap. 11).
4. Wechseln Sie zwischen konzentrischen und exzentrischen Belastungen, beide sind wertvoll für das Stoffwechseltraining.
5. Bauen Sie kurze Erholungspausen zwischen Sätzen und Übungen ein.

MRT spricht nicht Ihre Muskeln, sondern Ihre Energiesysteme an. MRT-Workouts dienen nicht dem Kraft- oder Muskelmasseaufbau, sondern der Kalorienverbrennung bei erhöhtem Stoffwechsel. Wenn Sie jedoch Krafttrainingseinheiten mit MRT-Sessions in derselben Woche kombinieren, gefährden Sie die Muskelerholung. Es ist auch nicht ratsam, eine bestimmte Muskelgruppe in einer MRT-Einheit zu überlasten, sonst leidet eventuell Ihr Krafttraining in der nächsten Woche und Sie riskieren langfristig sogar Kraft- und Muskelmasseverlust.

GANZKÖRPERÜBUNGEN

Bisher haben wir zwischen Unter- und Oberkörper sowie Core-Muskeln unterschieden. Nun kommen wir zu Übungen, die den gesamten Körper statisch oder dynamisch beanspruchen. Beim „Bergsteiger“ z.B. kontrahieren die Schulter-, Brust- und Rückenmuskeln isometrisch zur Stabilisierung des Torsos, während Core- und Unterkörpermuskeln dynamisch kontrahieren, um zwischen Hüftbeugung und -streckung zu wechseln. Diese Übung ist metabolisch extrem anstrengend und effektiv, weil so viele Muskeln gleichzeitig arbeiten. Ganzkörperübungen steigern Ihren Fitnesszustand nachhaltig. Schrittweise können Sie schwerere und effektivere Übungen angehen, die mehr Energie verbrennen. Deshalb haben viel Athleten Probleme, ihr Gewicht zu halten: Sie verbrennen nicht nur eine Menge Kalorien im Training, sondern auch noch durch den erhöhten Stoffwechsel danach. Wahrscheinlich ist es weder wünschenswert noch effektiv, den ganzen Tag im Fitnessstudio zu verbringen oder jeden Tag nach HIIT oder MRT zu trainieren. Es sollten also einige kurze, aber korrekt durchgeführte HIIT- oder MRT-Einheiten pro Woche reichen, um Sie physisch auf das nächste Niveau zu bringen. Es folgen nun einige der effektivsten Ganzkörperübungen, bevor wir uns im nächsten Kapitel mit der Trainingsplangestaltung beschäftigen werden.

HAMPELMANN

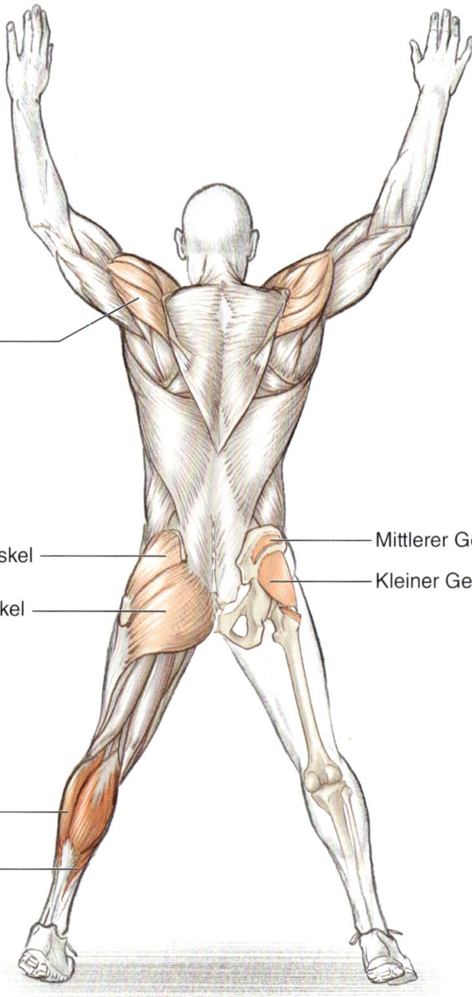

Ausführung

1. Sie stehen hüftbreit, die Arme seitlich am Körper.
2. Springen Sie nach oben, spreizen Sie die Beine und heben Sie die Arme seitlich bis über den Kopf an.
3. Nach der Landung springen Sie zurück in die Ausgangsstellung, schließen die Beine und senken die Arme.

Trainierte Muskeln

Primär: Quadrizeps (Gerader Oberschenkelmuskel; Äußerer, Zwischenliegender und Innerer Kniegelenkstrecker), Zweiköpfiger Wadenmuskel, Schollenmuskel

Sekundär: Deltamuskel, Großer, Mittlerer und Kleiner Gesäßmuskel

Hinweise zur Übung

Der Hampelmann ist eine klassische Übung, die man im Fitnessunterricht rund um die Welt findet. Mit ihr kann man den Stoffwechselumsatz beim Aufwärmen der Schulter- und Hüftgelenke effektiv erhöhen. Ziel ist es nicht, möglichst hoch zu springen, sondern sich rhythmisch zu bewegen und die Landung sanft abzufangen.

VARIANTE

Hampelmann mit Armkreuzung

Eine Alternative zur Standardübung: Hier werden die Brustmuskeln und hinteren Deltamuskeln besser gedehnt. Kreuzen Sie einfach die Arme beim Sprung vor dem Körper.

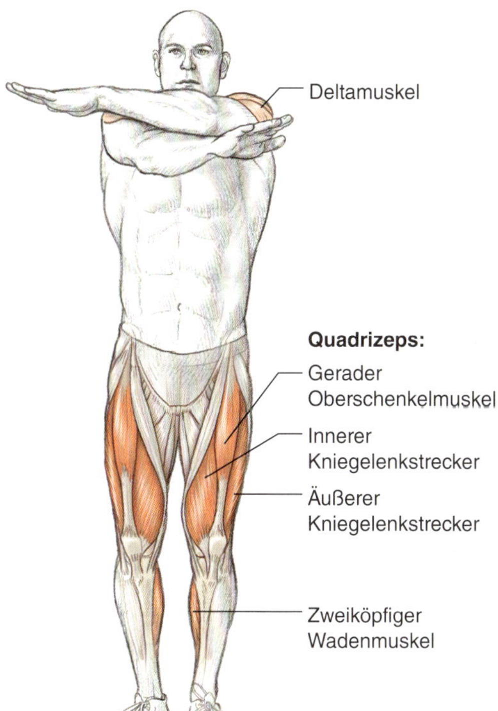

BURPEE

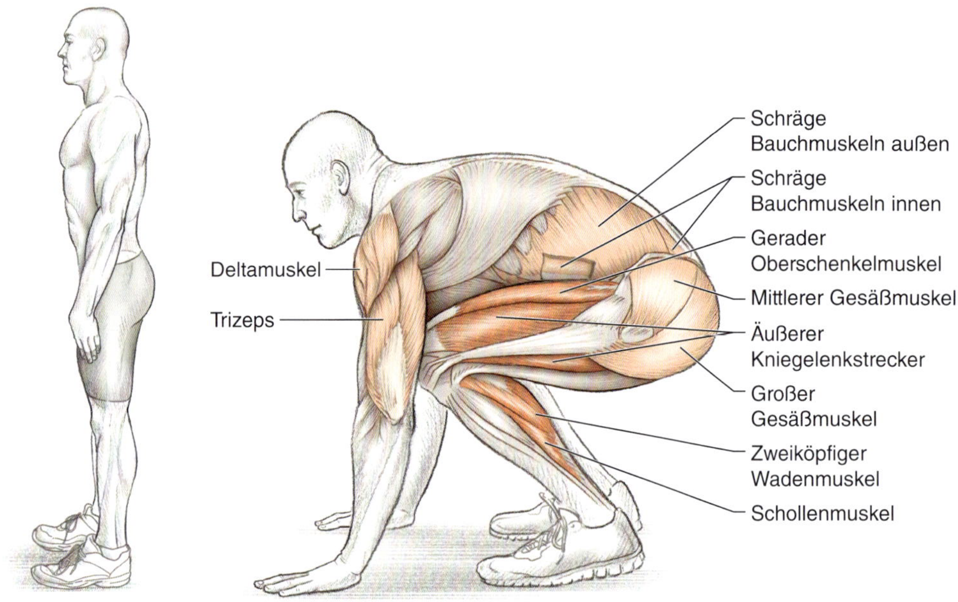

Ausgangsstellung

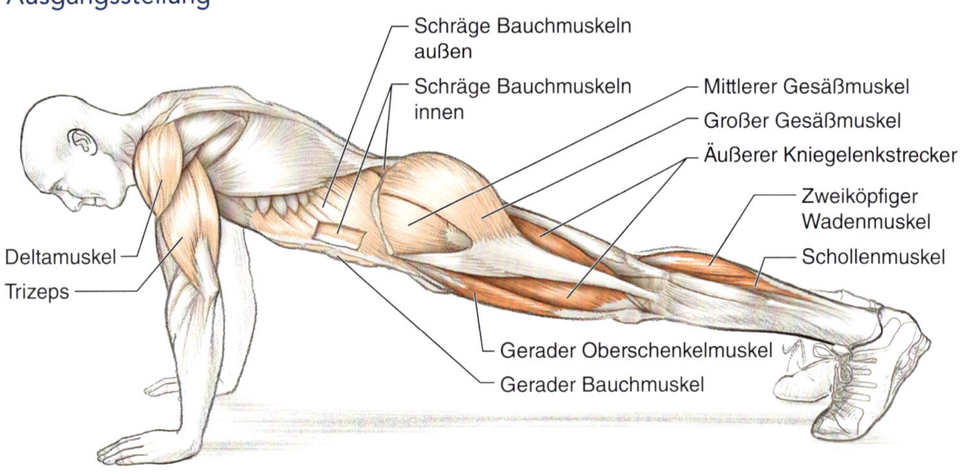

Ausführung

1. Sie gehen in die Kniebeuge und legen die Handflächen flach auf den Boden.
2. Springen Sie mit den Füßen nach hinten in den Liegestütz.
3. Springen Sie in die Kniebeugeposition zurück und stehen Sie wieder auf.

Trainierte Muskeln

Primär: Quadrizeps (Gerader Oberschenkelmuskel; Äußerer, Zwischenliegender und Innerer Kniegelenkstrecker), Zweiköpfiger Wadenmuskel, Schollenmuskel

Sekundär: Großer Brustmuskel, Trizeps, Gerader Bauchmuskel, Schräge Bauchmuskeln innen und außen, Großer Gesäßmuskel, Mittlerer und Kleiner Gesäßmuskel, Deltamuskel

Hinweise zur Übung

Der Burpee ist eine Ausdauerübung, mit der man seine Herzfrequenz im Nu in die Höhe treiben kann. Er sieht gar nicht schwer aus, aber ist mörderisch. Achten Sie auf korrekte Ausführung und versuchen Sie, die Wirbelsäulen zu schonen, indem Sie eine übermäßige Beugung des Lendenwirbelsäulen-Bereichs bei der Kniebeuge vermeiden sowie eine Überstreckung des LWS-Bereichs im Liegestütz.

VARIANTE 1 2 3 4

Burpee mit Liegestütz und Strecksprung

Falls Sie wirklich gut in Form sind, können Sie sich an dieser Variante versuchen: Führen Sie einen regelrechten Liegestütz aus und vollführen Sie beim Aufrichten einen Strecksprung aus der Hocke mit erhobenen Armen über dem Kopf, um nach den Sternen zu greifen.

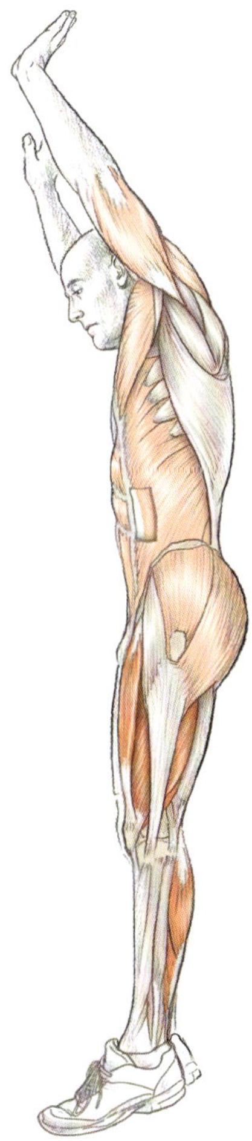

LIEGESTÜTZ MIT HÜFTSTRECKUNG

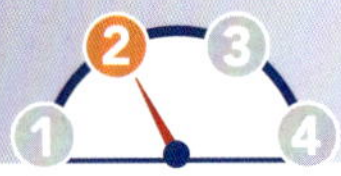

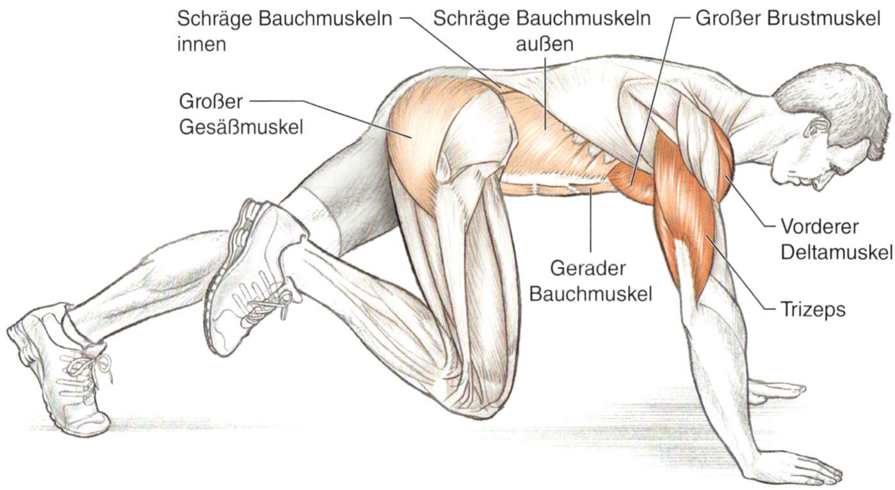

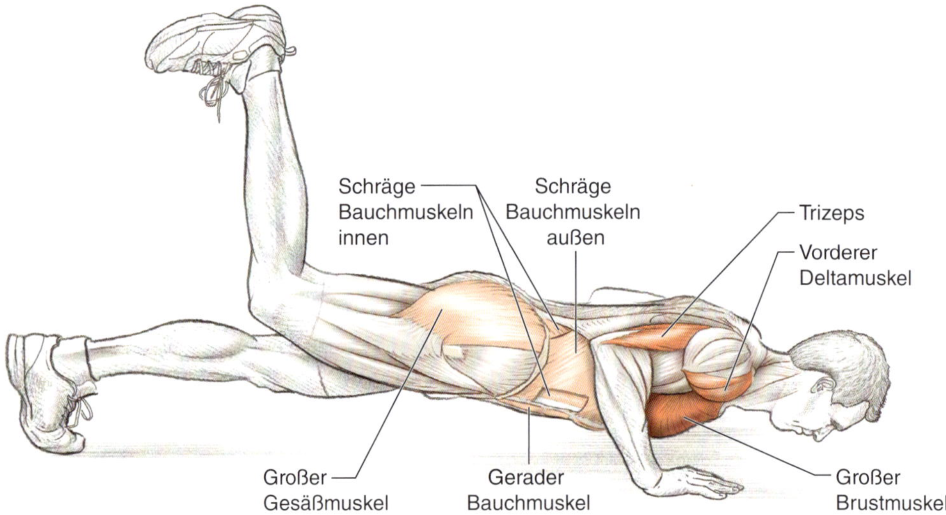

Ausführung

1. Ausgangsstellung ist der Liegestütz. Kopf und Hals in Neutralstellung, ein Bein angewinkelt nach oben. Sie haben also nur drei Bodenkontaktpunkte.

2. Während Sie den Körper in Richtung Boden senken, wird gleichzeitig die Hüfte des erhobenen Beins gestreckt. Das Knie bleibt gebeugt. Die Hüfte erreicht ihre maximale Streckung, wenn der Rumpf die tiefste Stellung erreicht.
3. Heben Sie den Oberkörper mit Brustmuskeln, Deltamuskeln und Trizeps wieder an und beugen Sie die Hüfte wieder.

Trainierte Muskeln

Primär: Großer Brustmuskel, Vorderer Deltamuskel, Trizeps

Sekundär: Großer Gesäßmuskel, Gerader Bauchmuskel, Schräge Bauchmuskeln außen und innen

Hinweise zur Übung

3-Punkt-Liegestütze mit Hüftstreckung erfordern ein Höchstmaß an Koordination und Muskelkontrolle. Achten Sie während der gesamten Übung auf korrekte Wirbelsäulenhaltung (gerade gestreckt). Schließlich, wenn Sie Ihren eigenen Rhythmus entwickelt haben, wird sich die Übung angenehm anfühlen. Durch die 3-Punkt-Stellung stellt die Übung auch besondere Anforderungen an die Stabilität.

RUDERZUG AM HANDTUCH IM MARSCHSCHRITT

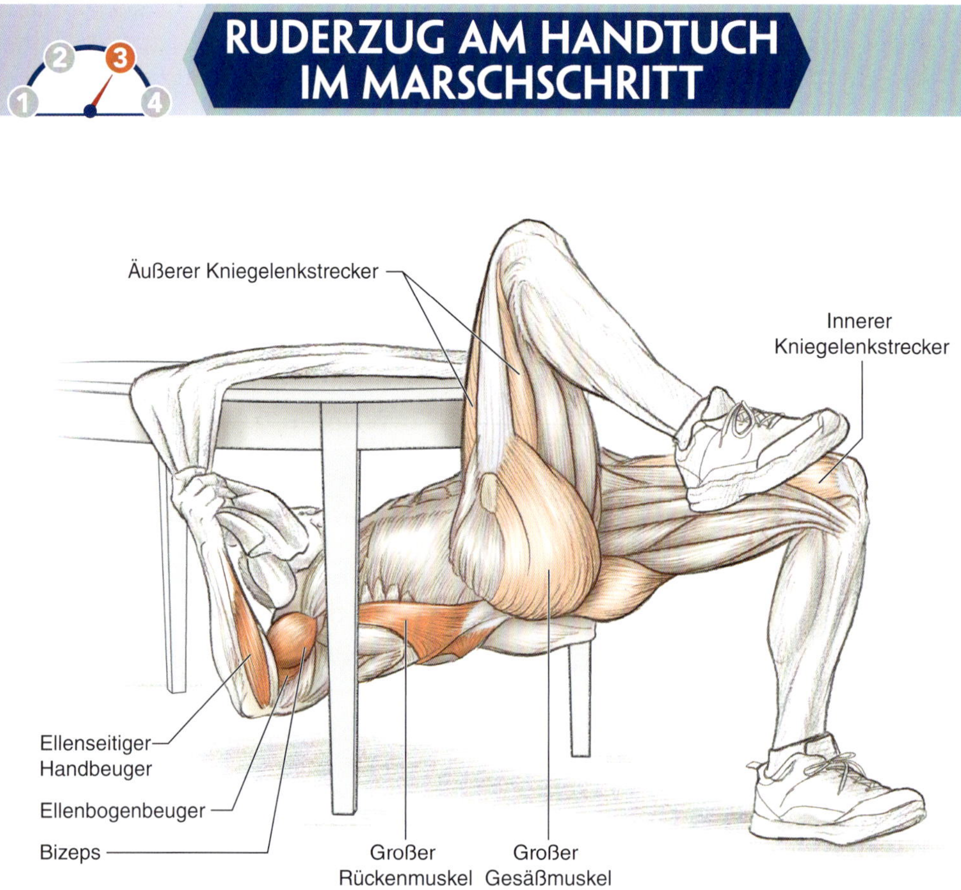

Ausführung

1. Führen Sie ein Handtuch über einen stabilen Tisch oder eine Hantelbank von Hüfthöhe. Nun hängen Sie sich rückwärtig mit gebeugten Knien und den Füßen auf dem Boden an den Handtuchenden unter den Tisch.
2. Halten Sie den Körper in isometrischer Ruderposition; dann heben Sie durch Hüftbeugung ein Bein vom Boden und strecken es.
3. Heben Sie das Bein komplett an und senken Sie es dann wieder. Wechseln Sie das Bein und wiederholen Sie die Bewegung.

Trainierte Muskeln

Primär: Großer Rückenmuskel, Mittlerer Trapezmuskel, Rautenmuskel, Ellenbogenbeuger, Bizeps, Unterarmmuskeln wie Speichenseitiger Handbeuger, Langer Hohlhandmuskel und Ellenseitiger Handbeuger

Sekundär: Wirbelsäulenaufrichter (Dornfortsatzmuskel, Großer Rückenmuskel, Iliocostalmuskel), Großer Gesäßmuskel, Hüftbeuger (Darmbeinmuskel, Lendenmuskel), Quadrizeps (Gerader Oberschenkelmuskel; Äußerer, Zwischenliegender und Innerer Kniegelenkstrecker)

Hinweise zur Übung

Der Ruderzug am Handtuch im Marschschritt scheint eine einfache Bewegung zu sein, doch bei dieser Übung sind zahlreiche Muskelgruppen beteiligt. Das stellt Stoffwechselanforderungen an den Körper. Halten Sie die Hüften hoch und die vollständige Hüftstreckung während des gesamten Satzes stabil. Kopf und Hals bleiben in Neutralposition, die Brust aufrecht und die Hände seitlich des Körpers. Damit ist diese Übung auch ein exzellentes Training für die ganze Körperrückseite.

VOM SIT-UP IN DEN STRECKSPRUNG

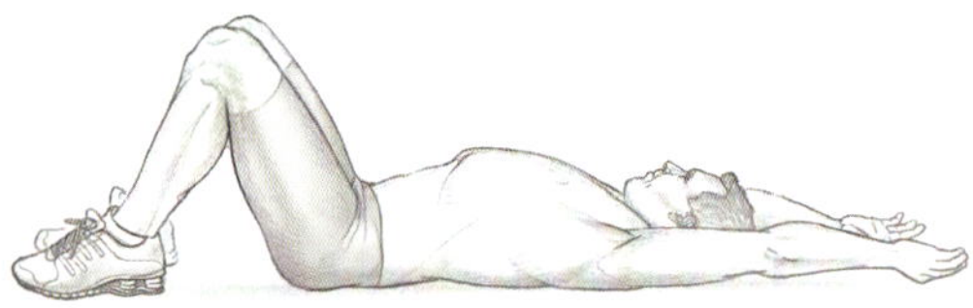

Ausgangsstellung

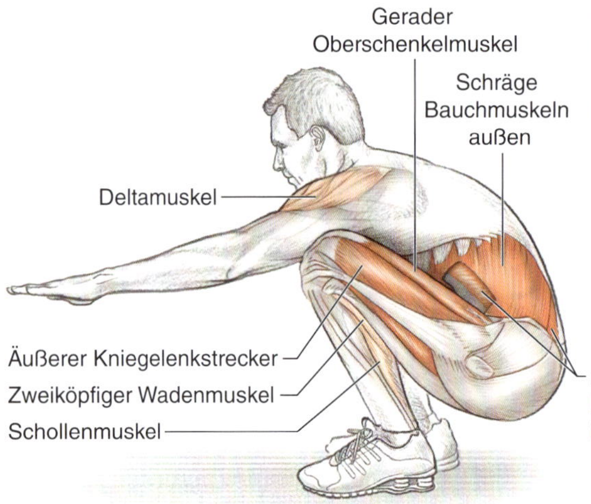

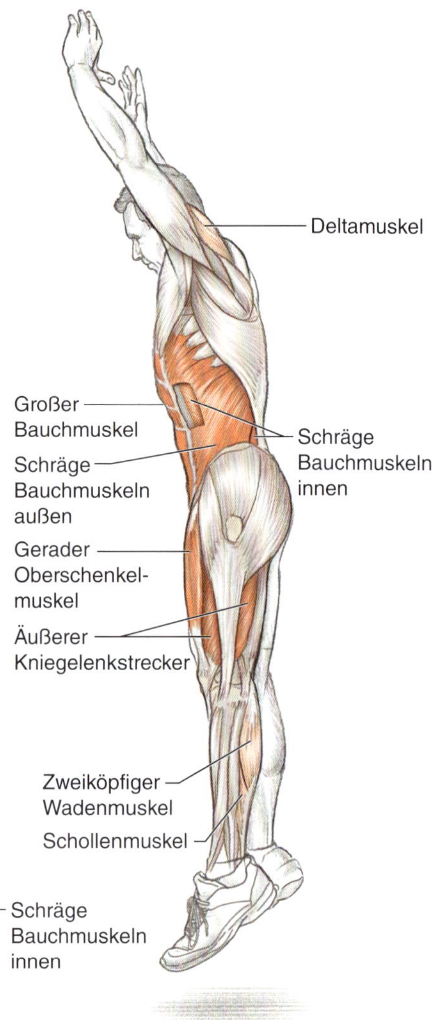

Ausführung

1. Sie liegen auf dem Rücken, die Arme sind über dem Kopf ausgestreckt, die Knie angewinkelt, die Füße stehen flach auf dem Boden. Bei Bedarf können Sie ein kleines Kissen unter dem Gesäß positionieren.

2. Schwingen Sie die Arme so kraftvoll nach vorn, dass Sie mit einem explosiven Sit-up bis in die tiefe Hocke kommen. Dann führen Sie einen Strecksprung aus.
3. Schließlich fangen Sie die Landung sanft ab, gehen wieder in die tiefe Hocke und rollen den Körper sanft zurück in die Ausgangsstellung.

Trainierte Muskeln

Primär: Gerader Bauchmuskel, Schräge Bauchmuskeln innen und außen, Quadrizeps (Gerader Oberschenkelmuskel; Äußerer, Zwischenliegender und Innerer Kniegelenkstrecker)

Sekundär: Zweiköpfiger Wadenmuskel, Schollenmuskel, Deltamuskel

Hinweise zur Übung

Diese komplexe Übung stellt eine große Herausforderung dar, insbesondere für Athleten mit muskulöserem Oberkörper, aber unterentwickelter Beinmuskulatur. Ein Kissen unter dem Gesäß hilft, den Übergang von der Hocke in die Bodenposition und umgekehrt sanfter zu gestalten. Springen Sie immer senkrecht in die Luft, damit Ihr Gesäß auch auf dem Kissen landet und nicht davor oder dahinter. Vermeiden Sie zu viel Bewegung im Lendenwirbelsäulen-Bereich, die meiste Bewegung soll aus den Hüften und dem Brustwirbelsäulen-Bereich kommen. Für Athleten mit eingeschränkter Hüftbeugung oder Fußgelenkigkeit wird das nicht möglich sein. Bei Beschwerden im LWS-Bereich ist von dieser Übung eher abzuraten. Für Athleten mit geeigneter Gelenkigkeit und gutem Fitnesszustand sollte sie jedoch kein Problem darstellen. Drücken Sie die Brust vor dem Sprung heraus und fangen Sie die Landung sanft ab.

1 2 3 4

BERGSTEIGER

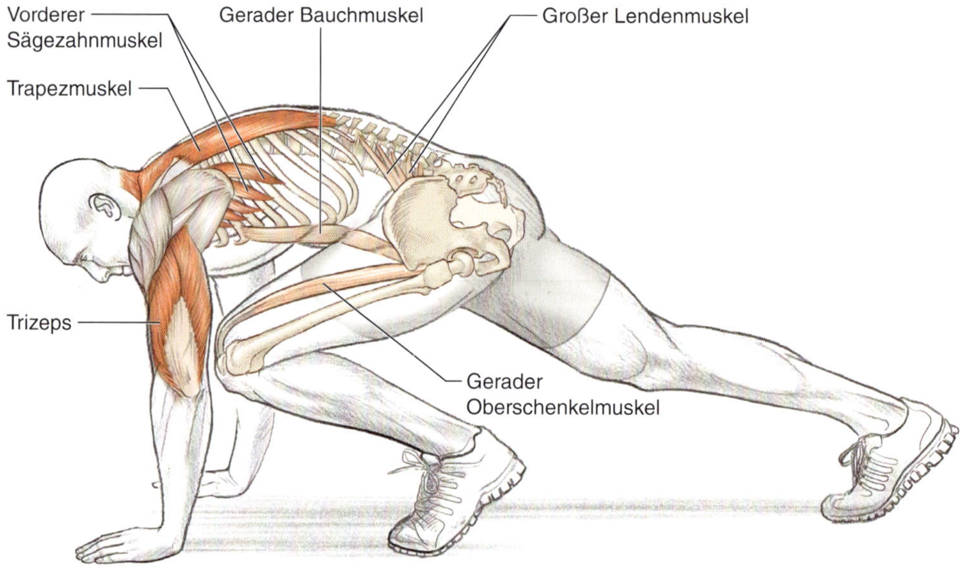

Ausführung

1. Beugen Sie sich aus dem Stand vor und legen Sie die Handflächen auf den Boden.
2. Nun senken Sie die Hüften und strecken Sie ein Bein nach hinten aus.
3. Springen Sie abwechselnd mit einem Bein durch Hüftbeugung vor und mit dem anderen durch Hüftstreckung nach hinten, als würden Sie sich einen Berg hinaufkämpfen.

Trainierte Muskeln

Primär: Trizeps, Vorderer Sägezahnmuskel, Trapezmuskel

Sekundär: Gerader Bauchmuskel, Hüftbeuger (Darmbeinmuskel, Lendenmuskel, Gerader Oberschenkelmuskel)

Hinweise zur Übung

Der Bergsteiger ist eine weitere brutale Ausdauerübung. Auf den ersten Blick mag er einfach erscheinen, aber er wird zur Herausforderung. Halten Sie Kopf und Hals in Neutralstellung und bewegen Sie hauptsächlich die Hüften und nicht zu viel den Lendenwirbelsäulen-Bereich. Viele Athleten betrügen bei dieser Bewegung, indem sie die Hüften heben, um es leichter zu machen. Die Füße müssen den ganzen Weg vor- und zurückbewegt werden.

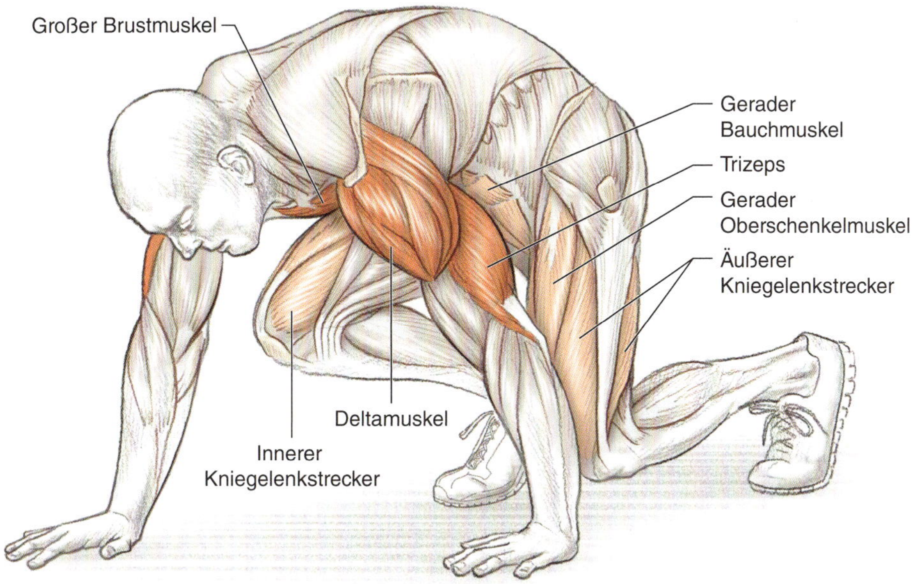

Ausführung

1. Ausgangsstellung ist der Vierfüßlerstand, Blick nach unten, Kopf und Hals in neutraler Stellung.
2. Halten Sie sich dicht am Boden und bewegen Sie sich wie ein Bär im Passgang vorwärts: Beugen Sie links Arm und Hüfte und strecken Sie gleichzeitig Arm und Becken rechts.
3. Haben Sie die gewünschte Strecke zurückgelegt, bewegen Sie sich rückwärts auf die Startposition.

Trainierte Muskeln

Primär: Trizeps, Großer Brustmuskel, Deltamuskel

Sekundär: Hüftbeuger (Darmbeinmuskel, Lendenmuskel), Quadrizeps (Gerader Oberschenkelmuskel; Äußerer, Zwischenliegender und Innerer Kniegelenkstrecker), Gerader Bauchmuskel

Hinweise zur Übung

Beim Bärengang werden Sie automatisch die Knie auf den Boden aufsetzen wollen, wie Babys es tun. Kniekontakt mit dem Boden und Blick nach oben sind aber verboten. Für diese Übung müssen Sie dicht am Boden bleiben und sich rhythmisch und ruckfrei bewegen. Das Knie der gebeugten Hüfte folgt dem auf derselben Seite gestreckten Arm (Passgang). Vorwärts mag das noch einfach erscheinen, aber rückwärts erfordert es eine Menge Koordinationstraining.

KROKODILSGANG

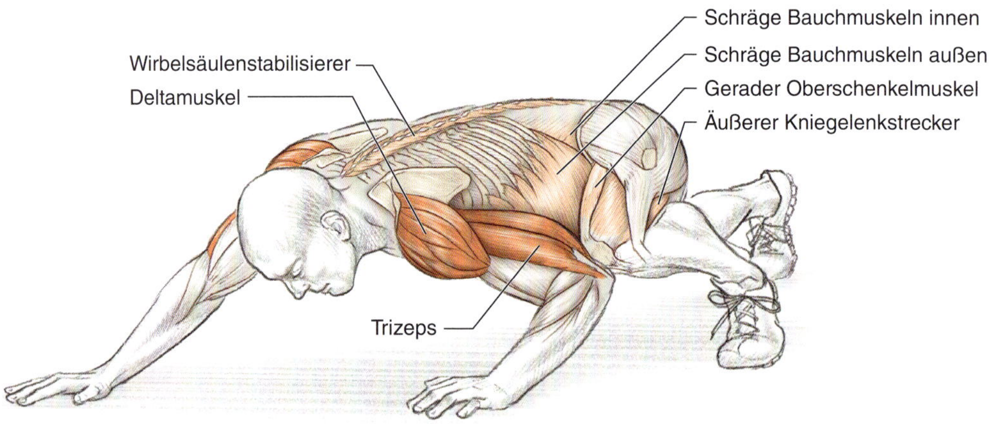

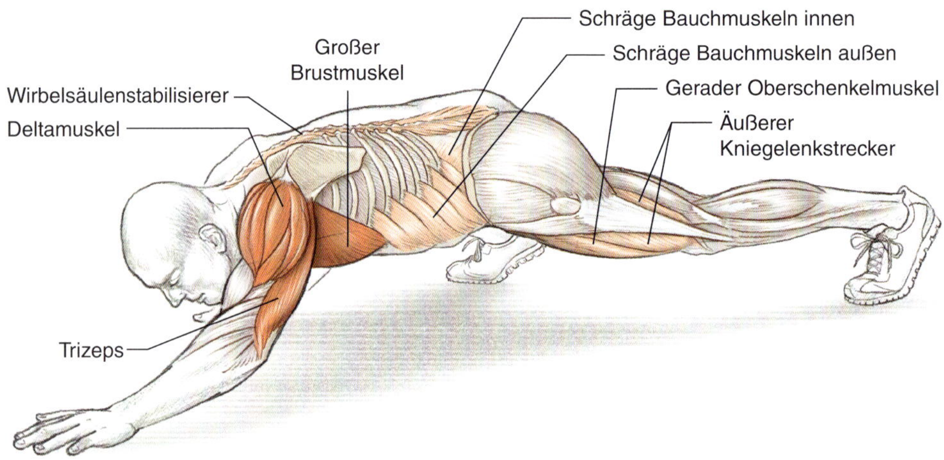

Ausführung

1. Starten Sie auf allen vieren mit Kopf und Hals in Neutralstellung.
2. Senken Sie den Körper wie bei einem Liegestütz auf den tiefsten Punkt. Nun wie ein Krokodil im Diagonalschritt vorwärtskriechen, dabei biegen sich Rumpf und Hüfte schlängelnd zu dem sich schließenden Arm und Bein einer Seite, um ein größeres Bewegungsspektrum zu erreichen. Die Knie dürfen den Boden nicht berühren.
3. Stellen Sie sicher, dass Sie die Knie jeweils außen am benachbarten Arm vorbeiführen. Kriechen Sie erst vorwärts und dann rückwärts.

Trainierte Muskeln

Primär: Großer Brustmuskel, Trizeps, Deltamuskel

Sekundär: Hüftbeuger (Darmbeinmuskel, Lendenmuskel), Quadrizeps (Gerader Oberschenkelmuskel; Äußerer, Zwischenliegender und Innerer Kniegelenkstrecker), Gerader Bauchmuskel, Schräge Bauchmuskeln innen und außen, Wirbelsäulenstabilisierer

Hinweise zur Übung

Der Krokodilsgang ist eine hoch anspruchsvolle Bewegung, bei der der Oberkörper, Core-Bereich und Unterkörper richtig synchronisiert werden müssen. Halten Sie sich möglichst flach am Boden. Diese Bewegung erfordert besonders im Oberkörper ein großes Maß an Ausdauer, dazu große Core-Stabilität und eine bewegliche Hüfte.

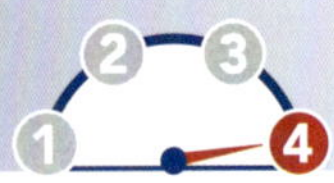

EINGESPRUNGENER KLIMMZUG IN DEN STÜTZ

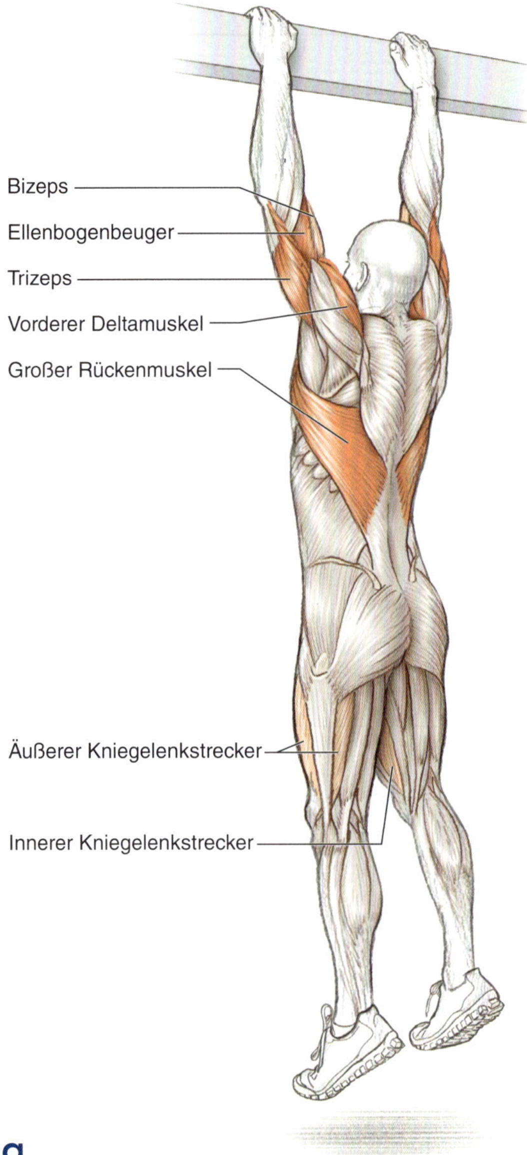

Ausführung

1. Springen Sie aus dem Stand an einen stabilen Balken oder eine Klimmzugstange und packen im Obergriff zu.
2. Ziehen Sie sich, ohne den Sprungimpuls zu verlieren, nach oben, wie bei einem explosiven Klimmzug.
3. Drücken Sie sich oberhalb des Balkens noch in den Stütz, bevor Sie sich langsam wieder absenken.

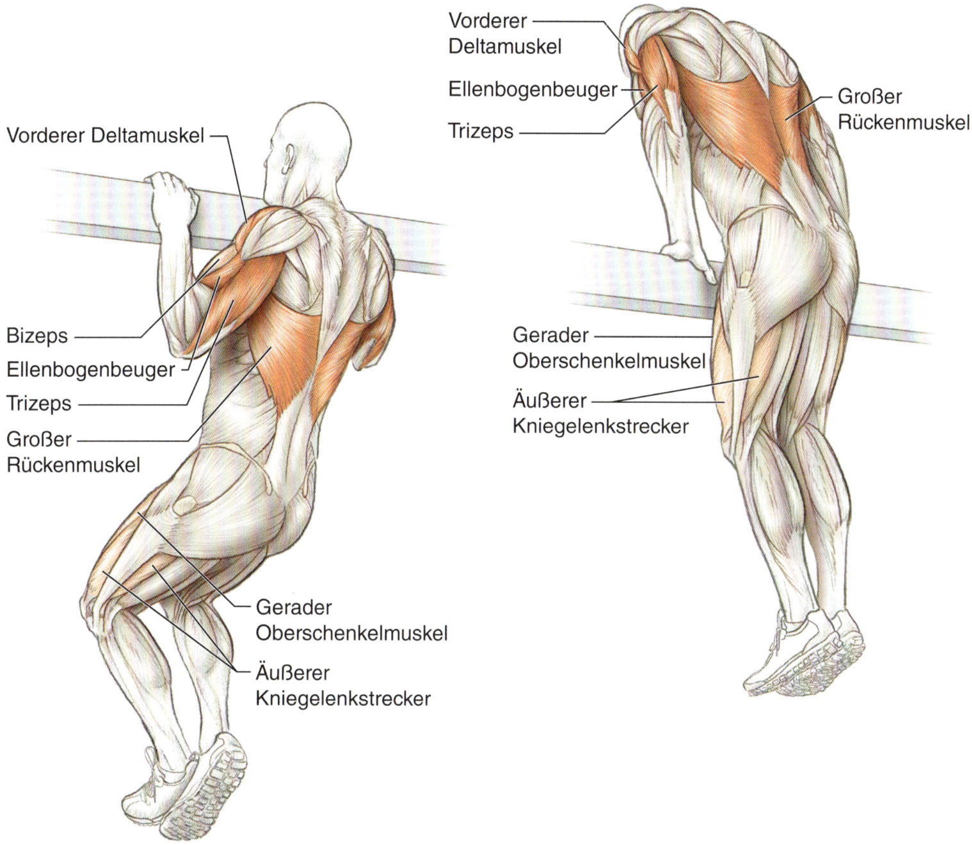

Trainierte Muskeln

Primär: Trizeps, Großer Brustmuskel, Vorderer Deltoid, Großer Rückenmuskel, Ellenbogenbeuger

Sekundär: Bizeps, Quadrizeps (Gerader Oberschenkelmuskel; Äußerer, Zwischenliegender und Innerer Kniegelenkstrecker), Gerader Bauchmuskel

Hinweise zur Übung

Der eingesprungene Klimmzug in den Stütz stellt eine hochgradig anspruchsvolle Bewegung dar, den nur wenige Athleten beherrschen. Bevor Sie sich an diese Übung wagen, sollten Sie ein exzellentes Niveau bei den Klimmzügen und Dips erreicht haben. Sie müssen in einem Schwung aus dem Sprung über den Klimmzug in den Stütz kommen und in umgekehrter Reihenfolge in die Ausgangsstellung zurückkehren. Einige besonders starke Athleten kommen sogar ohne den Impuls des Sprungs aus, kommen also aus dem hängenden Klimmzug direkt in den Stütz. Absolvieren Sie diese Übung nur an ausreichend stabilen Balken oder Stangen, denn durch die Eigendynamik der Bewegung nimmt das relative Körpergewicht noch zu. Natürlich können Sie die Übung auch an einem Klettergerüst im öffentlichen Park absolvieren.

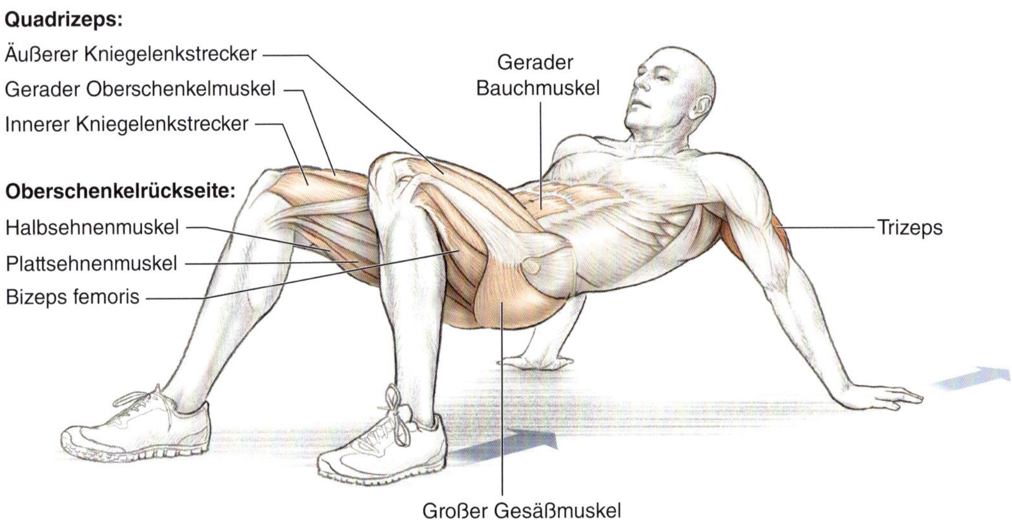

Ausführung

1. Ausgangstellung ist der Rückenstütz auf allen vieren mit dem Hals in neutraler Stellung.
2. Bewegen Sie sich wie ein Krebs oder eine Krabbe rückwärts, also einem seitengleichen Bewegungsmuster von Knie und Arm. Halten Sie die Hüften hoch.
3. Kehren Sie die Bewegungsrichtung um und kehren in die Ausgangsstellung zurück.

Trainierte Muskeln

Primär: Trizeps

Sekundär: Großer Gesäßmuskel, Gerader Bauchmuskel, Oberschenkelrückseite (Bizeps, Halbsehnenmuskel, Plattsehnenmuskel), Quadrizeps (Gerader Oberschenkelmuskel; Äußerer, Zwischenliegender und Innerer Kniegelenkstrecker)

Hinweise zur Übung

Der Krebsgang ist eine unkonventionelle Übung, die große Schulterbeweglichkeit und einen starken Core-Bereich erfordert. Bewegen Sie sich möglichst ruckfrei und kehren Sie die Hände nach außen, um Verletzungen zu vermeiden und Handgelenke und Schultern nicht zu überlasten. Achten Sie darauf, dass die Hüfte nicht absinkt, und behalten Sie die neutrale Halsstellung.

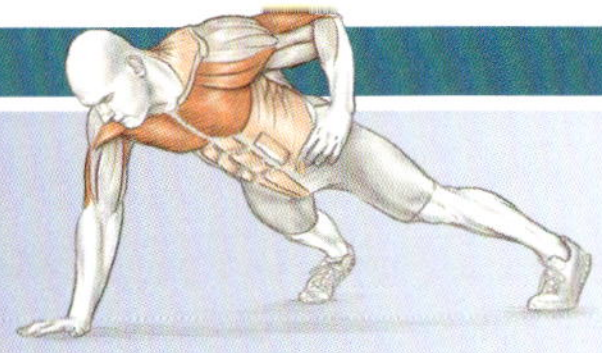

KAPITEL 11

TRAININGSPLAN ERSTELLEN

Nun, da ich Ihnen die besten BWT-Übungen gezeigt habe, wird es Zeit, Sie auch in die Trainingsplanerstellung einzuführen. Es gibt ein paar entscheidende Erfolgsfaktoren: Individualisierung, Autoregulierung und strukturelle Balance.

INDIVIDUALISIERUNG

Wichtig ist, ein Programm zu entwerfen, das Ihnen gefällt, damit Sie ihm auch treu bleiben. So individualisiere ich z. B. meinen eigenen Krafttrainingsplan: Ich liebe Kniebeugen und Liegestütze, jedoch in moderater Wiederholungszahl. Hohe Wiederholungszahlen schrecken mich ab. 100 BWT-Kniebeugen nonstop oder 50 Liegestütze hintereinander – schon der Gedanke daran schmerzt. Deshalb habe ich Standardkniebeugen und normale Liegestütze gestrichen. Ich absolviere nur noch einbeinige Kniebeugen, bei denen wegen des Schwierigkeitsgrads auch geringere Wiederholungszahlen reichen. Natürlich können auch große Umfänge effektiv sein, aber ich mag sie einfach nicht, und sie würden mich abschrecken.

Ein weiteres Beispiel: Ich hasse mehrfache Sätze mit nur einer Extremität. Vier Sätze einbeinige Kniebeugen im Bulgarischen Stil oder einarmige Liegestütze würden mich mental fertigmachen. Da sie jedoch extrem effektiv sind, gehe ich einen Kompromiss ein und absolviere zumindest einen oder zwei Sätze je Übung.

Sie sollen sich auf Ihr Training freuen und es nicht fürchten. Jedes Programm muss daher individuell auf Ihre Vorlieben abgestimmt sein.

AUTOREGULIERUNG

Langfristig ist es natürlich wünschenswert, einen Plan zur Hand zu haben, was nicht heißt, dass man ihm sklavisch folgen muss. Es ist völlig in Ordnung, einmal abzuweichen und individuelle Anpassungen vorzunehmen, indem Sie auf Ihren Körper hören – das nennt man Biofeedback. Durch Autoregulierung werden Sie größere Erfolge erzielen, denn kein Plan kann perfekt für jeden Tag Ihre mentale und körperliche Verfassung vorhersagen. Da spielen zu viele individuelle Faktoren eine Rolle, z. B. wie gut und wie lange Sie geschlafen haben, wie viel positiver bzw. negativer Stress Ihr Leben gerade bestimmt (Eustress/Disstress-Verhältnis), natürlich Ihre Motivation allgemein und an einem gegebenen Tag und schließlich, wie gut Sie sich vom Training der letzten Woche erholt haben – all das beeinflusst, wie gut Sie in einer bestimmten Trainingseinheit agieren können.

Wenn Sie sich total erledigt fühlen: Machen Sie weniger und gönnen Sie sich ein oder zwei leichtere Trainings. Wenn Sie hoch motiviert sind: Satteln Sie noch ein oder zwei Sätze drauf. Wenn sich eine bestimmte Übung an einem bestimmten Tag nicht richtig anfühlt: Lassen Sie sie weg. Sie sind der Herr bzw. die Herrin über die Belastungsintensität, den Umfang, die Auswahl der Übungen und andere Variablen. Freuen Sie sich über diese Autonomie, aber praktizieren Sie sie nicht um ihrer selbst willen. Wenn es sich richtig anfühlt, können Sie Ihrem Plan aber natürlich auch bis aufs i-Pünktchen folgen.

STRUKTURELLE BALANCE

Strukturelle Balance bedeutet Ausgewogenheit. Beim Entwurf einer Trainingsstruktur sind nicht nur die betreffenden Muskeln und -gruppen zu berücksichtigen, sondern auch die Bewegungsmuster der Übungen. Die wichtigen Muskelgruppen sind Trapez-, Delta-, Brust- und Rückenmuskeln sowie Bizeps, Trizeps, Bauch, Gesäß, Oberschenkel und Waden. Die sollten im Laufe einer Woche auch alle einzelnen angesprochen werden. Es ist jedoch sehr hilfreich, in der Kategorie der Bewegungsmuster zu denken, um einen ausgeglichen Plan zu erreichen.

Je nach Klassifizierung gibt es sieben bis neun Bewegungsmuster, die man in jedes Trainingsprogramm integrieren sollte. Was den Oberkörper angeht, kann man in den horizontalen und vertikalen Ebenen drücken und ziehen. Für den Unterkörper gibt es knie- oder hüftorientierte Übungen. Und das Core-Training umfasst lineare Übungen, Drehübungen und Seitwärtsbewegungen.

Ein Liegestütz ist eine horizontale Drucküubung für die vorrangige Stärkung der vorderen Oberkörpermuskulatur. Hängende Ruderzüge (Inverted Rows) sind eine horizontale Zugübung vorrangig für die Muskeln an der Oberkörperrückseite. Trainiert man nur Liegestütze und nie Ruderzüge hängend, läuft man Gefahr, dass sich die Schultern nach vorn runden und die Arme nach innen ziehen (muskuläre Dysbalance). Dem kann man mit hängenden Ruderzügen entgegenwirken, weil sie die entgegengesetzten Muskeln stärken.

Ein Liegestütz im Handstand ist eine vertikale Druckbewegung, ein Klimmzug hingegen eine vertikale Zugbewegung. In korrekter Form und wohldosiert arbeiten diese Übungen zusammen und schaffen eine ausgeglichene Schulter- und Schulterblattstabilität. Das garantiert langfristig gesunde Schultergelenke.

Die Kniebeuge ist eine knieorientierte Übung, die die Quadrizepsmuskeln stark beansprucht. Wenn Sie nichts für die Oberschenkelrückseite tun, können Sie Knieprobleme provozieren, ganz zu schweigen von einer unterentwickelten Hüftstreckung im Endbereich.

Hüftstrecker in Bauchlage ist eine hüftorientierte Übung, weil sie sich hauptsächlich um das Hüftgelenk dreht und auf die Funktion der Gesäßmuskeln und der Oberschenkelrückseite abzielt. Der Hüftstrecker stärkt diese Muskeln an der Körperrückseite, wohingegen man bei den Kniebeugen mehr die stärkeren Hüftmuskeln einsetzen sollte, um die Knie zu schonen. Hier existieren Synergien, und wenn man die verschiedenen Bewegungsmuster ausbalanciert trainiert, bleiben Knie und Hüftgelenke in ihrer vorgesehenen Stellung und kein Gelenk wird überlastet.

Bestimmte Core-Übungen arbeiten in der sagittalen Ebene, d.h. es geht um die Initiierung von oder Widerstand gegen Bewegungen in den Ebenen „vorwärts“ und „rückwärts“. Im Gegensatz dazu stehen die Core-Übungen, die mit Seitwärtsbewegungen und Drehbewegungen arbeiten, also z.B. Crunches, Sit-ups und die Halteübungen wie der Unterarmstütz. Beispiele für seitwärts orientierte Übungen sind die Partnerübung für die Schrägen Bauchmuskeln und der Seitstütz. Beispiele für Drehbewegungsübungen sind der „Scheibenwischer“ in Bodenlage und der „Käfer“, also das Radfahren in Rückenlage. Optimal ist eine gut entwickelte Core-Muskulatur in allen drei Kategorien, also vor/zurück, rechts/links und Drehung.

Und last, not least sollten Sie auch Übungen in Ihren Trainingsmix integrieren, die sich gezielt mit nur einer Extremität beschäftigen, wie z.B. einarmige Liegestütze und einbeinige Kniebeugen, denn dadurch werden die betreffenden Muskeln anders angesprochen als in den beidarmigen bzw. -beinigen Versionen. Einbeinige Kniebeugen beanspruchen z.B. zur Stabilisierung der korrekten Körperhaltung und des Gleichgewichts auch die Hüftadduktoren und -abduktoren, die bei der beidbeinigen Kniebeuge kaum gefordert werden. Das Gleichgewicht auf einem Bein ist von wesentlicher Bedeutung für eine optimale Performance. Ein anderes Beispiel sind einbeinige Liegestütze, für die Sie nicht nur eine beträchtliche Brust-, Schulter- und Trizepskraft benötigen, sondern auch eine gute Drehstabilität im Core-Bereich, damit der Körper nicht zu sehr in Seitwärts- und Drehbewegung gerät. Aus all diesen Gründen sollten Sie solche „einseitigen“ Übungen in Ihr Programm einbauen. Im Fortgeschrittenenstadium des BWT werden diese Übungen immer wichtiger, weil die „beidseitigen“ Übungen in vielen Fällen keine ausreichende Herausforderung mehr darstellen.

Zusammenfassend beinhaltet ein ideales Programm also eine ausgeglichene Mischung aus horizontalen Druck- und Zugübungen, vertikalen Druck- und Zugübungen, knie- und hüftorientierten Komponenten, Core-Übungen in allen drei Bewegungsrichtungen plus „ein- und beidseitige“ Übungen. Nicht jedes Element muss in jeder Trainingseinheit vorkommen und auch die Gewichtung muss nicht perfekt sein. Es ist in Ordnung, wenn Sie vorrangig beidseitig trainieren. Wichtig ist nur, dass Sie das Konzept der Ausgewogenheit im Hinterkopf behalten und nicht ein Bewegungsmuster bevorzugen.

In Tabelle 11.1 sehen Sie noch einmal alle Übungen dieses Buches, inkl. der verschiedenen Varianten, mit Einordnung in die hier erwähnten Kategorien. Diese Übersicht ist eine ideale Hilfe, wenn Sie dem Konzept des Ganzkörpertrainings nach Bewegungsmustern folgen. Wenn Sie ausschließlich einen bestimmten Körperbereich trainieren wollen, werden Sie die Tabelle nicht unbedingt brauchen. Aber auch in diesem Fall ist es gut, die Bewegungsmuster zu kennen, die die einzelnen Übungen trainieren, und nicht bloß die Muskeln, die sie ansprechen.

Tab. 11.1 Bodyweight-Training Übungen

Übung	Seite	Schwierigkeitsgrad	Druck horizontal	Zug horizontal	Druck vertikal	Zug vertikal	Knieorientiert	Hüftorientiert	Core linear	Core seitlich/drehend	Muskel(gruppe)	Ganzkörper	Beidarmig/-beinig	Einarmig/-beinig
ARME														
Trizepsstreckung	8	3									●		●	
Trizepsstreckung mit verkürztem Hebel	9	2									●		●	
Ruderzug hängend mit verkürztem Hebel	10	2									●		●	
Ruderzug hängend mit langem Hebel	11	3									●		●	
Klimmzüge im Untergriff	12	3				●							●	
Liegestütz im engen Armstand	14	3	●										●	
Liegestütz forciert	15	3	●										●	
Vereinfachter Liegestütz	15	2	●										●	
Bankdips	16	2			●								●	
NACKEN UND SCHULTERN														
Halsstabilität	22	2									●			
Halsstabilität rückwärtig	23	2									●			
Halsstabilität manuell	24	1									●			
Push-Back	26	2			●								●	
Armbeugestütz mit Fußerhöhung	28	3			●								●	
Armbeugestütz forciert	29	4			●								●	
Surfer	30	2									●		●	
YTWL	32	1									●		●	
Liegestütz im Handstand an der Wand	34	4			●								●	

Übung	Seite	Schwierigkeitsgrad	Druck horizontal	Zug horizontal	Druck vertikal	Zug vertikal	Knieorientiert	Hüftorientiert	Core linear	Core seitlich/drehend	Muskel(gruppe)	Ganzkörper	Beidarmig/-beinig	Einarmig/-beinig
BRUST														
Liegestütz	38	2	●										●	
Vereinfachter Liegestütz	39	2	●										●	
Liegestütz im breiten Armstand	39	3	●										●	
Liegestütz erhöht	40	3	●										●	
Erhöhter Liegestütz im Kniestand	41	2	●										●	
Halberhöhter Liegestütz	42	1	●										●	
Liegestütz mit Fußerhöhung	43	3	●										●	
Liegestütz mit seitlichem Versatz	44	3	●											●
Wischer-Liegestütz	45	3	●											●
Einarmiger Liegestütz	46	4	●											●
Vereinfachter einarmiger Liegestütz	47	3	●											●
Liegestütz mit Händeklatschen	48	3	●										●	
Plyometrischer Liegestütz mit Händeklatschen	49	3	●										●	
Ganzkörperliegestütz mit Händeklatschen	49	4	●										●	
Brustdip	50	3			●								●	
Wischer-Liegestütz	52	4									●		●	
Wischer-Liegestütz mit verkürztem Hebel	53	3									●		●	

Tab. 11.1, *Fortsetzung*

Übung	Seite	Schwierigkeitsgrad	Druck horizontal	Zug horizontal	Druck vertikal	Zug vertikal	Knieorientiert	Hüftorientiert	Core linear	Core seitlich/drehend	Muskel(gruppe)	Ganzkörper	Beidarmig/-beinig	Einarmig/-beinig
CORE														
Crunch	60	1							●					
Umgekehrter Crunch	61	1							●					
Seitlicher Crunch	61	1								●				
Superman	62	1							●				●	
Käfer	63	1								●				●
Hüftrudern	64	1							●				●	
L-Sitz	65	4							●				●	
Beinstreckung in Rückenlage	66	1							●					●
Beinstreckung forciert	67	2							●					●
Beidbeinige Streckung in Rückenlage	68	1							●				●	
Beinheben mit gestreckten Beinen	69	2							●				●	
Dragonflag/Bein-heben forciert	69	4							●				●	
Fixierte Sit-ups	70	1							●					
Sit-ups mit gestreckten Beinen	71	1							●					
Sit-ups mit Seitendrehung	71	1								●				
Unterarmstütz	72	1							●					
Unterarmstütz mit kurzem Hebel	73	1							●					
Unterarmstütz mit Fußerhöhung	73	2							●					
Rotierender 3-Punkt-Stütz	74	2								●				

Übung	Seite	Schwierigkeitsgrad	Druck horizontal	Zug horizontal	Druck vertikal	Zug vertikal	Knieorientiert	Hüftorientiert	Core linear	Core seitlich/drehend	Muskel(gruppe)	Ganzkörper	Beidarmig/-beinig	Einarmig/-beinig
CORE *(Fortsetzung)*														
Rotierender 2-Punkt-Stütz	75	3								●				
Seitheben mit Partner	76	3								●				
RKC-Stütz	77	2							●					
Seitstütz	78	2								●				
Vereinfachter Seitstütz	79	1								●				
Seitstütz mit Fußerhöhung	79	3								●				
Hüftbeuger mit hängenden Beinen	80	2							●				●	
Hüftbeuger mit gestreckten Beinen	81	3							●				●	
Umgekehrter Crunch an Stange oder Balken	81	3							●				●	
Schräger Kniehub hängend	82	3								●			●	
Scheibenwischer	83	4								●			●	
Rollout aus dem Kniestand	84	3							●				●	
Rollout aus dem Stand	85	4							●					
Körpersäge	86	3							●					
RÜCKEN														
Klimmzug im Obergriff	92	3				●							●	
Klimmzug am Balken	93	3				●							●	
Klimmzug mit Seitenversatz	94	4				●								●

Tab. 11.1, *Fortsetzung*

Übung	Seite	Schwierigkeitsgrad	Druck horizontal	Zug horizontal	Druck vertikal	Zug vertikal	Knieorientiert	Hüftorientiert	Core linear	Core seitlich/drehend	Muskel(gruppe)	Ganzkörper	Beidarmig/-beinig	Einarmig/-beinig
RÜCKEN *(Fortsetzung)*														
Klimmzug rechts-links gleitend	95	4				●								●
Klimmzug am Handtuch	96	3				●							●	
Einarmiger Klimmzug mit Eigenhilfe	97	4				●								●
Modifizierter Ruderzug hängend	98	2		●									●	
Ruderzug hängend mit Fußerhöhung	99	3		●									●	
Ruderzug hängend mit Handtuch	99	2		●									●	
Ruderzug hängend mit seitlichem Versatz	100	4		●										●
Ruderzug hängend rechts-links gleitend	101	4		●										●
Einarmiger Ruderzug hängend	101	4		●										●
Schulterheben	102	3									●		●	
Schulterheben in der Ecke	103	1												
Surfer	104	1		●									●	
OBERSCHENKEL														
Sumo-Kniebeuge	109	2					●						●	
Wandsitz	110	1					●						●	
Marschieren an der Wand	111	3					●							●
Kniebeuge mit Absetzen	112	1					●						●	
Tiefe Kniebeuge mit Kasten	113	2					●						●	

Übung	Seite	Schwierigkeitsgrad	Druck horizontal	Zug horizontal	Druck vertikal	Zug vertikal	Knieorientiert	Hüftorientiert	Core linear	Core seitlich/drehend	Muskel(gruppe)	Ganzkörper	Beidarmig/-beinig	Einarmig/-beinig
OBERSCHENKEL *(Fortsetzung)*														
Kniebeuge mit Kasten und Sprung	113	2					●						●	
Kniebeuge	114	1					●						●	
Kniebeuge mit Gleichgewichtsausgleich	115	1					●						●	
Kniebeuge mit Sprung	115	2					●						●	
Kniebeuge an der Stange	116	2									●		●	
Einbeinige Kniebeuge mit Absetzen	118	3					●							●
Tiefe einbeinige Kniebeuge	119	3					●							●
Einbeinige Kniebeuge mit Sprung	119	4					●							●
Skater-Kniebeuge	120	3					●							●
Skater-Kniebeuge mit Kniehub	121	3					●							●
Skater-Kniebeuge mit Sprung	121	3					●							●
Einbeinige Kniebeuge für Profis	122	4					●							●
Einbeinige Kniebeuge am Handtuch	123	2					●							●
Statischer Ausfallschritt	124	1					●							●
Ausfallschritt mit Sprung	125	2					●							●
Ausfallschritt mit fliegendem Beinwechsel	125	3					●							●
Ausfallschritt nach hinten	126	2					●							●

Tab. 11.1, *Fortsetzung*

Übung	Seite	Schwierigkeitsgrad	Druck horizontal	Zug horizontal	Druck vertikal	Zug vertikal	Knieorientiert	Hüftorientiert	Core linear	Core seitlich/drehend	Muskel(gruppe)	Ganzkörper	Beidarmig/-beinig	Einarmig/-beinig
OBERSCHENKEL *(Fortsetzung)*														
Ausfallschritt mit Kasten	127	2					●							●
Kombi aus Kastensteiger und Ausfallschritt	127	2					●							●
Gleitender Ausfallschritt	128	2					●							●
Kastensteiger	130	1					●							●
Hoher Kastensteiger	131	2					●							●
Kastensteiger mit Seitenwechselsprung	131	2					●							●
Bulgarischer Ausfallschritt	132	2					●							●
Bulgarisch forciert	133	2					●							●
Bulgarisch mit Kasten und Sprung	133	3					●							●
Russische Oberschenkelbeuge	134	3									●		●	
Russische Oberschenkelbeuge mit Partner	135	3									●		●	
Russische Oberschenkelbeuge freihändig	135	4									●		●	
Standwaage	136	1						●						●
Standwaage mit Kniehub	137	2						●						●
Rückenstrecker mit Partner	138	1						●					●	
Rückenstrecker in Gefangenenhaltung	139	2						●					●	
Einbeiniger Rückenstrecker	139	2						●						●
Hüftstrecker bäuchlings	140	1						●					●	

Übung	Seite	Schwierigkeitsgrad	Druck horizontal	Zug horizontal	Druck vertikal	Zug vertikal	Knieorientiert	Hüftorientiert	Core linear	Core seitlich/drehend	Muskel(gruppe)	Ganzkörper	Beidarmig/-beinig	Einarmig/-beinig
OBERSCHENKEL *(Fortsetzung)*														
Einbeiniger Hüftstrecker	141	1						●						●
Gleitende Beinbeuge	142	3									●		●	
GESÄSS														
Brücke	146	1						●					●	
Marschieren in Brückenlage	147	2						●						●
Einbeinige Brücke	147	2						●						●
Hüftheben mit Erhöhung	148	1						●					●	
Marschieren in Hüfthebestellung mit erhöhten Schultern	149	2						●						●
Einbeiniges Hüftheben	149	2						●						●
Hüftheben mit doppelter Erhöhung	150	2						●					●	
Einbeiniges Hüftheben mit doppelter Erhöhung	151	4						●						●
Beinstrecker	152	1						●						●
Beinstrecker mit gebeugtem Bein	153	1						●						●
Beinstrecker mit erhobenem Arm	153	1						●						●
Gesäßarbeit in Seitenlage	154	1									●			●
Gesäßarbeit in Neutralstellung	155	1									●			●
Hüftheben mit Beinheben	156	3									●			●

Tab. 11.1, *Fortsetzung*

Übung	Seite	Schwierigkeitsgrad	Druck horizontal	Zug horizontal	Druck vertikal	Zug vertikal	Knieorientiert	Hüftorientiert	Core linear	Core seitlich/drehend	Muskel(gruppe)	Ganzkörper	Beidarmig/-beinig	Einarmig/-beinig
WADEN														
Wadenheber auf Treppe	160	1									●		●	
Einbeiniger Wadenheber auf Treppe	161	1									●			●
Wadenkniebeuge	162	1									●		●	
Fußgelenksprung	164	2									●		●	
Einbeiniger Fußgelenksprung	165	2									●			●
GANZKÖRPERTRAINING														
Hampelmann	170	1										●	●	
Hampelmann mit Armkreuzung	171	1										●	●	
Burpee	172	2										●	●	
Burpee mit Liegestütz und Strecksprung	173	3										●	●	
Liegestütz mit Hüftstreckung	174	2										●	●	
Ruderzug am Handtuch im Marschschritt	176	3										●	●	
Vom Sit-up in den Strecksprung	178	3										●	●	
Bergsteiger	180	3										●		●
Bärengang	181	2										●		●
Krokodilsgang	182	3										●		●
Eingesprungener Klimmzug in den Stütz	184	4										●	●	
Krebsgang	186	2										●		●

TRAININGSZIELE

Die Menschen trainieren aus unterschiedlichen Gründen: Gesundheit, Muskelaufbau, Fettabbau, Kraftzuwachs, Verbesserung funktionaler und athletischer Fähigkeiten, Beseitigung muskulärer Dysbalancen oder Fehlstellungen, Verletzungsprophylaxe. Bodybuilder streben nach maximal definierter Muskulatur, Gewichtheber nach maximaler Kraft und Sprinter nach maximaler Geschwindigkeit. Da sollte es nicht überraschen, dass ihr jeweiliges Training stark voneinander abweicht.

Sportartspezifisches Training

Generell ist der Hype um sportartspezifisches Training zu groß. Es stimmt natürlich, dass Athleten verschiedener Disziplinen besondere Eigenschaften und Energiesysteme gezielt entwickeln müssen, doch idealerweise sollte jeder Athlet dieselben grundlegenden Bewegungsmuster und denselben Grad an sportlicher Fitness aufweisen. Deshalb ist es wichtig, das richtige Fundament zu legen, auf das man dann sportartspezifisch aufbauen kann. Natürlich müssen sie die spezifischen Anforderungen Ihres Sports analysieren und eine Art muskuläres und bewegungstechnisches Anforderungsprofil erstellen, doch Sie sollten dabei nicht den Blick für die Basics verlieren. Alle Athleten sollten über ein ausgeglichenes Verhältnis von Kraft und Beweglichkeit verfügen. Daher kommen einbeinige Übungen und stabilisierendes Core-Training jedem Athleten zugute.

Kraft

Wenn Sie auf Maximalkraft trainieren, werden Sie sich auf Mehrgelenksübungen mit geringerer Wiederholungszahl und längeren Pausen zwischen den Sätzen konzentrieren. Das ist beim Eigengewichtstraining nicht immer realisierbar, denn Ihr eigenes Körpergewicht ist ja immer die Obergrenze. Im normalen Kraftsport können Sie bei den populärsten Übungen (Kniebeugen, Bankdrücken und Kreuzheben) das Gewicht und damit die Belastung theoretisch unendlich erhöhen, indem Sie einfach mehr Gewicht auflegen. Im Eigengewichtstraining können Sie Übungen zwar z. B. durch die Hebelwirkung erschweren, das maximale Gewicht ist aber bei jedem Athleten vorgegeben. Deswegen ist Maximalkrafttraining allein mit der BWT-Methode zu gestalten.

Der beste Ansatz für Athleten, die mit Maximalkraft trainieren wollen, ist es deswegen, mit BWT exzellente Grundlagen an Beweglichkeit, Stabilität und motorischer Kontrolle zu entwickeln. Das legt die Ausgangsbasis für spätere Erfolge und den Übergang zu immer schwierigeren Varianten. In einem Interview berichtete ein Coach des US-Olympiateams der Turner, dass seine Athleten ausschließlich nach der BWT-Methode trainieren würden; trotzdem könnten viele von ihnen beim Bankdrücken ihr doppeltes Körpergewicht stemmen und beim Kreuzheben sogar ihr dreifaches Körpergewicht. Perfektionieren Sie also zuerst ihre Grundlagen, um dann zu den einbeinigen und einarmigen Varianten, plyometrischen Übungen und anderen fortschrittlichen Methoden überzugehen.

Hypertrophie

Hypertrophie ist ein Fachterminus aus dem Kraftsport und Bodybuilding und bezeichnet Muskelwachstum durch Anpassung an Extremreize mittels maximaler Belastungen. Wenn maximaler Muskelzuwachs Ihr Ziel ist, sollten Sie mit höheren Wiederholungszahlen und kürzeren Pausen arbeiten und im Training gezielt bestimmte Körperregionen ansprechen. Kraft ist hier zwar auch der Hauptfaktor, doch die Beziehung zu ihr ist eine andere: Hier spielt wieder die in diesem Buch bereits erwähnte *mind-muscle connection* und die Körperselbstwahrnehmung eine wichtige Rolle. Sie sollten immer die angesprochenen Muskeln arbeiten *fühlen* und in kontrollierter Weise das gesamte Bewegungsspektrum einer Übung nutzen. Ein ideales, auf Muskelwachstum zielendes Training wird mit variierenden Wiederholungszahlen und einer großen Bandbreite an Übungen arbeiten, um alle Muskelregionen zu stimulieren, denn der jeweilige Ermüdungsgrad und die Übungsreihenfolge ist ebenfalls von Bedeutung für die Effektivität des Trainings.

Spezialisierung des Trainings

Manchmal will man eine bestimmte Körperregion besonders herausarbeiten, vielleicht speziell die Gesäß- oder Brustmuskeln. In diesem Fall trainiert man mehr Übungen spezifisch für diesen Bereich und reduziert dafür leicht die Übungen für den Rest des Körpers. Oder man will eine spezielle Fertigkeit verbessern, wie z. B. einarmige Liegestütze oder einbeinige Kniebeugen. Dann trainiert man verstärkt diese Übung und verringert die Zahl der übrigen Übungen.

Es empfiehlt sich jedoch, eine solche Fokussierung immer nur auf einen Muskel oder eine Fertigkeit vorzunehmen. Angenommen, Klimmzüge sind das Problem. Dann sollten Sie Ihre Rückenmuskulatur nicht nur ein paar Mal die Woche in Ihrem Standardprogramm trainieren, sondern vielleicht zwei Sätze negative Klimmzüge (Betonung der Abwärtsbewegung, aufwärts mit Stuhl oder Hantelbank) jeden Tag. Wenn Sie versuchen, zwei oder mehr Bewegungen oder Körperteile in Angriff zu nehmen, kann man nicht mehr von einer Spezialisierungsroutine sprechen, der Preis ist Stillstand oder gar Verschlechterung.

Fettabbau

Wer auf Gewichtsverlust trainiert, wird möglichst viel Muskelmasse behalten wollen. Die verlorenen Kilos sollen möglichst nur aus Fett bestehen, denn darin liegt der Schlüssel zu einer definierten Figur. Hier gilt die Regel: Solange Sie Ihre Muskeln benutzen, werden sie auch nicht verloren gehen. Sie brauchen Ihren Trainingsplan also nicht stark zu ändern, sondern Sie fügen einfach ein paar MRT- oder HIIT-Einheiten (s. Kap. 10) pro Woche hinzu und konzentrieren sich auf Ihre Ernährung. Dazu später mehr in diesem Kapitel.

TRAININGSVARIABLEN

Ich möchte Ihnen nun zehn allgemeine, aber entscheidende Trainingsvariablen für die Trainingsplanerstellung im Kraft- und Fitnesssport vorstellen.

Auswahl der Übungen

Was sich so simpel anhört, ist die vielleicht am meisten fehlverstandene Trainingsvariable der Welt. Es scheint, als wollten eine Menge Athleten einfach nicht einsehen, dass sie bei den Übungen bleiben sollten, die ihrem aktuellen Fähigkeitsniveau entsprechen. Wie oft sieht man im Fitnessstudio durchhängende Hüften bei den Liegestützen, Athleten, die bei den Klimmzügen versagen, Rundrücken beim Kreuzheben und Zeitgenossen, die beim Bankdrücken die Hantelstange von ihrer Brust zurückfedern lassen. Da erkennt man rasch das Bedürfnis der Menschen, sich möglichst schnell fit und stark zu fühlen. Leider schaden sie sich nur, wenn sie mit zu viel Gewicht arbeiten oder zu früh fortgeschrittene Übungen angehen, die ihre aktuellen Fähigkeiten noch übersteigen.

Es ist von wesentlicher Bedeutung, dass Sie das Konzept der Progression verinnerlichen und einsehen, dass der Schritt zurück zu einer leichteren Variante im Hinblick auf spätere Fortschritte keine Schande ist. Wählen Sie immer die Variante einer Übung, die Ihren aktuellen Fähigkeiten entspricht, und wählen Sie erst dann die fortgeschrittenere Variante, wenn Sie die vorhergehende beherrschen. Eine Kniebeuge mit Stuhl zum Absetzen ist natürlich einfacher als eine freie Kniebeuge, der statische Ausfallschritt ist einfacher als eine einbeinige Kniebeuge und Liegestütze auf den Knien sind einfacher als Liegestütze mit erhöhten Füßen. Nur wenn Sie sich erforderlichenfalls auf ein einfacheres Level zurückstufen, können Sie die einwandfreien motorischen Bewegungsmuster entwickeln, die ihnen anschließend ein schnelleres Vorankommen zu den fortgeschrittenen Varianten ermöglichen.

Denken Sie bei der Übungsauswahl immer an die Ausgewogenheit und variieren Sie von Zeit zu Zeit Ihren Übungsmix. Damit reduzieren Sie das Risiko einer zu starken Reizgewöhnung und einseitigen Überlastung. Die grundlegenden Bewegungsmuster bleiben dieselben, doch Sie können so neue Trainingsreize setzen, die für kontinuierliche positive Anpassung, also Fortschritte, erforderlich sind.

Reihenfolge der Übungen

Die Übung, die Sie als erste in einer Trainingseinheit absolvieren, setzt den besten Trainingsreiz und liefert den besten Effekt für Ihr Training. Wenn Sie etwa Ihre Klimmzugleistung verbessern wollen, setzen Sie sie an den Beginn Ihrer Trainingseinheiten. Was immer Ihr Ziel ist, räumen sie ihm diese Priorität ein.

Wechseln Sie zwischen agonistischen und antagonistischen Bewegungen, also entgegengesetzten Bewegungsformen, wie z. B. Drücken und Ziehen in der horizontalen Ebene. Das verschafft der betreffenden Muskulatur natürliche Erholungszeiten. Sie können z. B. nach einem Satz Liegestütze einen Satz Ruderzüge hängend absolvieren usw. Das nennt man antagonistische Paarung der Übungen und es bewirkt, dass Ihr Stoffwechsel permanent auf Hochtouren läuft, während die beanspruchten Muskeln ausreichend Ruhezeit erhalten. Der Schlüssel liegt darin, Bewegungen auszuwählen, die sich nicht gegenseitig in die Quere kommen, sondern die entgegengesetzten Bewegungsmustern folgen. Liegestütze gefolgt von Liegestützen im Handstand wäre also eine ungeeignete Paarung, weil viele identische Muskeln beansprucht werden.

Allgemein sollten Sie die größten Muskelgruppen zuerst und die kleinen zuletzt trainieren, wenn Sie nicht gerade einen speziellen Körperbereich gezielt ansprechen wollen. Als grobe Faustformel gilt die Reihenfolge knieorientierte Übungen (Quadrizeps) zuerst, dann hüftorientierte Übungen (Oberschenkelrückseite und Gesäß), dann Zugübungen für den Oberkörper (Rücken), dann DrucküLbungen für den Oberkörper (Brust und Schultern) und schließlich kleinere Muskeln wie bei den Core-Übungen und gezielt angesprochene Muskeln (gerade und schräge Bauchmuskeln, Bizeps, Trizeps).

Schwerpunktorientiertes Training

Für die Schwerpunktsetzung der Trainingseinheiten über die Woche existieren mehrere Modelle. Die populärsten sind Ganzkörpertraining, Unterkörper/Oberkörper, Push vs. Pull und muskel(gruppen)spezifisches Training.

Beim ersten Konzept trainieren Sie in jeder Trainingseinheit den gesamten Körper, setzen also eigentlich keine Schwerpunkte. Dieser Ansatz ist für Eigengewichtstraining der empfehlenswerteste. Das zweite trainiert erst Unter-, dann Oberkörper. Beim Push vs. Pull wechseln Einheiten, in denen die Druckmuskeln (Quadrizeps, Brust, Schulter, Trizeps) beansprucht werden, mit Einheiten ab, in denen Sie sich auf die Zugmuskulatur (Oberschenkelrückseite, Rücken, Bizeps) konzentrieren. Und beim letzten Konzept liegt der Schwerpunkt je Einheit wechselweise auf ein oder zwei Körperteilen, z. B. Brust/Trizeps, Rücken/Bizeps, nur Beine oder Schulter/Trapezmuskeln.

Bodybuilder tendieren zum muskel(gruppen)orientierten Konzept, Kraftdreikämpfer zu Unterkörper/Oberkörper-Aufteilung, Gewichtheber und Strongman-Athleten zum Ganzkörpertraining. BWT-Anhänger und Turner neigen ebenfalls zum Ganzkörpertraining und entwickeln mit dieser Methode beeindruckende Ergebnisse.

Trainingshäufigkeit

Die Trainingshäufigkeit (oder Frequenz) wird meist in Trainingseinheiten pro Woche angegeben. Der typische Athlet trainiert zwischen 2 und 6 Tagen pro Woche; die meisten trainieren 3 bis 5 Tage. Meist hängt das von der persönlichen Situation ab, ich empfehle jedoch, sich mehr nach der Frequenz, als nach dem Umfang zu richten. Es ist effektiver, in der Woche 4 x 30 Minuten zu trainieren als 2 x 60 Minuten. Wofür auch immer Sie sich entscheiden, achten Sie darauf, jede Woche den ganzen Körper „durchzutrainieren".

Umfang

Über den idealen Umfang streiten die Trainer. Einige plädieren für geringere Umfänge, die meisten jedoch für hohe Umfänge. Gewöhnlich liegt die Wahrheit irgendwo in der Mitte. Den Umfang bestimmen wir im Allgemeinen als Anzahl der Sätze und Wiederholungen. Eine Trainingseinheit mit geringem Umfang könnte z. B. einen Durchlauf von 6 Übungen beinhalten, eine Einheit mit hohem Umfang drei Durchläufe von 8 Übungen.

Die meisten Trainer stimmen überein, dass unabhängig von der Anzahl der Sätze der erste der bei weitem wichtigste ist. Dieses Gesetz der abnehmenden Effektivität gilt auch bei der Trainingsplanerstellung. Also: 1 Satz Liegestütze ist gut, 3 Sätze sind noch besser, doch 20 Sätze sind nicht mehr ideal. Ab einem bestimmten Punkt bringen zusätzliche Sätze keinen zusätzlichen Nutzen mehr, sondern sind kontraproduktiv. Hier spielen natürlich Form und Belastung eine Rolle. Ein Athlet mit schlechter Ausführungsform kann keinen so großen Umfang bewältigen, hingegen kann ein Athlet, der mit geringer Belastung trainiert, Riesenumfänge bewältigen. Umfang und Belastung sind umgekehrt proportional. Sie können hart trainieren oder lang, beides geht nicht.

Darüber hinaus ist die Schwerpunktsetzung ein bestimmender Faktor: Ein Athlet, der nach der Ganzkörpermethode trainiert, braucht frische Muskeln für die nächste Einheit, ein Athlet, der nach und nach alle Körperbereiche einzeln trainiert, gibt den einzelnen Muskeln auch mehr Zeit zur Regeneration.

Trainingsbelastung

Die Belastung berechnet sich gewöhnlich durch die Summe des gestemmten Gewichts. Das trifft vor allem auf das Krafttraining mit Gewichten zu, wo mit Lang- und Kurzhantel gearbeitet wird, jedoch auch auf das Eigengewichtstraining. Bei Liegestützen kann man z. B. von etwa 68 Prozent des eigenen Körpergewichts ausgehen, nicht 100 Prozent, weil hier die Hebelgesetze zum Einsatz kommen und das Gewicht auf mehrere Punkte verteilt ist. Durch Erhöhung der Füße erhöht sich die Last, und bei einarmigen Liegestützen steigt die Belastung des Schultergelenks sogar dramatisch an.

Intensität

Im Vergleich zur Trainingsbelastung in Kilogramm bezieht sich die Intensität darauf, wie sehr man sich quält und wie nah man seinen Grenzen kommt. Viele denken, Belastung und Intensität seien austauschbar, sie sind es nach dieser Definition aber nicht. An manchem Tag fühlt man sich großartig und kann 95 Prozent des eigenen Leistungspotenzials ausschöpfen, an schlechteren Tagen kämpft man sich auf gerade 70 Prozent. Trainiert man zu lang zu intensiv, besteht die Gefahr, es zu übertreiben, und man kann sogar übertrainieren. Unser Körper sagt uns aber, wann wir uns zurücknehmen sollten, und es ist wichtig, auf dieses Biofeedback zu hören, überhaupt den Wunsch zu haben, die Signale des Körpers „zu verstehen".

Dichte

Den Begriff der Trainingsdichte kann man gut mit dem Bild dicht gepackter oder loser Materialien vergleichen. Demzufolge sind dichte Trainingseinheiten voller Aktivitäten. Die Trainingsdichte bezieht sich auf die Menge an Arbeit, die Sie leisten. Wenn Sie in einer 60 minütigen Einheit zwischen jedem Satz 5 Minuten pausieren, kommen Sie nur auf 8 Sätze und man würde die Einheit nicht als besonders dicht bezeichnen. Das umgekehrte Beispiel: 25 Sätze in 60 Minuten bedeuten eine ziemliche hohe Trainingsdichte. Die optimale Balance ist individuell zu bestimmen.

Bei anspruchsvolleren Übungen, wie z. B. einbeinigen Kniebeugen und Klimmzügen, ist mehr Pause zwischen den Sätzen nötig, bei einfacheren Übungen wie Crunches und den Beinhebeübungen für das Gesäß reichen kürzere. Durch die antagonistische Paarung von Übungen kann man die Dichte einer Trainingseinheit steigern, aber machen Sie Ihr Trainingsprogramm nicht zu stark an diesem Modell fest. Ein Athlet, der ein dichtes Zirkeltraining betreibt, sieht vielleicht keinen Kraftzuwachs; jemand, der ein gezieltes, jedoch weniger dichtes Training absolviert, kann vielleicht immensen Kraftzuwachs verzeichnen. Manche Übungen erfordern gar keine Pause, andere schon; ein guter Anhaltspunkt ist eine Pause von 30 bis 90 Sekunden zwischen den Sätzen.

Ausführungstempo

Das Tempo ist eine interessante Variable, mit der man experimentieren kann, denn Eigengewichtstraining eignet sich gut für Tempovariationen. Das Tempo drückt sich gewöhnlich in drei Zahlenwerten aus. Die erste Zahl bezieht sich auf den konzentrischen Anteil einer Wiederholung, während dessen der Muskel sich zusammenzieht; die zweite Zahl betrifft den isometrischen Anteil der Bewegung, die Anspannung; und die dritte Zahl gibt den exzentrischen Anteil an, während dessen sich der Muskel unter Belastung dehnt. Ein Tempo von 1-0-3 bedeutet etwa, dass ein Athlet bei jeder Wiederholung sein Körpergewicht 1 Sekunde anhebt und 3 Sekunden lang absenkt. 2-3-5 bedeutet analog: 2 Sekunden konzentrische Arbeit, 3 Sekunden isometrische Pause am höchsten Punkt und 5 Sekunden exzentrische Arbeit.

Ein Isohold ist das statische Halten einer Bewegung für eine bestimmte Zeit. So kann man z. B. die tiefe Stellung einer Liegestütze oder eines statischen Ausfallschritts halten, um Mobilität und Stabilität in diesen Positionen zu fördern. Natürlich funktioniert das auch sehr gut am höchsten Punkt eines Klimmzugs oder beim einbeinigen Hüftstemmen, um Kraft und Stabilität in dieser Stellung aufzubauen. *Wiederholungen mit negativer Betonung* sind solche, bei denen die exzentrische Absenkbewegung bewusst verzögert wird, z. B. können Sie sich bei Klimmzügen oder Dips gewollt langsam 10 Sekunden lang absenken. *Explosive Wiederholungen* werden mit maximaler Beschleunigung ausgeführt, was je nach Ziel variieren kann. Bei der Arbeit an der Brustmuskulatur lässt sich das z. B. bei Liegestützen gut realisieren: Schnelles Absenken und dann explosive Bewegungsumkehr. Auch plyometrische Übungen arbeiten oft mit diesem explosiven Element. *Teilweise Wiederholungen*, also mit einem geringeren Bewegungsspektrum als normal, lassen sich in Abständen ins Training integrieren, um einen neuen Reiz zu setzen. Vollständige Wiederholungen, die das gesamte Bewegungsspektrum nutzen, sind zwar besser für Kraftaufbau und Hypertrophiezwecke, doch manchmal sind auch solche Teilbewegungen durchaus sinnvoll, z. B. kann man sich bei Liegestützen oder Dips auf den unteren Bewegungsbereich konzentrieren und die Aufwärtsbewegung vorzeitig abbrechen, um gezielt die Brustmuskulatur zu fordern. Oder Sie versuchen maximal viele Wiederholungen einer Übung zu absolvieren und verkürzen die Bewegung gegen Ende, um noch weitere Wiederholungen realisieren zu können und die Intensität des kompletten Satzes zu steigern.

Periodisierung

Über Trainingsperiodisierung sind schon ganze Bücher geschrieben worden. Periodisierung bezieht sich einfach auf die Art und Weise, wie Sie Ihr Training im Zeitverlauf verändern. Sportler, die mit einem definierten Ziel und einem genauen Plan trainieren, erzielen deutlich bessere Resultate als Athleten, die planlos einfach nur Zeit vertändeln.

Es gibt unzählige Periodisierungskonzepte: z. B. ein Monat mit hohen Wiederholungszahlen, gefolgt von einem Monat mittlerer Wiederholungszahlen, wiederum gefolgt von einem Monat mit niedrigen Wiederholungszahlen. Oder: ein Monat mit Isoholds, den nächsten Monat mit negativer Betonung bestimmter Übungen und den dritten Monat mit einigen plyometrischen Übungen. Sie können auch zwei Wochen lang den Fokus auf die Entwicklung Ihre Core-Stärke legen, sich dann zwei Wochen auf die Oberkörperkraft konzentrieren und schließlich zwei Wochen am Unterkörper arbeiten. Und das sind nur einige wenige Beispiele.

Eine weitere Periodisierungsmethode ist einfach der Übergang von den leichteren zu den schwereren Übungsvarianten im Laufe der Zeit. Manche Trainer periodisieren komplette Jahre für Ihre Athleten, die meisten können aber schon exzellente Resultate erzielen, wenn sie nur einem generellen Plan folgen und die Periodisierung ihrem Gefühl überlassen. Das Wichtigste ist, dass Sie Fortschritte machen: durch bessere Form, mehr Wiederholungen und eine Zunahme der Übungsbelastung, -intensität und -dichte.

WIE BAUE ICH DAS ALLES ZUSAMMEN?

Es gibt kein Programm, das für jeden Athleten ideal wäre. Was für den einen funktioniert, bringt dem Nächsten keinen Erfolg, und was heute bei Ihnen funktioniert, liegt in sechs Monaten vielleicht völlig daneben. Trotzdem gibt es gute und weniger gute Programme. Ich habe Sie mit dem nötigen Rüstzeug zur Trainingsplanerstellung ausgerüstet. Sie kennen die Basics und haben damit einen guten Start mit Vorsprung. Wenn Sie Einsteiger sind, würde ich Ihnen empfehlen, sich an einen der vorgegebenen Pläne zu halten. Mit fortschreitender Fitness und Erfahrung können Sie diese Pläne auf Ihre individuellen Präferenzen und Ihre Physiologie anpassen.

Bei BWT-Übungen ist es schwierig, Wiederholungszahlen zu empfehlen, weil sie entsprechend Ihrem Kraft- und Fitnesszustand variieren. 3 Sätze à 15 Wiederholungen sind für viele Athleten zu viel, für andere zu wenig. Deswegen gebe ich nur eine Empfehlung für die Zahl der Sätze an.

Die Programme sind schablonenhaft verfasst, sodass Sie die Muster gut geplanter Trainingseinheiten erlernen und einzelne Elemente entsprechend Ihrem jeweiligen Fitnessstand austauschen können. Die Übungen sind nach Buchstaben kategorisiert, zusammengehörige Übungspärchen tragen denselben Buchstaben: A1 und A2, B1 und B2 und so weiter. Sie sind direkt nacheinander ohne Pause zu absolvieren. Sie absolvieren einen Satz von Übung 1, dann einen Satz von Übung 2. Es folgt eine Minute Pause und Sie beginnen wieder mit Übung 1, bis Sie die angegeben Zahl von Sätzen erreicht haben. Es gibt je einen Musterplan für Ganzkörpertraining, für Unterkörper/Oberkörper, für Push vs. Pull und schließlich für muskel(gruppen)spezifisches Training.

Ganzkörpertraining

Trainieren Sie den Musterplan (Tab. 11.2) zwei- bis fünfmal pro Woche. Variieren Sie die Übungen im Wochenverlauf. Der Plan enthält empfohlene Paarungen wie oben beschrieben und am Ende der Trainingseinheit gezielte Übungen, mit denen Sie spezifische Muskeln ansprechen können, jedoch ohne Gefahr, es mit dem Umfang zu übertreiben.

Tab. 11.2 Musterplan für Ganzkörpertraining

	Art der Übung	Beispielübung	Anzahl Sätze
A1	Knieorientiert	Kniebeuge mit Absetzen (E) oder Einbeinige Kniebeuge mit Absetzen (P)	3
A2	Zugübung Oberkörper	Modifizierter Ruderzug hängend (F) oder Klimmzug mit Seitenversatz (P)	3
B1	Hüftorientiert	Standwaage (E) oder Einbeiniges Hüftheben (F)	3
B2	Druckübung Oberkörper	Halberhöhter Liegestütz (E) oder Einarmiger Liegestütz (P)	3
C1	Core linear	Crunch (E) oder Hüftbeuger mit hängenden Beinen (F)	1
C2	Core Seiten- & Drehbewegung	Seitlicher Crunch (E) oder Seitstütz (F)	1
D1	Muskel(gruppen) orientiert	Surfer (F) oder Wischer-Liegestütz (P)	1
D2	Muskel(gruppen) orientiert	Wadenheber auf Treppe (E) oder Schulterheben (F–P)	1

(E) = Einsteiger, (F) = Fortgeschrittene, (P) = Profis

Unterkörper/Oberkörper-Konzept

Trainieren Sie zwei Unter- und zwei Oberkörpereinheiten pro Woche. Absolvieren Sie alle Übungen (Tab. 11.3) in direkter Reihenfolge, jeden Übungssatz komplett, bevor Sie zur nächsten Übung weitergehen.

Tab. 11.3 Musterplan Unterkörper/Oberkörper-Konzept

	Art der Übung	Beispielübung	Anzahl Sätze
		TAG 1 UND TAG 3: UNTERKÖRPER	
1	Quadrizeps	Kniebeuge (E) oder Einbeinige Kniebeuge (F)	3
2	Oberschenkel-rückseite	Hüftstrecker bäuchlings (E) oder Russische Oberschenkelbeuge freihändig (P)	3
3	Gesäß	Brücke (E) oder Marschieren in Hüfthebestellung mit erhöhten Schultern (F)	3
4	Bauch-Superset	Fixierte Sit-ups (E) und Seitstütz (F) oder Rollout aus dem Kniestand (F–P) und Scheibenwischer (P)	2
		TAG 2 UND TAG 4: OBERKÖRPER	
1	Brust	Halberhöhter Liegestütz (E) oder Liegestütz mit Händeklatschen (F–P)	3
2	Rücken	Surfer (E) oder Klimmzug rechts-links gleitend (P)	3
3	Schulter	Push-back (F) oder Armbeugestütz mit Fußerhöhung (F–P)	2
4	Arm-Superset	Ruderzug hägend mit verkürztem Hebel (F) und Trizepsstreckung mit verkürztem Hebel (F) oder Klimmzüge im Untergriff (F–P) und Liegestütz forciert (F–P)	2

(E) = Einsteiger, (F) = Fortgeschrittene, (P) = Profis

Push vs. Pull

Trainieren Sie zwei Push- und zwei Pull-Einheiten pro Woche (Tab. 11.4).

Tab. 11.4 Musterplan Push vs. Pull

	Art der Übung	Beispielübung	Anzahl Sätze
		TAG 1 UND TAG 3: DRUCKÜBUNGEN	
A1	Quadrizeps	Sumo-Kniebeuge (E) oder Hoher Kastensteiger (F)	3
A2	Druckübung Oberkörper	Erhöhter Liegestütz im Kniestand (F) oder Liegestütz im Handstand an der Wand (P)	3
B1	Gesäß	Brücke (E) oder Einbeiniges Hüftheben (F)	3
B2	Trizeps	Vereinfachter Liegestütz (F) oder Bankdips (F)	2
C	Bauch	Beinheben mit gestreckten Beinen (F) oder L-Sitz (P)	2

(E) = Einsteiger, (F) = Fortgeschrittene, (P) = Profis

Tab. 11.4 Musterplan Push vs. Pull *(Fortsetzung)*

	Art der Übung	Beispielübung	Anzahl Sätze
		TAG 2 UND TAG 4: ZUGÜBUNGEN	
A1	Oberschenkel-rückseite	Rückenstrecker mit Partner (E) oder Gleitende Beinbeugel (F–P)	3
A2	Zugübung Oberkörper	Modifizierter Ruderzug hängend (F) oder Ruderzug hängend rechts-links gleitend (P)	3
B1	Zus. Zugübung für Rücken oder Oberschenkelrückseite	Standwaage mit Kniehub (F) oder Einarmiger Ruderzug hängend (P)	3
B2	Bizeps	Ruderzug hägend mit verkürztem Hebel (F) oder Ruderzug hängend mit langem Hebel (F–P)	2
C	Bauch	Käfer (E) oder Dragonflag/Beinheben forciert (P)	2

(E) = Einsteiger, (F) = Fortgeschrittene, (P) = Profis

Muskel(gruppen)orientiertes Training

Teilen Sie die Einheiten so auf, dass Sie in drei bis fünf Tagen den gesamten Körper trainieren (Tab. 11.5).

Tab. 11.5 Musterplan Muskel(gruppen)orientiertes Training

	Art der Übung	Beispielübung	Anzahl Sätze
		TAG 1: QUADRIZEPS, GESÄSS, BAUCH	
1	Quadrizeps	Ausfallschritt nach hinten (F) oder Skater-Kniebeuge (F–P)	3
2	Druckübung Oberkörper	Wandsitz (E) oder Kombi aus Kastensteiger und Ausfallschritt (F)	3
3	Gesäß	Gesäßarbeit in Seitenlage (E) oder Hüftheben mit Beinheben (F–P)	3
4	Trizeps	Umgekehrter Crunch (E) oder Rotierender 2-Punkt-Stütz (F–P)	2
5	Bauch	Seitstütz (F) oder Seitheben mit Partner (F–P)	2

	Art der Übung	Beispielübung	Anzahl Sätze
		TAG 2: BRUST, SCHULTER, TRIZEPS	
1	Brust	Halberhöhter Liegestütz (E) oder Liegestütz mit Fußerhöhung (F–P)	3
2	Brust	Vereinfachter Liegestütz (F) oder Wischer-Liegestütz (P)	3
3	Schulter	Armbeugestütz mit Fußerhöhung (F–P) oder Liegestütz im Handstand an der Wand (P)	3
4	Schulter	Push-Back (F) oder Surfer (F)	2
5	Trizeps	Trizepsstreckung (F–P) oder Liegestütz im engen Sand (F–P)	2
		TAG 3: OBERSCHENKELRÜCKSEITE, GESÄSS, WADEN	
1	Oberschenkel-rückseite	Hüftstrecker bäuchlings (E) oder Russische Oberschenkelbeuge freihändig (P)	3
2	Oberschenkel-rückseite	Standwaage mit Kniehub (F) oder Einbeiniger Rückenstrecker (F)	3
3	Gesäß	Beinstrecker mit gebeugtem Bein (E) oder Einbeiniges Hüftheben (P)	3
4	Waden	Wadenheber auf Treppe (E) oder Einbeinige Wadenheber auf Treppe (E)	2
5	Waden	Wadenkniebeuge (E) oder Einbeiniger Fußgelenksprung (F)	2
		TAG 4: RÜCKEN, HALS & NACKEN, BIZEPS	
1	Rücken	Klimmzug am Handtuch (F–P) oder Klimmzug rechts-links-gleitend (P)	3
2	Rücken	Modifizierter Ruderzug hängend (F) oder Ruderzug hängend rechts-links gleitend (P)	3
3	Rücken	Surfer (E) oder Schulterheben (F–P)	3
4	Hals & Nacken	Halsstabilität manuell (E) oder Halsstabilität rückwärtig (F)	2
5	Bizeps	Ruderzug hängend mit verkürztem Hebel (F) oder Ruderzug hängend mit langem Hebel (F–P)	2

(E) = Einsteiger, (F) = Fortgeschrittene, (P) = Profis

TRAINING FÜR FETTABBAU

Mit HIIT und MRT können Sie den Fettabbau im Training beschleunigen. Doch bei verstärktem Training werden Sie auch mehr Hunger entwickeln. Den meisten Trainierenden misslingt ein effektiver Fettabbau, weil Sie es trotz hartem Training nicht schaffen, ein kalorisches Defizit zu erreichen. Die Rechnung ist einfach: Sie müssen weniger Kalorien zuführen, als Sie verbrauchen, wenn Sie Gewicht verlieren wollen. Krafttraining, HIIT und MRT führen sicherlich zu einem erhöhten Kalorienverbrauch und Gewichtsverlust, aber nur wenn Sie nicht abends und nachts zu essen beginnen. Ihr Körper und bestimmte Hungerhormone scheinen Ihre guten Absichten zu torpedieren. Optimales Gewicht und optimale Fitness werden Sie aber auch nicht durch Hungerkuren und exzessives Aerobic-Training erreichen, sondern nur durch eine intelligente Kombination aus gesunder Ernährung, Krafttraining und HIIT- oder MRT-Praktiken. Hier einige Faustregeln, die Sie im Kopf behalten sollten:

- Führen Sie nur die adäquate Kalorienmenge zu. Die meisten Menschen kennen ihren täglichen Kalorienbedarf nicht einmal. Nutzen Sie die zahlreichen guten Online-Kalorienrechner.
- Achten Sie auf die richtige Gewichtung von Kohlenhydraten, Eiweiß und gesunden Fetten. Die meisten Menschen essen zu viele Kohlenhydrate und zu wenig Eiweiß und gesunde Fette.
- Betreiben Sie vorrangig Krafttraining, denn damit können Sie Muskelmasse aufbauen oder erhalten und den Gewichtsverlust durch Fettverbrennung bewirken. Vermeiden Sie das gefürchtete *skinny-fat*-Syndrom (Normalgewicht, doch unvorteilhaftes Fett/Muskel-Verhältnis) und erarbeiten Sie sich stattdessen einen bleibend durchtrainierten Körper. Absolvieren Sie 3 bis 5 Krafteinheiten pro Woche.
- Absolvieren Sie zusätzlich einige kurze HIIT- oder MRT-Einheiten pro Woche; diese dürfen jedoch nicht so hart sein, dass sie die Qualität Ihres Krafttrainings beeinträchtigen.

HIIT-Einheiten können Sie auf einer Laufbahn oder einem Sportplatz, im Wasser, auf einem Laufband, auf dem Rad, an einer Rudermaschine, auf einem Elliptical Trainer oder Stepper und an vielen anderen Orten absolvieren. Hier einige HIIT- und MRT-Mustertrainingseinheiten:

HIIT-Mustereinheiten

HIIT-Protokoll 1: 10 s Sprint, 50 s Gehen; 10 Wiederholungen. Gesamttrainingszeit 10 Min.

HIIT-Protokoll 2: 30 s Sprint, 90 s Gehen; 8 Wiederholungen. Gesamttrainingszeit 16 Min.

HIIT-Protokoll 3: 60 s Sprint, 240 s Gehen; 4 Wiederholungen. Gesamttrainingszeit 20 Min.

MRT-Mustertrainingseinheiten

MRT-Protokoll 1: Wählen Sie (1) eine knieorientierte Unterkörperübung wie Kniebeugen und (2) eine druckbasierte Oberkörperübung wie Liegestütze. Trainieren Sie Übung (1) 60 s, dann direkt Übung (2) 60 s, dann 60 s Pause. 3 Wiederholungen. Dann wählen Sie (a) eine hüftorientierte Unterkörperübung wie Hüftheben mit Erhöhung und (b) eine Zugübung für den Oberkörper wie Ruderzüge hängend. Trainieren Sie Übung (a) 60 s, dann sofort Übung (b) 60 s, dann 60 s Pause. 3 Wiederholungen. Gesamttrainingszeit: 18 Min.

MRT-Protokoll 2: Wählen Sie drei Ganzkörperübungen aus Kap. 10. Achten Sie darauf, dass sie sich signifikant voneinander unterscheiden, z. B. Burpee, Bergsteiger und Bärengang. Trainieren Sie 30 s Übung 1, pausieren 15 s, trainieren 30 s Übung 2, pausieren 15 s, trainieren 30 s Übung 3 und pausieren wieder 15 s. 3 Wiederholungen. Gesamttrainingszeit: 6:45 Min.

MRT-Protokoll 3: Wählen Sie eine Verbundübung für den Unterkörper wie Kniebeuge mit Sprung oder den Ausfallschritt nach hinten, eine Verbundübung für den Oberkörper wie Liegestütze mit Fußerhöhung oder Klimmzüge und eine Ganzkörperübung wie Liegestütz mit Hüftstreckung oder Ruderzug am Handtuch im Marschschritt. Trainieren Sie 30 s Übung 1, pausieren 15 s, trainieren 30 s Übung 2, pausieren 15 s, trainieren 30 s Übung 3, pausieren 15 s. 3 Wiederholungen. Gesamttrainingszeit: 6:45 Min.

Experimentieren Sie im Sinne der Individualisierung mit den Belastungszeiten, den Pausen sowie der Gesamttrainingszeit.

ÜBER DEN AUTOR

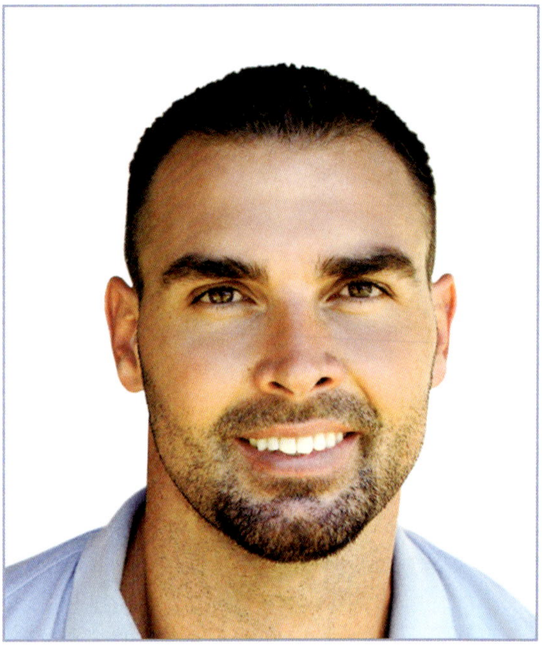

Der zertifizierte Personal Trainer **Bret Contreras** ist in der Krafttrainings- und Fitnessbranche als „The Glute Guy" bekannt, da er seinen Athleten fachkundig zu starken und definierten Gesäßmuskeln (Glutes) verhilft. Derzeit promoviert er im Fach Sportwissenschaft an der Auckland University of Technology in Neuseeland, wo er bei dem Biomechanikexperten John Cronin studiert hat. Bei seiner Forschungsarbeit beschäftigt sich Contreras mit elektromyografischen Experimenten.

Als ehemaliger Besitzer der Lifts Studio in Scottsdale, Arizona, USA, hat Contreras mit einer breiten Kundenschicht zusammengearbeitet – vom Büromenschen bis zum Spitzenathleten. Er entwickelte außerdem ein Gerät für Gesäßmuskeltraining namens Skorcher. Heute trainiert er wettkampforientierte Bodybuilder, erstellt Trainingspläne für Sportler aus aller Welt und berät verschiedene Profiteams.

Contreras hält Vorträge über Kraft- und Fitnesstraining auf renommierten Fachkonferenzen in den USA, u. a. auf der NSCA Personal Trainer Conference 2013. Er ist ein unter Experten angesehener Autor mit regelmäßigen Beiträgen in namhaften Fachzeitschriften wie *Men's Health, Men's Fitness, Oxygen* und *MuscleMag*. Das Magazin *Oxygen* wählte ihn 2010 in ihrer Sonderausgabe „Glutes" zum „Glute Expert". In seinem Podcast „The Strength of Evidence" spricht Contreras über wichtige Themen im Kraft- und Fitnesstraining.

EBENFALLS LIEFERBAR

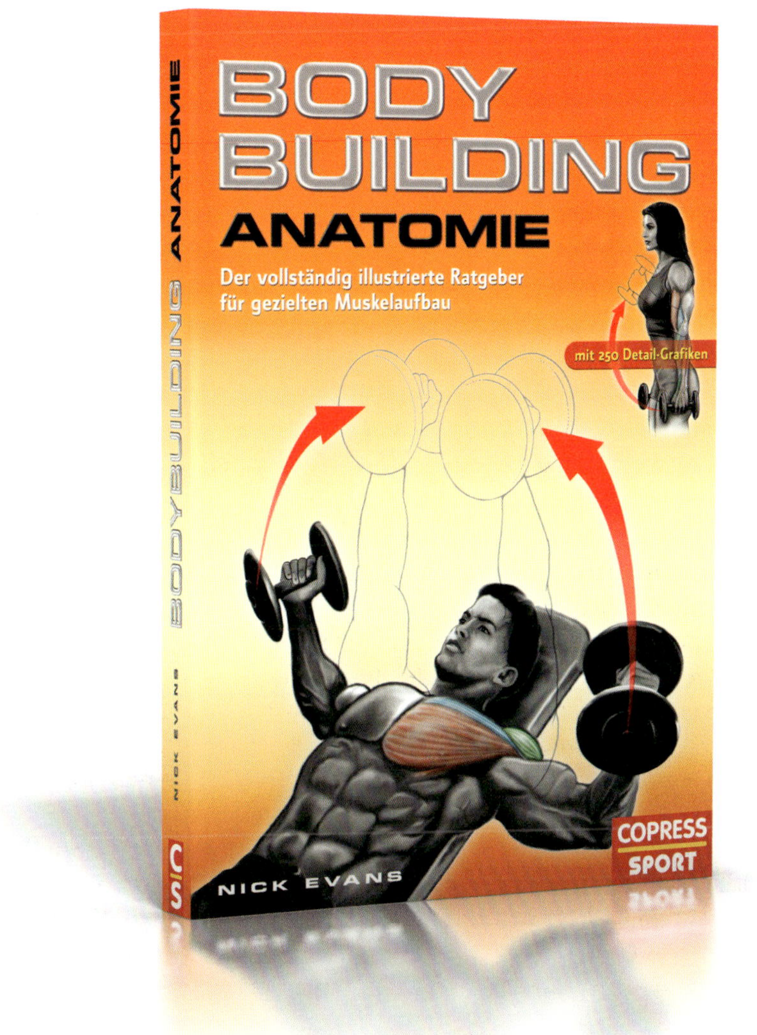

Nick Evans

Bodybuilding Anatomie (4. Auflage)

Der vollständig illustrierte Ratgeber für gezielten Muskelaufbau

194 S., ca. 220 Abb., Format: 25,4 x 17,8 cm, Broschur
ISBN 978-3-7679-1035-5
€ 19,90 [D] • € 20,50 [A]

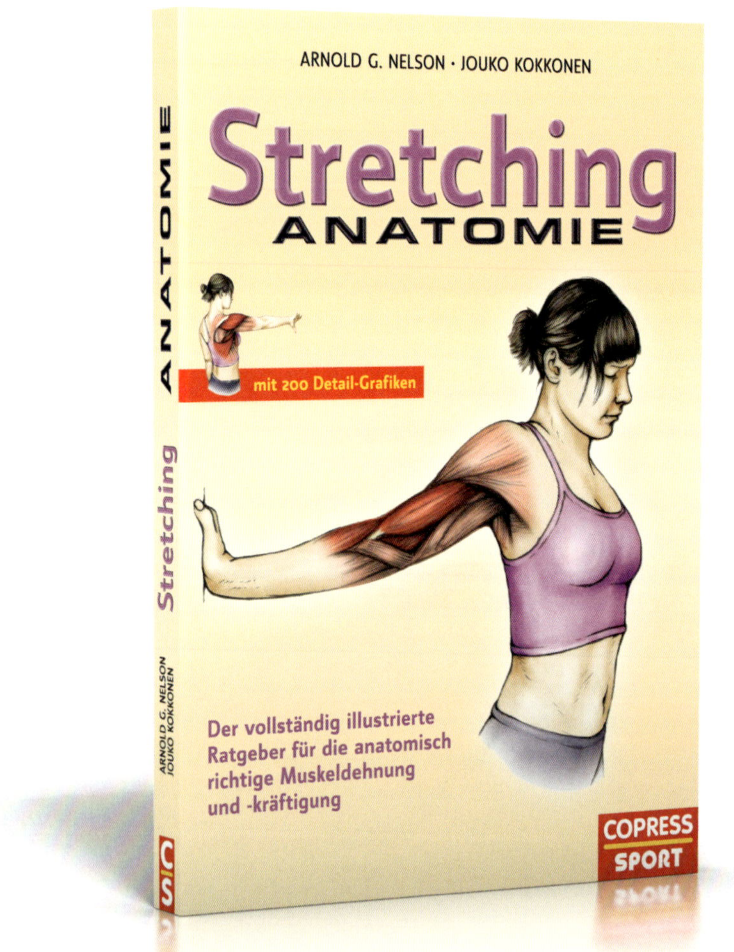

Arnold G. Nelson, Jouko Kokkonen

Stretching Anatomie (4. Auflage)

Der vollständig illustrierte Ratgeber für die anatomisch richtige Muskeldehnung und -kräftigung

160 S., ca. 155 Abb., Format: 25,4 x 17,8 cm, Broschur
ISBN 978-3-7679-1034-8
€ 16,90 [D] • € 17,40 [A]